Criar filhos sem mitos

"A autora recorre a uma fórmula simples e genial: investigar a fundo os estudos que reforçam o senso comum, muitas vezes mostrando como são frágeis, inexistentes ou exagerados."

The Washington Post

"Este livro aborda todas as questões importantes para famílias com crianças pequenas, incluindo a saúde do casamento depois dos filhos e quando planejar o próximo bebê. Capítulos bem definidos facilitam a consulta."

Bloomberg.com

"Ter filhos pode ser complicado, mas a perspectiva de uma economista se revela surpreendentemente esclarecedora. Este livro ajuda os pais a melhorar."

The Economist

"Repleto de informações úteis, mas também agradável de ler porque Emily Oster é uma escritora excepcional."

NPR

"O objetivo da autora não é dar respostas definitivas. Ela mostra que muitas vezes não existe uma única alternativa certa — e que a melhor está em algum lugar entre o que os estudos dizem e o que funciona pra cada família, do jeito que é."

Time

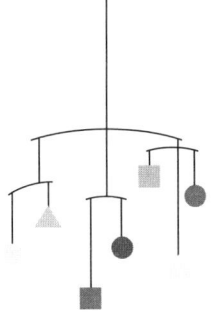

Criar filhos sem mitos

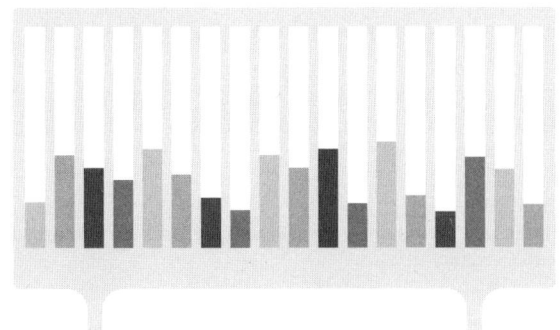

EMILY OSTER

Traduzido por Ana Beatriz Rodrigues

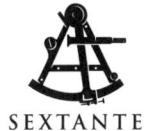

SEXTANTE

Título original: *Cribsheet*

Copyright © 2019, 2024 por Emily Oster
Copyright da tradução © 2025 por GMT Editores Ltda.

Todos os direitos reservados. Nenhuma parte deste livro pode ser utilizada ou reproduzida sob quaisquer meios existentes sem autorização por escrito dos editores.

coordenação editorial: Sibelle Pedral
produção editorial: Guilherme Bernardo
preparo de originais: Priscila Cerqueira
revisão técnica: Marcio Moacyr Vasconcelos, professor de Pediatria e Neuropediatria da Universidade Federal Fluminense, *fellow* em Neurologia Pediátrica pela George Washington University, Children's National Hospital
revisão: Luiza Miranda e Milena Vargas
diagramação: Miriam Lerner | Equatorium Design
ilustração da p. 111: cortesia de Emilia Ruzicka
capa: Ben Wiseman
adaptação de capa: Ana Paula Daudt Brandão
impressão e acabamento: Lis Gráfica e Editora Ltda.

CIP-BRASIL. CATALOGAÇÃO NA PUBLICAÇÃO
SINDICATO NACIONAL DOS EDITORES DE LIVROS, RJ

O94c

Oster, Emily, 1980-
　Criar filhos sem mitos / Emily Oster ; tradução Ana Beatriz Rodrigues. - 1. ed. - Rio de Janeiro : Sextante, 2025.
　　336 p. ; 23 cm.

　Tradução de: Cribsheet
　ISBN 978-65-5564-976-5

　1. Parentalidade. 2. Crianças - Formação. 3. Pais e filhos. I. Rodrigues, Ana Beatriz. II. Título.

24-94957　　　　　　　　　　　　　　　CDD: 649.1
　　　　　　　　　　　　　　　　　　　　CDU: 649.1

Gabriela Faray Ferreira Lopes - Bibliotecária - CRB-7/6643

Todos os direitos reservados, no Brasil, por
GMT Editores Ltda.
Rua Voluntários da Pátria, 45 – 14º andar – Botafogo
22270-000 – Rio de Janeiro – RJ
Tel.: (21) 2538-4100
E-mail: atendimento@sextante.com.br
www.sextante.com.br

Para Penelope e Finn

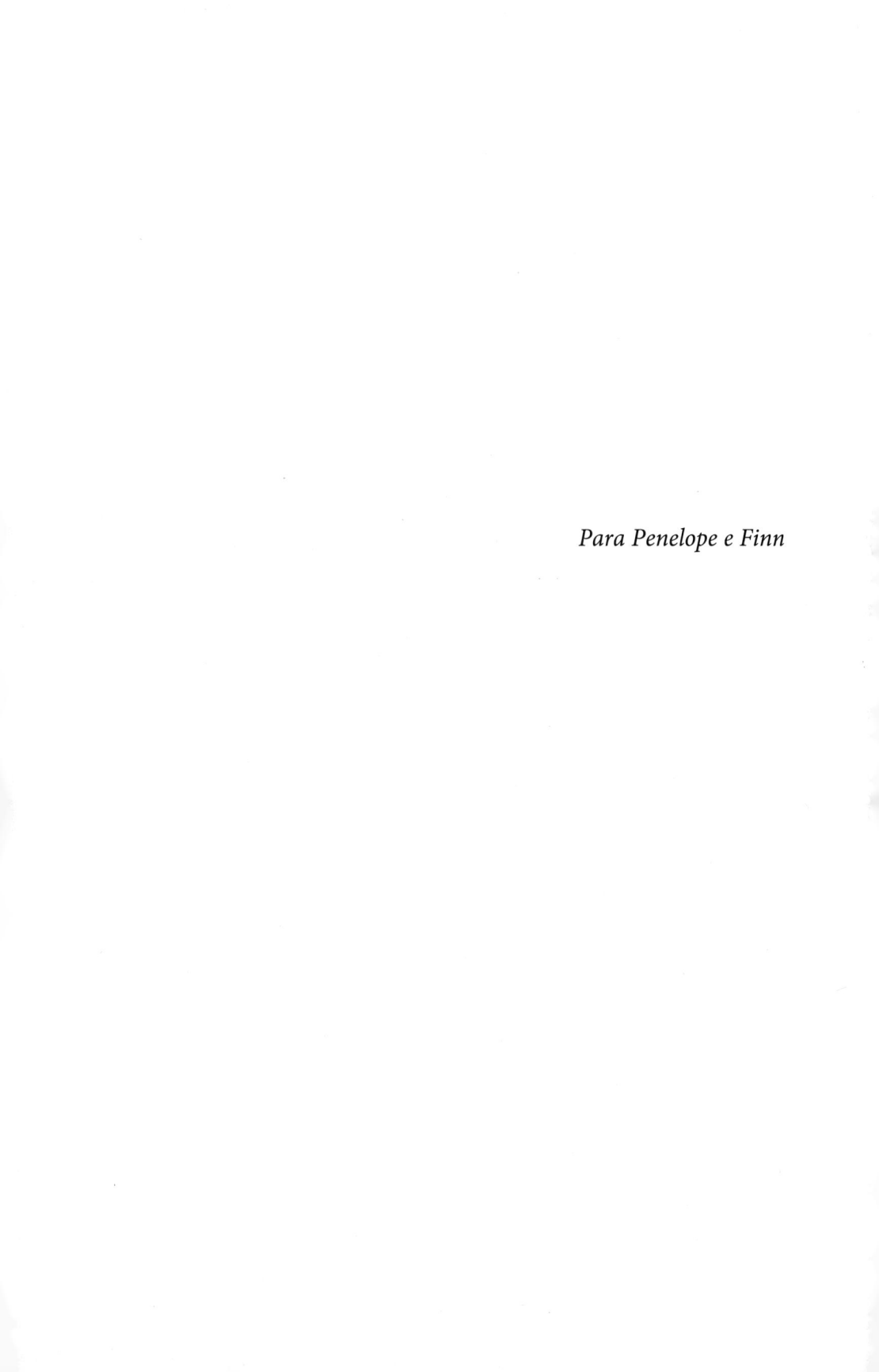

ADVERTÊNCIA

Este livro expressa as opiniões pessoais da autora, uma conceituada economista que apresenta aqui suas conclusões com base na análise de numerosos estudos científicos. Ele não é um manual médico nem substitui consultas regulares com obstetras e pediatras. Todas as decisões no âmbito da saúde devem ser discutidas com o médico responsável pelo desenvolvimento da criança.

Sumário

Introdução	9

PARTE I
No início — 21

Capítulo 1: Os três primeiros dias — 25
Capítulo 2: Espera aí, vou ter que levar o bebê para casa? — 49
Capítulo 3: Seu corpo depois que o bebê nasce — 61

PARTE II
O primeiro ano — 77

Capítulo 4: Amamentar é a melhor opção ou tanto faz? — 83
Capítulo 5: Amamentação: um guia prático — 107
Capítulo 6: Posição do bebê no berço — 129
Capítulo 7: Horários do bebê — 147
Capítulo 8: Vacinas? Sim, por favor — 155
Capítulo 9: Ficar em casa ou trabalhar fora? — 171
Capítulo 10: Com quem o bebê vai ficar? — 181
Capítulo 11: Treinamento do sono — 193
Capítulo 12: Introdução alimentar — 209

PARTE III
De bebê a criança — 225

Capítulo 13: Hora de andar: os marcos físicos — 229
Capítulo 14: Vídeos educativos e o tempo de tela — 237

Capítulo 15: **Hora de falar: o desenvolvimento da linguagem**   247
Capítulo 16: **Desfralde: induzir ou esperar?**   257
Capítulo 17: **Disciplina infantil**   269
Capítulo 18: **Educação**   279

PARTE IV
O ambiente doméstico   287
Capítulo 19: **Política interna**   291
Capítulo 20: **Aumentando a família**   299
Capítulo 21: **Enquanto os filhos crescem**   305

Agradecimentos   309
Apêndice: Leituras adicionais   311
Notas   313

Introdução

Quando meus filhos eram bebês, adoravam ser embrulhados em mantas na hora de dormir – uma técnica popularmente conhecida como charutinho. Meu marido e eu escolhemos uma manta específica que, uma vez enrolada, formava um casulo do qual só o mágico Houdini conseguiria escapar. Tínhamos nove dessas mantas em casa; temíamos que todas ficassem sujas ao mesmo tempo.

Essa técnica é ótima e pode, de fato, ajudar o bebê a dormir. Mas há um lado negativo: não dá para usá-la para sempre. Em algum momento, seu filho vai crescer e você terá que aposentar a manta – um hábito nada fácil de romper.

Com nossa primogênita, Penelope, essa transição resultou em noites maldormidas e uma longa dependência de um bercinho de balanço que mais tarde foi associado a dezenas de mortes infantis (tenho pesadelos sobre isso até hoje). É possível encontrar na internet mantas maiores, para bebês de até 18 meses, mas atenção: o fato de estar à venda na internet não significa necessariamente que seja uma boa ideia.

Uma das vantagens de ter um segundo filho é poder aprender com os erros do passado. Agora que é "experiente", você sente que fará tudo melhor. Pelo menos era assim que eu pensava, especialmente quanto à técnica do charutinho. Dessa vez, eu estava confiante de que a transição seria tranquila.

Quando nosso caçula, Finn, chegou aos 4 ou 5 meses, tracei um plano. Primeiro, eu o embrulharia como de costume, mas deixaria um braço solto. Alguns dias depois, quando ele já estivesse adaptado, eu liberaria o outro braço. Em seguida, deixaria as perninhas de fora. Por fim, dispensaria a manta por completo. Assim faríamos a transição sem prejudicar o precioso (e tão árduo) sono dele. Pelo menos, foi o que a internet me garantiu.

Eu estava animada. Marquei uma data no calendário e avisei a Jesse, meu marido.

Foi então que, num dia extremamente quente, pouco antes da data marcada, faltou luz e, é claro, ficamos sem ar-condicionado. O quarto de Finn virou um forno. À medida que a hora de dormir se aproximava, fui entrando em pânico. Se eu o enrolasse na manta, ele ia assar.

E agora? Eu deveria deixá-lo acordado até a luz voltar? Isso poderia demorar horas. Deveria simplesmente embrulhá-lo e aceitar que ele sentiria calor? Isso seria irresponsável da minha parte, para não dizer cruel. Deveria ficar com ele no colo e só colocá-lo no berço quando o quarto refrescasse? Mas eu sabia, por experiência própria, que ele não dormiria muito tempo no meu colo, e ainda assim sentiria calor.

Resignada, decidi que ele dormiria no berço, só de fralda e macacão. Sem manta.

Enquanto o amamentava, encharcado de suor, expliquei: "Finn, desculpa, mas está muito quente! Hoje não vamos poder fazer o charutinho. Mas não se preocupe: você vai conseguir dormir, eu sei que vai! E, olha que legal, agora você pode chupar o dedo!"

Coloquei-o no berço e saí do quarto preparada para o pior. Penelope teria chorado sem parar nessa hora. Finn, no entanto, apenas emitiu uns grunhidos, como se estivesse surpreso, e logo pegou no sono.

É claro que, uma hora depois, a luz voltou. Àquela altura, Finn já estava dormindo profundamente. Perguntei a Jesse se eu deveria entrar no quarto e embrulhá-lo na manta. Jesse respondeu que eu estava louca, e, na mesma hora, juntei todas as mantinhas e separei para doação.

Ao me deitar na cama naquela noite, fiquei pensando se Finn teria um sono ruim sem a manta, se eu não deveria mesmo enrolá-lo num pano. Fiquei tentada a ligar o computador para ver se encontrava relatos de alterações do sono induzidas pela retirada do charutinho. Mas, depois de um tempo, parei de pensar nisso porque meu cérebro havia derretido no calor, e esse foi o fim da Era Charutinho.

Os pais só querem fazer o que é melhor para os filhos. No entanto, muitas vezes é impossível saber quais são as melhores escolhas. Você pode estar no segundo ou quinto filho e, ainda assim, deparar com questões sobre as quais nunca havia pensado. Bebês, assim como o mundo, estão sempre nos surpreendendo. É difícil não cometer erros bobos.

Embora o episódio do charutinho tenha sido um evento de pequena importância, ele ilustra um dos grandes desafios da parentalidade: temos muito menos controle do que imaginamos. É agora que você me pergunta: então por que escrever um guia sobre como criar filhos pequenos? Minha resposta é simples: porque, mesmo que não tenha controle, você pode fazer *escolhas*, e elas fazem a diferença. O problema é que raramente nos apresentam essas escolhas de um jeito que nos dê autonomia.

Podemos ser pais melhores e, por incrível que pareça, os dados e as ferramentas da economia podem nos ajudar nesse processo. Meu objetivo com este livro é aliviar um pouco do estresse que envolve a criação dos filhos, fornecendo informações de qualidade e um método para tomar as melhores decisões para sua família.

Também espero que esta obra sirva como um guia básico e bem fundamentado sobre as principais questões que surgem nos três primeiros anos de vida da criança. Como mãe, tive dificuldade de encontrar essas orientações quando mais precisei delas.

Em geral, estamos tendo filhos mais tarde do que nossos pais, o que significa que, quando nos tornamos mãe ou pai de primeira viagem, já somos adultos relativamente experientes. Isso não é apenas um fato demográfico; significa também que temos mais autonomia e, graças aos avanços tecnológicos, dispomos de informações quase ilimitadas para fundamentar nossas decisões.

O lado ruim é que a quantidade imensa de decisões necessárias acaba causando uma sobrecarga de informações. Após o nascimento do bebê, enfrentamos diariamente novos desafios, e todo mundo tem um conselho diferente a dar. Perto de você, todos parecem especialistas. Você não tem nem tempo de processar o esgotamento pós-parto e o novo habitante da sua casa que não pega o peito, não dorme e chora sem parar. Não é fácil.

E as decisões a tomar são inúmeras. Será que vou conseguir amamentar? Devo treinar o sono do bebê? Com qual método? E as alergias? Há quem sugira evitar amendoins; outros aconselham oferecê-los o mais cedo possível – quem tem razão? Você deve vacinar o neném? Se sim, quando? E há outras questões menores: a técnica do charutinho é mesmo uma boa ideia? Seu recém-nascido precisa ter horário para tudo?

As dúvidas continuam à medida que a criança cresce. O sono e a amamentação mal começam a se estabilizar e lá vem a primeira birra. E agora? É hora de disciplinar a criança? Como? Exorcismo? Às vezes, parece que sim. Você só precisa de um tempinho para respirar. Tudo bem deixar a criança vendo TV? Mas você leu na internet que a TV pode transformar seu filho em um assassino em série. Melhor não arriscar, mas... até que uma pausa cairia bem.

E acima desses questionamentos está a preocupação eterna: será que meu filho é normal? Nas primeiras semanas de vida, ser "normal" significa fazer xixi suficiente, chorar à beça, ganhar bastante peso. Em seguida, avaliamos o quanto ele dorme, se rola na cama, se sorri. Depois, se engatinha, se anda e quando começa a correr. Já começou a falar? Quantas palavras já conhece?

Como ter as respostas para essas questões? Como saber o caminho "certo" a seguir? Será que o caminho certo existe? O pediatra é fundamental, mas ele tende a se concentrar (corretamente) em questões clínicas. Quando minha filha de 15 meses ainda não tinha demonstrado interesse em andar, a pediatra disse que só investigaríamos algum atraso de desenvolvimento se ela não andasse até os 18 meses. Mas estar tão atrasado a ponto de precisar de intervenção precoce é diferente de ser só um pouco mais lento que a média. E talvez esse atraso na aquisição dos marcos não tenha consequências.

Além disso, o médico nem sempre está disponível. São três da manhã e seu bebê de 3 semanas só dorme se você estiver ao lado dele. Tudo bem deixá-lo dormir na sua cama? É provável que você recorra à internet. Exausta, com o bebê no colo enquanto ouve o ronco do seu marido (como pode? A culpa é toda dele), você começa a vasculhar sites e redes sociais em busca de conselhos.

Isso pode ser pior ainda. Opinião é o que não falta na internet – de amigos, mães blogueiras, pessoas que alegam estar por dentro das pesquisas. Mas cada um diz uma coisa diferente. Há quem afirme que colocar o bebê para dormir ao seu lado na cama é a solução. É natural e seguro, desde que você não beba nem fume. A prática só é arriscada para quem não faz "do jeito certo".

Por outro lado, as recomendações oficiais são *claras*: nunca deixe o bebê dormir na mesma cama que você. A criança pode morrer. Não há maneira segura de dividir cama com um recém-nascido. A Academia Americana de Pediatria diz para colocar o bebê num berço ao lado da sua cama. Só que aí ele acorda no instante em que o colocamos lá.

E o fato de essas recomendações serem feitas com grande estardalhaço só faz piorar as coisas. Já vi muitas discussões acaloradas em grupos de Facebook nas quais uma decisão sobre o sono acaba em julgamentos sobre sua capacidade de ser ou não uma boa mãe. As pessoas dizem que colocar o bebê para dormir ao seu lado na cama não só é uma decisão ruim, como também é típica de quem *não se importa nem um pouco com a segurança da criança*.

Diante de tantas informações conflitantes, como decidir o que é certo não apenas para o bebê, não apenas para você, mas para a família toda? Eis a grande questão da parentalidade.

Sou economista e professora. Meu trabalho acadêmico se concentra na economia da saúde. Analiso dados, tentando estabelecer relações de causalidade nos meus estudos. Depois, aplico esses dados no âmbito de alguma estrutura econômica – avaliando cuidadosamente custos e benefícios – para refletir sobre processos decisórios. Faço isso nas minhas pesquisas e é o que ensino nas minhas aulas.

Também tento usar esses princípios nas decisões que tomo fora da sala de aula. O fato de meu marido também ser economista ajuda: falamos a mesma língua, o que se tornou a base das nossas decisões familiares. Tendemos a usar muito a economia em casa, e a criação dos filhos não foi exceção.

Por exemplo: antes de termos Penelope, eu costumava preparar o jantar todo dia. Gostava muito daquilo; era um jeito agradável de terminar o dia. Comíamos tarde – sete e meia ou oito da noite –, depois relaxávamos um pouco e íamos dormir.

Quando Penelope chegou, mantivemos o esquema. Mas, quando ela já tinha idade suficiente para comer conosco, as coisas se complicaram. Ela precisava jantar às 18h, e nós só chegávamos em casa às 17h45 (na melhor das hipóteses). Queríamos comer juntos, mas que tipo de comida uma pessoa consegue preparar em quinze minutos?

Cozinhar uma refeição do zero no final do dia se tornou impossível. Então, considerei opções. Poderíamos pedir comida. Poderíamos fazer duas refeições – uma rápida para Penelope e outra mais demorada para nós dois, quando ela já estivesse dormindo. Nessa época, também conheci o conceito do kit-refeição: ingredientes que já vinham preparados para uma receita específica, prontos para cozinhar. Havia até uma versão vegetariana que podia ser entregue em casa.

Diante de todas essas alternativas, como escolher?

Para avaliar a situação pela ótica dos economistas, é preciso começar pelos dados. Nesse caso, a pergunta fundamental era: o custo dessas alternativas se comparava ao planejamento e à preparação de refeições por conta própria? Pedir comida pronta era mais caro. Dar nuggets para Penelope no jantar para depois preparar nossa refeição também. Os kits semiprontos eram um meio-termo: um pouco mais caros do que comprar os ingredientes e prepará-los do zero, porém mais baratos do que pedir comida.

Mas a coisa não parou por aí, já que não levava em conta o valor do meu tempo. Ou, como gostam de dizer os economistas, o "custo de oportunidade". O tempo que eu dedicava ao preparo das refeições – quinze, trinta minutos por dia, geralmente de manhã cedo – poderia ser usado para outras atividades (por exemplo, dar um gás no manuscrito do meu primeiro livro ou escrever mais artigos). Esse tempo tinha um valor real e não poderíamos ignorá-lo no cálculo.

Uma vez que consideramos esse fator, o kit semipronto nos pareceu um ótimo negócio, e até o delivery passou a ser atraente. A diferença de preço era pequena, e o custo do meu tempo mais do que justificava o investimento. Em contrapartida, preparar duas refeições, uma para ela e outra para nós, parecia muito pior: teríamos que passar mais tempo na cozinha, não menos.

Só que a questão não estava resolvida ainda, pois não levava em conta as preferências. Eu gostava de planejar e preparar as refeições – muitas pessoas gostam. Nesse caso, pode fazer sentido cozinhar em casa, mesmo que outra opção pareça um bom negócio. Basicamente, talvez eu estivesse disposta (em termos econômicos) a "pagar" pela escolha de cozinhar.

Embora pedir comida possa ser a opção mais fácil em termos de tempo, algumas famílias valorizam uma refeição caseira. Alguns pais fazem questão de se sentar à mesa e comer junto com os filhos; outros gostam da ideia de uma refeição infantil e outra separada para os adultos, uma ocasião para relaxar e conversar com o cônjuge. Há, ainda, quem prefira um meio-termo.

As preferências são muito importantes aqui. Duas famílias – com os mesmos gastos com alimentação, a mesma valorização do tempo, as mesmas opções – podem fazer escolhas diferentes porque têm preferências distintas. A abordagem econômica da tomada de decisão não dita o que você deve fazer, só diz como estruturar suas opções. Ela nos orienta a fazer perguntas como: até que ponto preciso gostar de cozinhar para fazer dessa alternativa a escolha certa?

No nosso caso, queríamos comer com Penelope e não gostávamos das opções de delivery. Decidi que, embora gostasse de cozinhar, não gostava o suficiente para querer fazer todo o processo sozinha, por isso resolvemos experimentar o kit vegetariano (era bom, tirando o excesso de couve).

Talvez você pense que esse exemplo doméstico não tem nada a ver com, digamos, amamentação, mas o processo de escolha não é tão diferente. Você precisa de dados – no caso, informações bem fundamentadas sobre os benefícios de amamentar seu filho – e também precisa considerar as preferências familiares.

Foi essa a abordagem que usei quando estava grávida de Penelope. Escrevi um livro – *O guia da grávida bem informada* – analisando as numerosas regras da gravidez e as estatísticas por trás delas.

Depois que Penelope nasceu, a necessidade de tomar decisões não cessou; pelo contrário, as decisões foram ficando ainda mais complexas. Agora havia uma pessoa de carne e osso, com opiniões próprias, mesmo sendo apenas um bebê. Você quer que seu filho seja feliz o tempo todo! Mas é preciso equilibrar esse desejo com a constatação real de que, às vezes, é necessário fazer escolhas difíceis para eles.

Vejamos, por exemplo, a afinidade de Penelope com o bercinho de balanço. Depois que paramos com a técnica do charutinho, ela simplesmente decidiu que só dormiria ali, o que na melhor das hipóteses era inconveniente – tivemos que carregar o trambolho para cima e para baixo durante meses, inclusive nas nossas mal planejadas férias na Espanha – e, na pior das hipóteses, poderia achatar a parte posterior da cabeça dela.

No entanto, a decisão de dar um fim no bercinho não dependia só de nós; dependia dela também. Quando resolvemos aposentar o bercinho, ela não dormiu de jeito nenhum durante o dia, o que a deixou irritadíssima; até a babá ficou sobrecarregada. Penelope acabou vencendo aquele round; no dia seguinte, lá estava o bercinho de novo, que resistiu até que minha filha estivesse grande demais para caber nele.

Talvez você esteja pensando que cedemos à vontade de uma bebê, mas, na verdade, optamos por priorizar a harmonia familiar, em vez de obrigá-la a dormir no berço tradicional conforme a recomendação dos livros. Há certos limites que não devemos ultrapassar com crianças pequenas, mas as áreas nebulosas são muito mais numerosas. Ponderar as decisões em termos de custo e benefício ajuda a minimizar o estresse da situação.

Ao refletir sobre essas decisões, mais uma vez me senti mais segura começando pelos dados, como fiz durante a gravidez. Havia estudos disponíveis para a maior parte das decisões que tivemos que tomar: amamentação, treinamento do sono, alergias... O problema, claro, é que nem todos esses estudos eram confiáveis.

Vejamos o caso da amamentação. Amamentar pode ser difícil, mas todos falam sobre os benefícios. A comunidade médica, os influenciadores digitais, amigos e familiares fizeram do aleitamento materno uma obrigação absoluta. Mas será que todos esses benefícios são reais?

A verdade é que a resposta não é tão simples.

O objetivo de estudar a amamentação é avaliar se, a longo prazo, as crianças amamentadas se tornam mais saudáveis ou mais inteligentes do que aquelas que não foram. A questão aqui é que a maioria das pessoas não escolhe amamentar aleatoriamente. Na verdade, elas ponderam bastante a decisão, e as que escolhem fazê-lo são diferentes das que não escolhem. Segundo dados recentes dos Estados Unidos, a amamentação é mais comum entre mulheres com maior grau de instrução e renda mais alta.

Isso ocorre em parte porque essas mulheres são mais propensas a ter o apoio necessário para amamentar, incluindo licença-maternidade. Além disso, costumam estar mais conscientes das recomendações que consideram a amamentação uma etapa fundamental na criação de uma criança saudável e bem-sucedida. Mas, independentemente do motivo, a dúvida persiste.

Num caso como esse, os dados têm muito a oferecer. Estudos sobre aleitamento materno seguem mostrando que a amamentação está associada a melhores resultados para as crianças – melhor desempenho escolar, menores taxas de obesidade e assim por diante. Mas esses resultados também estão associados ao grau de instrução, à renda e ao estado civil da mãe. Como saber se é a amamentação, e não o conjunto de diferenças entre as mulheres, que favorece o melhor rendimento escolar e a menor incidência de obesidade?

Um caminho é perceber que alguns dados são melhores que outros.

Ao refletir sobre essas decisões, usei minha formação em economia – sobretudo a parte em que tento extrair causalidade dos dados – para tentar separar os bons estudos dos não tão bons assim. Não é simples estabelecer uma relação de causalidade. Às vezes, parece haver uma forte relação entre duas coisas, mas, quando nos aprofundamos, descobrimos que elas não estão relacionadas. Por exemplo, as pessoas que comem barrinhas proteicas tendem a ser mais saudáveis do que quem não come. Isso provavelmente não ocorre por causa das barrinhas em si, mas porque as pessoas que optaram por consumi-las estão adotando outros hábitos saudáveis.

Grande parte da minha abordagem consistiu em tentar identificar qual das centenas de estudos sobre aleitamento materno fornecia os melhores dados. Às vezes, ao fazê-lo, eu constatava que os melhores estudos indicavam determinada correlação – por exemplo, o aleitamento materno parece reduzir o risco de diarreia em bebês. Mas, em outros casos, nem os melhores estudos eram categóricos; a ideia de que a amamentação tem uma influência radical sobre o QI, por exemplo, não é tão convincente.

No caso da amamentação, existem estudos que corroboram essa associação, ainda que nem todos sejam ótimos. Mas nem sempre isso acontece. Quando meus filhos ficaram um pouco mais velhos, e eu me perguntava sobre os efeitos do tempo de tela, encontrei poucos dados que de fato sanassem minhas dúvidas. Os aplicativos de tablet para ensinar letras a uma criança de 3 anos, por exemplo, não existem há tempo suficiente para gerar muitos estudos sobre o assunto.

Às vezes, isso gera frustração, mas é reconfortante, a seu modo, saber que existem algumas perguntas que os dados simplesmente não podem responder. Pelo menos temos noção de que há incertezas.

Assim como na questão do preparo das refeições, os dados são apenas uma peça do quebra-cabeça, e não podemos parar por aí. Quando analisei os dados, fiz um conjunto de escolhas. Mas nem sempre os mesmos dados levam à mesma decisão. As preferências também contam. Na decisão de amamentar, é útil conhecer os benefícios (se é que existem), mas também é fundamental pensar nos custos. Você pode odiar amamentar; talvez esteja planejando voltar logo ao trabalho e não queira tirar o leite com bomba. Com frequência, focamos nos benefícios em vez de ponderar os custos. Benefícios podem estar superestimados, e os custos podem ser altos.

Note que as preferências devem considerar não apenas o bebê, mas também os pais. Ao pensar na estratégia ideal para cuidar do seu filho – creche, babá, um dos pais sempre em casa –, é útil examinar os dados, mas também é muito importante pensar no que funciona para sua família. No meu caso, eu estava empenhada em voltar ao trabalho. Talvez meus filhos preferissem que eu ficasse em casa (duvido), mas isso não funcionaria para *mim*. Consegui alguns dados para avaliar a decisão, mas, no fim das contas, minhas preferências pesaram bastante. Fiz uma escolha bem fundamentada, que também foi a escolha certa para mim.

Às vezes é difícil conceber a ideia de que as necessidades e os desejos dos pais terão um peso relevante nas decisões. De certa forma, acredito que isso esteja no âmago da comparação tóxica entre mães.

Todos nós queremos ser bons pais. Queremos fazer as escolhas corretas. Depois que as tomamos, ficamos tentados a considerá-las *perfeitas*. A psicologia explica isso: é nossa tentativa de evitar a dissonância cognitiva. Quem opta por não amamentar se recusa a reconhecer que a amamentação pode ter benefícios, mesmo que mínimos, e insiste em afirmar que é perda de tempo. Por outro lado, quem passa dois anos amamentando a cada três horas precisa acreditar que isso é essencial para garantir o sucesso futuro da criança.

Trata-se de uma tendência profundamente humana, mas que é também muito contraproducente. Suas escolhas podem ser certas para você, mas não para todo mundo. Por quê? *Porque você não é todo mundo*. Suas circunstâncias são diferentes. Suas preferências são diferentes. Na linguagem da economia, suas restrições são diferentes.

Quando nós, economistas, falamos em "escolhas ótimas", estamos sempre resolvendo problemas no âmbito da "otimização restrita". Por exemplo, Sally gosta de maçã e de banana. A maçã custa 3 dólares, e a banana, 5.

Antes de perguntarmos quantas unidades de cada fruta Sally vai comprar, definimos um orçamento. O orçamento é a restrição dela. Do contrário, ela compraria maçãs e bananas em quantidades infinitas (os economistas partem do pressuposto de que as pessoas sempre querem mais).

As restrições também se aplicam às escolhas parentais – que, sim, envolvem dinheiro, mas também tempo e energia. Não dá para compensar a falta de sono de uma hora para a outra. Quando você dorme menos, está abrindo mão dos benefícios de uma boa noite de sono. O tempo que leva para tirar seu leite com bomba no trabalho poderia ser gasto trabalhando. É preciso refletir sobre isso para fazer as escolhas que funcionam para você. Mas alguém que precisa de menos sono, ou tem mais tempo para tirar uma soneca, ou pode tirar o leite com bomba e trabalhar ao mesmo tempo, poderá fazer escolhas diferentes. Criar filhos já é uma tarefa desafiadora; vamos tentar amenizar o estresse dessas decisões.

Não direi neste livro quais decisões você deve tomar. O que tentarei é oferecer os insumos necessários e uma estrutura para apoiar sua tomada de decisão. Os dados são os mesmos para todos nós, mas as decisões são só suas.

Ao avaliar escolhas importantíssimas nesses primeiros anos, você vai descobrir que alguns dados (sobre qualquer coisa, do sono ao tempo de tela) podem surpreender. Analisar os números pode trazer uma sensação de tranquilidade. Há quem diga que não há nada de errado em deixar a criança chorar sozinha até dormir, mas você provavelmente vai sentir mais segurança para fazer isso quando encontrar respaldo nos dados.

Quando escrevi *O guia da grávida bem informada*, pude contar com muitos dados sobre temas como consumo de café e álcool, exames pré-natais, anestesia peridural... As preferências desempenharam um papel importante ali, mas, em muitos casos, os dados eram claros. Por exemplo: o repouso no leito não é recomendável. Agora, quando o assunto é criação de filhos, os dados são menos categóricos sobre o que fazer ou evitar. Suas preferências familiares serão mais importantes. Isso não significa que os dados não sejam úteis – muitas vezes são! –, mas as decisões baseadas nos dados serão diferentes, mais ainda do que na gravidez.

Este livro começa na sala de parto. A Parte I abordará algumas questões – muitas delas clínicas – que surgirão bem no início: circuncisão, triagem neonatal, perda de peso do recém-nascido. Vou falar sobre as primeiras semanas em casa: a técnica do charutinho é uma boa ideia? Deve-se evitar expor o bebê aos germes? É preciso anotar obsessivamente cada dado sobre o bebê? Também falarei sobre a recuperação física do parto para as mães biológicas e sobre a conscientização das questões emocionais no período pós-parto.

A Parte II é voltada para decisões importantes na rotina dos marinheiros de primeira viagem: amamentar ou não (se sim, como), vacinação, posição de dormir, treinamento do sono, ficar em casa ou trabalhar fora, creche ou babá.

A Parte III abordará a transição do bebê para a primeira infância, ou pelo menos parte dela: tempo de tela, desfralde, disciplina e algumas escolhas educacionais. Vou apresentar alguns dados sobre quando seu filho vai andar e correr, e o quanto ele vai falar (e se isso realmente importa).

A última parte do livro fala sobre os pais. Junto com o bebê nasce uma família, e muita coisa muda. Vou abordar o estresse que o nascimento da criança pode gerar no seu relacionamento amoroso, e a questão de ter ou não mais filhos (e quando).

Sabemos que os pais recebem muitos conselhos, que quase nunca são acompanhados por uma explicação ou fonte fidedigna. Quando não explicamos o porquê de uma recomendação, eliminamos a capacidade das pessoas de raciocinar sozinhas sobre essas escolhas, considerando suas preferências pessoais. Os pais também são pessoas e merecem cuidado.

O objetivo deste livro não é refutar um conselho específico, mas ir em busca dos motivos. Com evidências e uma reflexão mais apurada sobre as decisões, você poderá fazer as escolhas mais acertadas para a *sua* família. A satisfação com as próprias escolhas é o caminho ideal para criar seu filho com paz e tranquilidade. E, com sorte, para dormir um pouco melhor.

PARTE I

No início

QUER VOCÊ TENHA TIDO O PARTO dos sonhos ou, nas palavras de uma colega, tenha vivido um "leve desespero" na hora de parir, algumas horas depois você se vê na sala de recuperação. É provável que seja bem semelhante à sala de parto; a diferença é que agora não há mais uma pessoinha dentro de você.

Não dá nem para mensurar as mudanças que chegam com o nascimento do bebê, principalmente se for seu primeiro filho. Quando Penelope nasceu, ficamos alguns dias no hospital. Lá estava eu, de camisolão, segurando-a no colo, tentando dar de mamar ou andando pelos corredores enquanto ela fazia uma bateria de exames. Algumas lembranças dessa época são bem nítidas e específicas – Jane e Dave levaram um urso de pelúcia roxo de presente, Aude apareceu com uma baguete –, mas não guardo muitos detalhes da experiência.

Jesse escreveu sobre os primeiros dias de Penelope: "Emily não tira os olhos da bebê." Era verdade. Mesmo de olhos fechados, tentando dormir, eu via o rosto dela.

As primeiras horas no hospital e as primeiras semanas em casa podem ser bastante nebulosas (talvez pela privação de sono). Não há muitas outras pessoas ao redor (a menos que você tenha familiares inconvenientes hospedados em casa) e você não sai muito de casa, não dorme nem come o suficiente, e de uma hora para a outra surge uma pessoinha exigente que não estava lá antes. UMA PESSOA DE CARNE E OSSO. Alguém que um dia vai tirar carteira de motorista, trabalhar e dizer que odeia você por não a deixar ir a uma festa onde *todo mundo* vai estar.

Só que, enquanto você está olhando para o bebê ou refletindo sobre o sentido da vida, podem surgir algumas questões que exigirão decisões. Melhor pensar nisso com antecedência, já que o pós-parto não será seu momento mais funcional. Os dias após o parto costumam ser bastante confusos, e podem ficar mais ainda por causa dos conselhos, muitas vezes conflitantes, que você receberá de médicos e profissionais de saúde, familiares, amigos e do mundo da internet.

O primeiro capítulo desta seção discute questões que podem surgir já no hospital – procedimentos que talvez sejam realizados durante a internação ou complicações que podem surgir logo no início. O segundo capítulo fala sobre as primeiras semanas em casa.

Há várias decisões importantes sobre a criação de filhos – amamentação, vacinação, onde o bebê vai dormir – que você provavelmente vai querer tomar cedo (em alguns casos, até antes do nascimento). Mas, como elas afetam muito mais do que apenas essas primeiras semanas, vou deixá-las para a Parte II.

CAPÍTULO 1

Os três primeiros dias

Se o seu parto foi normal, é provável que você passe apenas uma noite no hospital. Se foi uma cesariana ou se tiver surgido alguma complicação durante o parto, talvez passe duas ou três noites. Houve um tempo em que as mulheres ficavam internadas por sete a dez dias para se recuperar do parto, mas isso é passado. Os planos de saúde às vezes são tão rigorosos nesse sentido que uma amiga sugeriu que tentássemos ter o bebê após a meia-noite, só para ficarmos mais uma noite no hospital. (Isso presumia um nível de controle que eu definitivamente não tinha, mas explica por que às vezes os médicos esperam até o último segundo para prosseguir com a internação.)

Dependendo do seu temperamento (e do hospital), essa pode ser uma fase agradável ou pode gerar um quê de frustração. A grande vantagem do hospital é que há quem cuide de você e ajude a cuidar do bebê. Às vezes, no caso das mães que desejam amamentar, e possível obter informações sobre aleitamento materno e contar com enfermeiras para avaliar se o sangramento está normal e se o bebê está bem.

A desvantagem é que o hospital não é a sua casa. Você não tem suas coisas por perto, o ambiente pode ser um pouco claustrofóbico, sem falar na comida, que costuma ser horrível. Quando tive Penelope, passamos os dois primeiros dias num grande hospital de Chicago. Temos uma foto péssima desse período: Jesse achou que seria engraçado posar ao meu lado com uma capa de revista que trazia um artigo sobre Britney Spears intitulado "Minha nova vida". Digamos que eu estava começando "minha nova vida" um pouco acima do peso.

Na maior parte do tempo você fica lá, sentada, olhando o bebê e postando alguma coisa nas redes sociais. Mas de vez em quando entra alguém para fazer algum procedimento no recém-nascido: um teste auditivo, o teste do pezinho... E às vezes perguntam o que você quer fazer.

"Quer que a gente faça a circuncisão no bebê enquanto ainda está aqui?"

Como tomar uma decisão dessas? Para muitos, não é óbvio. Não é um procedimento obrigatório. Depende muito de você.

Há muitas maneiras de fazer escolhas nessa situação. Você pode ir atrás do que seus amigos fazem, do que seu médico recomenda, ou pode pesquisar na internet o que as pessoas dizem. É claro que, no caso da circuncisão, nada disso ajuda. Cerca de metade dos bebês do sexo masculino nos Estados Unidos são circuncidados, a outra metade não é, o que significa que você pode encontrar muita gente contra ou a favor. (Por que metade? É difícil dizer. Algumas pessoas fazem por motivos religiosos; outras por questões de saúde; outras ainda para manter o padrão, já que o pai da criança é circuncidado. No Brasil, esse percentual é bem menor.

Este livro defende uma abordagem mais estruturada para a tomada de decisões. Primeiro, os dados. Trata-se de esclarecer se há riscos e quais são eles. E os benefícios, quais são? São relevantes? Às vezes uma determinada escolha traz benefícios, mas eles são tão minúsculos que talvez nem valha a pena considerá-los. Da mesma forma, às vezes há riscos, mas são ínfimos em relação aos outros riscos que você corre todos os dias.

Em seguida, essas evidências devem ser associadas a suas preferências. Seus familiares são a favor ou não? É importante para você que o pênis do seu filho seja parecido com o do pai? Não há dados que respondam essas perguntas, mas elas são uma peça importante do quebra-cabeça.

É por isso que não se pode confiar na opinião de uma pessoa qualquer na internet. Ela não conhece suas preferências, não faz parte da sua família e, sinceramente, não tem a menor ideia do que é certo para o pênis do seu filho.

No caso de decisões que se *pode* planejar, é útil refletir sobre elas com certa antecedência. Os primeiros dias no hospital são pesados; esse não é o momento ideal para tomar decisões importantes. É bom estar preparada para saber o que está acontecendo durante o período de adaptação à sua "nova vida".

Normalmente tudo corre bem e, em alguns dias, você vai arrumar a mala do bebê para colocá-lo no carro e ir embora. Mas esse também é um momento em que surgem algumas complicações comuns do recém-nascido – icterícia, perda de peso excessiva – e você talvez precise enfrentá-las. É bom estar ciente dessas complicações com antecedência também, pois assim você vai poder participar mais ativamente das decisões relacionadas a elas.

O ESPERADO

Banho no recém-nascido

O bebê nasce coberto de sangue, secreções, um pouco de líquido amniótico e uma cobertura cerosa chamada verniz caseoso, que o protege de infecções no útero. Em algum momento, alguém pode sugerir dar um banho nele.

Eu me lembro da enfermeira tentando nos mostrar como lavar Penelope numa banheira infantil, mais ou menos 24 horas após o parto, como recomenda a Organização Mundial de Saúde (OMS). Observamos com muita atenção e concluímos que era impossível e provavelmente esperaríamos até que ela tivesse idade para tomar banho sozinha. Duas semanas depois, cedemos ao acúmulo de leite azedo nas mãozinhas dela. Guardamos como recordação fotos de um bebê em pânico que provavelmente não nos perdoou até hoje.

Mas estou desviando do assunto.

Era comum dar banho no bebê imediatamente – nos primeiros minutos após o parto, talvez até antes de entregá-lo à mãe. Hoje há certa resistência a essa prática por duas razões. Primeiro, há uma tendência crescente a favor do contato imediato pele a pele (ainda falarei mais sobre isso), motivo pelo qual mãe e bebê costumam ser deixados sozinhos por algumas horas logo após o nascimento. Um dos benefícios do contato pele a pele parece envolver o aleitamento. E alguns estudos sugerem que o aleitamento bem-sucedido também está associado a um banho mais tardio, depois das primeiras horas.[1] Já que não há nenhuma justificativa plausível para dar banho no bebê assim que ele nasce, temos uma boa razão para adiar esse momento.

A outra preocupação com o banho precoce é que ele pode afetar a temperatura corporal do bebê. Recém-nascidos às vezes têm dificuldade de regular a própria temperatura. Acredita-se que banhá-los – e, mais importante, deixá-los molhados por muito tempo após o banho – possa acarretar impactos negativos. Só que os dados não sustentam essa alegação. Estudos que analisaram o banho *imediatamente* após o parto não detectaram efeitos consideráveis na temperatura do recém-nascido.[2]

Parece haver alguma evidência de que os bebês que recebem banhos de esponja, em particular, apresentam maior variação na temperatura a curto prazo – ou seja, durante o banho e logo depois.[3] Isso acontece porque o bebê, molhado e nu, fica mais tempo exposto à temperatura ambiente. O problema não é tanto a variação da temperatura, mas o fato de que ela pode ser mal interpretada como sinal de infecção. Isso poderia levar a outras intervenções desnecessárias. Por esse motivo, o banho de banheira é a modalidade preferida na maioria dos hospitais.

Portanto, um banho não é algo terrível, mas também não há nenhuma razão para banhar seu bebê além do fato de ele nascer sujo. A maior parte do sangue pode ser simplesmente removida com algodão úmido. Ninguém banhou Finn no hospital e ele só foi tomar seu primeiro banho em casa duas semanas depois, seguindo a tradição da família. Nada de ruim aconteceu com ele e, a julgar pela reação de Finn quando finalmente tomou banho, Jesse acredita que deveríamos ter esperado até mais.

Circuncisão

A circuncisão masculina é a remoção cirúrgica do prepúcio. A prática é documentada desde o antigo Egito e adotada em vários lugares do mundo. Há diversas teorias sobre sua origem – a minha favorita é a de que algum líder nasceu sem prepúcio e fez com que todos os súditos o removessem também. O fato é que a prática pode ter começado por diferentes razões, em diferentes lugares.

O procedimento pode ser realizado em várias idades; em algumas culturas, costuma coincidir com a puberdade, como parte de um ritual de iniciação. Nos Estados Unidos, no entanto, a circuncisão é realizada logo após o nascimento. Para os praticantes do judaísmo, ela é feita num ritual chamado *brit milá*, no oitavo dia de vida do bebê. Fora isso, o bebê pode ser circuncidado antes de sair do hospital ou num procedimento ambulatorial, alguns dias depois. Em princípio, a circuncisão pode ser realizada assim que se confirma o funcionamento correto do pênis (ou seja, depois que o neném faz xixi pela primeira vez).

A circuncisão é opcional. Não é comum em todos os lugares – os europeus, por exemplo, não costumam praticá-la. Historicamente, é bastante comum nos Estados Unidos, embora as taxas de circuncisão tenham diminuído ao longo do tempo, de cerca de 65% dos nascimentos de meninos em 1979 para 58% em 2010.

Se você faz parte de um grupo religioso no qual a circuncisão é uma prática tradicional, muito provavelmente circuncidará seu filho. Entre aqueles que não fazem parte desse grupo, há um debate saudável que questiona se a circuncisão é uma boa ideia. Há quem critique, acreditando ser uma forma arriscada de mutilação, e há quem a defenda, argumentando que existem vários benefícios para a saúde. O debate pode ficar acirrado, por isso é importante analisar os dados.

O maior risco da circuncisão, como o de qualquer procedimento cirúrgico, é a possibilidade de infecção. No caso de circuncisões infantis realizadas em ambiente hospitalar, os riscos são muito pequenos. As estimativas indicam que 1,5% das circuncisões infantis gerem pequenas complicações, e quase nenhuma resulta em complicações graves.[4] Esses números se baseiam em estudos que incluem alguns países em desenvolvimento, de modo que mesmo os efeitos adversos mais brandos provavelmente serão menos frequentes em nações desenvolvidas.

Outro risco é o chamado "resultado estético inadequado" – a presença de prepúcio residual, o que exigirá nova cirurgia. Embora não existam estimativas precisas de quão comum isso é, parece ultrapassar um pouco a taxa geral de complicações adversas.[5]

Muito raramente, os bebês podem desenvolver estenose do meato uretral, condição em que a uretra (o tubo por onde passa a urina) fica comprimida, dificultando a saída do xixi. Isso é mais comum em meninos circuncidados do que em não circuncidados, o que deixa evidente que a condição está associada à circuncisão, mas vale reforçar que é uma condição extremamente rara.[6] A reparação da estenose do meato uretral é possível, mas exige uma segunda cirurgia. Há evidências limitadas de que a estenose pode ser evitada utilizando-se vaselina ou pomada reparadora no pênis do bebê durante os seis primeiros meses.[7]

Existe também um debate – especialmente entre aqueles que se opõem à circuncisão – sobre a perda da sensibilidade peniana resultante do procedimento. Não há evidências a respeito. Pequenos estudos realizados sobre a sensibilidade peniana (nos quais se toca de leve o pênis com um objeto) não revelaram resultados consistentes em homens circuncidados quando comparados a não circuncidados.[8] Os pesquisadores também devem ter deduzido que ninguém gosta de cutucões no pênis, com ou sem prepúcio.

Os riscos são basicamente esses, mas a circuncisão também proporciona alguns benefícios. O principal é a prevenção de infecções do trato urinário (ITU). Meninos circuncidados são muito menos propensos a desenvolver ITU. Cerca de 1% dos meninos não circuncidados terá alguma ITU na infância. Entre os circuncidados, a estimativa é de apenas 0,13%.[9] Trata-se de um dado altamente significativo, e em geral se admite que a proteção é real. No entanto, vale dizer que o benefício é pequeno em termos absolutos: seria necessário circuncidar cem meninos para evitar uma ITU.

Os meninos não circuncidados também podem desenvolver fimose, condição que impede puxar o prepúcio para trás. A fimose exige tratamento – normalmente com um creme à base de corticoide – e, em alguns casos, pode demandar cirurgia no futuro. Calcula-se que o risco geral de necessidade de uma circuncisão posterior para o problema (ou outros problemas associados) seja de 1% a 2% – um risco pequeno, mas existente.[10]

Os benefícios também envolvem menor risco de HIV e outras infecções sexualmente transmissíveis (ISTs) e menor risco de câncer de pênis. No caso do HIV e de outras ISTs, existem boas evidências de vários países africanos sugerindo que os riscos são menores entre homens circuncidados, mas isso num contexto em que a maior parte da transmissão do HIV é heterossexual. Nos Estados Unidos, a maior parte da transmissão ocorre no sexo entre homens ou pelo uso de drogas injetáveis. Os dados não evidenciam se a proteção conferida pela circuncisão se aplica a homens que fazem sexo com homens – e certamente não se aplica aos usuários de drogas injetáveis.[11]

O câncer de pênis é extremamente raro, afetando cerca de 1 em cada 100 mil homens. O risco de câncer de pênis invasivo aumenta com a falta de circuncisão, especialmente entre aqueles que tiveram fimose na infância.[12] De novo, mesmo com o aumento do risco relativo, o número de casos permanece muito baixo.

A Academia Americana de Pediatria sugere que os benefícios da circuncisão para a saúde superam os riscos, mas ressalta que tanto os benefícios quanto os malefícios são muito pequenos. A decisão muitas vezes se resume à preferência pessoal ou a algum tipo de vínculo cultural – razões válidas para fazer ou não o procedimento.

Se você optar pela circuncisão, é preciso considerar maneiras para aliviar a dor. No passado, acreditava-se que recém-nascidos não sentiam dor como os adultos; assim, era comum fazer o procedimento sem administrar nenhum tipo de anestésico – muitas vezes utilizando apenas um pouco de água com açúcar. Isso acabou se revelando um equívoco, pois há indícios de que os bebês que tinham sentido dor durante a circuncisão reagiam pior à dor das vacinas, mesmo quatro a seis meses depois.[13]

Diante disso, é altamente recomendável administrar ao bebê algum tipo de alívio durante o procedimento. O método mais eficaz parece ser o bloqueio do nervo peniano dorsal, que envolve a injeção de um anestésico na base do pênis antes da circuncisão. O médico pode também associar o uso de um anestésico tópico.[14]

Triagem neonatal e teste auditivo

No hospital, a equipe médica vai querer aproveitar o tempo de internação para realizar pelo menos dois exames adicionais no bebê: a triagem neonatal e o teste auditivo.

A triagem neonatal é usada para identificar diversos possíveis problemas. No Sistema Único de Saúde brasileiro, o Programa Nacional de Triagem Neonatal pesquisa sete doenças, e a Lei nº 14.154 prevê ampliar para 50 o total. Em laboratórios particulares, os exames oferecidos em diferentes modalidades de triagem neonatal estudam mais de uma centena de doenças.

Um bom exemplo – provavelmente o distúrbio mais comum detectado na triagem neonatal – é a fenilcetonúria (PKU, na sigla em inglês), um distúrbio genético que afeta cerca de 1 em cada 10 mil recém-nascidos. Esses bebês nascem sem a capacidade de decompor naturalmente um aminoácido chamado fenilalanina. Pessoas com PKU precisam seguir uma dieta com baixa ingestão proteica, já que a proteína contém grande quantidade de fenilalanina. Caso contrário, a proteína pode se acumular no corpo de uma pessoa com PKU, inclusive no cérebro, e levar a complicações extremamente graves, como deficiência intelectual acentuada e morte.

Uma vez detectada a PKU, no entanto, modificações alimentares tornam o distúrbio perfeitamente controlável, e as consequências negativas podem ser evitadas. O problema é que, se a PKU não for detectada logo após o nascimento, os danos cerebrais ocorrem quase de imediato, já que o leite materno e as fórmulas lácteas contêm quantidades significativas de proteína. Sem o exame, você só ficaria sabendo quando fosse tarde demais.

Sendo assim, a triagem neonatal para esse distúrbio – e outros semelhantes – é fundamental para melhorar o prognóstico. Para realizar esses testes de triagem, basta uma pequena picada no calcanhar do bebê, totalmente isenta de riscos. Se seu filho não apresentar nenhum desses distúrbios (o que é o cenário mais provável), pronto, foi só uma picadinha para a coleta de sangue.

Além disso, a equipe médica também fará um teste auditivo no bebê – o teste da orelhinha. Às vezes, o equipamento é levado até o quarto e o teste é realizado lá, mas pode ser feito em outro local. A perda auditiva é relativamente comum, podendo afetar de 1 a 3 em cada mil crianças. Hoje se defende cada vez mais a detecção precoce da perda auditiva, uma vez que a intervenção antecipada (por exemplo, com próteses ou implantes auditivos) pode melhorar a aquisição da linguagem e diminuir a necessidade de intervenções futuras.

Como você pode imaginar, o teste auditivo realizado no bebê é diferente do realizado no adulto – recém-nascidos não levantam a mão quando ouvem um sinal sonoro e, sinceramente, é bem provável que estejam dormindo. Assim, utilizam-se sensores na cabeça ou sondas auriculares. Os sensores ou sondas podem verificar se as orelhas média e interna estão respondendo como esperado a um tom.[15]

Esses exames são excelentes para detectar perda auditiva (captam 85% a 100% dos casos), mas ocorrem muitos falso-positivos. Segundo estimativas, 4% dos bebês apresentarão problemas no teste, mas apenas 0,1% a 0,3% terá de fato alguma perda auditiva. A reprovação no teste auditivo costuma preceder o encaminhamento para um centro auditivo formal, o que é uma boa ideia, dada a necessidade de detectar precocemente algum problema. Mas também vale lembrar que a maioria dos bebês que não passam no teste não tem problemas auditivos; se o seu bebê apresentar algum problema nesse primeiro teste, talvez seja pertinente realizá-lo de novo enquanto você estiver no hospital para descartar um falso-positivo.

Alojamento conjunto

Nos primeiros dias no hospital, você passará bastante tempo com o bebê. A questão é se você *quer* ficar ao lado dele o tempo todo. O parto é exaustivo e muitas mulheres têm dificuldade para dormir com o recém-nascido no mesmo quarto. Antigamente, os berçários permitiam à mulher se recuperar e descansar durante algumas horas no hospital, mas as coisas mudaram.

Nas últimas décadas, vimos o surgimento dos Hospitais Amigos da Criança, que precisam seguir dez passos para promover o sucesso do aleitamento materno. Esses princípios incluem: não oferecer ao recém-nascido nenhum outro alimento ou bebida além do leite materno, a menos que haja indicação médica; não oferecer chupeta; e informar a todas as gestantes sobre os benefícios da amamentação. Vou esmiuçar esses assuntos nos próximos capítulos, inclusive a questão de evitar a chupeta, um tópico particularmente controverso.

Outra exigência dos Hospitais Amigos da Criança é que eles devem praticar o "alojamento conjunto". Ou seja, a menos que haja uma contraindicação clínica, mãe e bebê devem permanecer juntos no mesmo quarto 24 horas por dia.

Maravilha, certo? Por que você iria querer ficar longe do seu filho? E, de fato, pode ser muito bom. Quando Finn nasceu, acabei ocupando um quarto enorme, com uma cama gigantesca, por um dia inteiro (obrigada, Women and Infants Hospital!). Havia espaço suficiente para Jesse e eu ficarmos na cama, nos revezando para dormir, com Finn entre nós. Hoje percebo que a vida do meu filho começou de um jeito incrível.

Não costuma ser assim. O mais provável é que você vá para uma sala de recuperação com o bebê num berço ao seu lado, uma configuração muito menos confortável. Recém-nascidos fazem barulhos estranhos e não deixam a mãe dormir. Antes do nascimento de Penelope, mães experientes me aconselharam a mandar a bebê para o berçário – mesmo que fosse apenas por algumas horas – para eu poder dormir um pouco. E foi o que fiz (na época, o Prentice Hospital em Chicago não se qualificava como Hospital Amigo da Criança).

As recomendações de alojamento conjunto não são isentas de controvérsias. É sempre complicado pensar em políticas baseadas em regras que eliminam as escolhas dos pacientes. Por outro lado, há evidências de que o alojamento conjunto é muito benéfico para algumas mulheres – por exemplo, para aquelas cujos bebês têm síndrome de abstinência neonatal (resultado do uso de opioides pela mãe durante a gravidez). Portanto, há razões para encorajar mulheres e hospitais a fazê-lo.

Do ponto de vista deste livro, porém, não estou interessada em comentar sobre políticas, e sim sobre o que os dados dizem que você deve fazer se tiver escolha. Dormir ou não no mesmo quarto do bebê? Priorizar um Hospital Amigo da Criança?

Há um dilema bastante claro aqui: o alojamento conjunto interfere no sono materno, mas pode ser benéfico ao bebê. Mas é benéfico o suficiente para compensar o sono perdido nos primeiros dias? Para responder a essa questão, precisamos saber mais sobre esses benefícios. E, para isso, precisamos dos dados.

O principal suposto benefício do alojamento conjunto é que ele favorece o aleitamento materno, embora não existam muitas evidências a respeito. Há nítidas correlações: as mulheres que mantêm o bebê ao seu lado 24 horas por dia após o parto são mais propensas a amamentar, mas isso é difícil de interpretar como fator causal, pois existem outras diferenças entre essas mulheres. Mais notavelmente, as que *querem muito* amamentar podem estar mais propensas a manter o bebê a seu lado para facilitar o processo. Talvez o aleitamento materno favoreça o alojamento conjunto, e não o contrário.

Nas evidências de que dispomos, os resultados não são claros. Num estudo suíço de grande porte, que comparou os resultados da amamentação entre bebês nascidos em Hospitais Amigos da Criança e em outros lugares, os autores encontraram um maior índice de aleitamento materno nos Hospitais Amigos da Criança. Só que é difícil saber se isso provém do alojamento conjunto ou de algum outro fator.[16] Os hospitais diferiam em vários aspectos, e o estudo não tinha como controlar quem iria *escolher* aquele tipo de hospital, uma escolha que provavelmente estava associada à intenção de amamentar.

Em questões como essa, o "padrão-ouro" para tirar conclusões é um estudo randomizado. Veja como um estudo randomizado funcionaria nesse caso: primeiro, iríamos selecionar um grupo de mulheres e designar aleatoriamente metade delas ao alojamento conjunto e a outra metade ao alojamento separado; em todos os outros aspectos, mãe e bebê receberiam o mesmo tratamento. Como a escolha dos grupos teria sido aleatória, a comparação entre eles permitiria conclusões mais confiáveis. Se no grupo do alojamento conjunto as taxas de aleitamento materno fossem mais altas, poderíamos atribuir isso ao alojamento conjunto. Por outro lado, se não houvesse diferença nas taxas de aleitamento materno, isso sugeriria ausência de relação entre os dois fatores.

No caso do alojamento conjunto, a questão foi estudada num ensaio randomizado realizado com 176 mulheres. Os resultados não foram muito animadores. O estudo não encontrou impacto no aleitamento seis meses depois do parto nem no tempo médio de amamentação.[17] O estudo revelou, sim, algum aumento no aleitamento materno aos 4 dias de vida do recém-nascido, embora seja um pouco difícil interpretar essa informação, uma vez que os pesquisadores incentivaram o aleitamento num horário fixo para alguns grupos e não para outros.

Os dados não parecem apoiar os benefícios do alojamento conjunto para o sucesso do aleitamento materno; na melhor das hipóteses, podemos afirmar que *alguns* efeitos são possíveis. Mas alguns hospitais dirão que você deve optar pelo alojamento conjunto mesmo que os benefícios sejam incertos: não haveria razão para *não* o desejar.

No entanto, essa afirmação não é totalmente correta: pode haver, sim, uma boa razão para *não* optar pelo alojamento conjunto. Nos dias que se seguem ao parto, a mulher costuma estar muito cansada. No hospital, ela provavelmente terá mais apoio do que em casa, e mandar o bebê para o berçário pode permitir que ela aproveite os cuidados especializados dispensados a ela e ao bebê. Saber que os dados não estão definitivamente do lado do alojamento conjunto pode tornar essa escolha mais fácil para algumas mães.

Além disso, o alojamento conjunto pode ter (pequenos) riscos. Muitas mulheres adormecem enquanto amamentam; a probabilidade aumenta com o cansaço da mãe, e a privação do sono materno pode contribuir para o risco de o bebê se machucar seriamente se a mãe, exausta, pegar no sono enquanto o segura.[18] Há também preocupações com a segurança de se compartilhar a cama em geral, seja no hospital ou em casa (voltaremos a esse assunto em outro capítulo).

Um artigo de 2014 relatou 18 casos de morte ou quase morte infantil resultantes do compartilhamento de leitos hospitalares.[19] A pesquisa não comentou os níveis de risco geral, pois o objetivo era simplesmente juntar relatos de caso para mostrar que essa era uma fatalidade possível.

Outro estudo relatou que 14% dos bebês nascidos em Hospitais Amigos da Criança corriam "risco" de cair da cama, principalmente pelo fato de as mães adormecerem enquanto amamentavam.[20] Mas é bom deixar uma coisa bem clara: não é que 14% dos recém-nascidos tenham caído do berço, e sim que as enfermeiras sentiram que 14% deles corriam *risco* de cair.

Na minha opinião, a melhor conclusão a que se pode chegar é a seguinte: se você tiver a opção de mandar o bebê para o berçário durante algumas horas e quiser fazê-lo, faça. Não há evidências contundentes de que você esteja atrapalhando o aleitamento, se isso for importante para você. E, se notar que está quase adormecendo com o bebê no colo, peça ajuda.

O INESPERADO

Perda de peso neonatal

Muitos pais de primeira viagem se surpreendem com a enorme ênfase dada pelo hospital no ganho ou na perda de peso do recém-nascido. Se você deu à luz um bebê saudável e teve um parto relativamente tranquilo, a maioria das conversas daqui por diante vai girar em torno da amamentação e do peso do seu filho. É óbvio que você quer que ele cresça saudável, e o peso é uma métrica importante para monitorar isso. Mas, quando está no pós-parto e tentando amamentar pela primeira vez, essa pode ser uma conversa muito complicada. A perda de peso pode parecer um fracasso seu – você fez um ótimo trabalho durante a gestação e, agora que o bebê nasceu, você estragou tudo. (Não estragou! É só impressão sua.)

O peso do recém-nascido é monitorado com bastante cuidado no hospital. A equipe do berçário pesa o bebê uma vez ao dia e, muitas vezes, volta para relatar alguma alteração. No segundo dia após o parto de Penelope, eles a trouxeram de volta ao quarto às duas da manhã e me informaram que ela havia perdido 11% do peso corporal e que tínhamos que começar a suplementar imediatamente. Eu estava sozinha, desanimada, confusa e despreparada para tomar uma decisão. As lições que tirei disso foram: nunca deixe seu marido ir para casa descansar e, talvez menos importante, tenha em mente que a perda de peso é um risco.

Dado o foco no peso, é importante se preparar. Eis a primeira coisa a saber: quase todos os recém-nascidos perdem peso após o parto, e aqueles que são amamentados perdem ainda mais. Os mecanismos causadores disso são bem conhecidos. No útero, o feto recebe nutrientes e absorve calorias pelo cordão umbilical. Ao sair do útero, o bebê tem que descobrir como comer. É complicado (para a mãe e para ele) e, nos primeiros dias, o leite ainda não é abundante. O colostro pode ou não ser a substância mágica que os consultores em aleitamento materno defendem, mas a quantidade é pequena (especialmente na primeira gestação).

O fato de a perda de peso ser esperada significa que você deve cogitar essa possibilidade, mas sem se desesperar ao receber a notícia.

O peso é monitorado por boas razões. A perda de peso não é um problema em si, mas a perda excessiva pode indicar dificuldades na amamentação – por exemplo, que a amamentação não está funcionando bem. Isso pode ser um indício de que o recém-nascido não está recebendo líquido suficiente, o que representa um risco de desidratação. Bebês desidratados podem se esforçar mais para se alimentar, entrando numa espiral negativa. Em situações raras, isso pode ter consequências graves.

O monitoramento do peso pode ser uma forma de detectar possíveis problemas desde cedo, quando ainda dá tempo de corrigi-los, e o monitoramento eficaz requer entender quanto de peso os recém-nascidos costumam perder. Em geral, uma coisa é considerada um problema quando está muito fora da faixa de normalidade. Não há nada na biologia que afirme que uma perda de, digamos, 10% do peso ao nascer seja um limite para o surgimento de problemas. Se a maioria dos recém-nascidos perde 10% do peso ao nascer, você não deve se preocupar se o seu perder também.

Descobrir a faixa de perda de peso normal entre recém-nascidos exige dados que, até recentemente, não eram fáceis de encontrar. Em 2015, no entanto, um grupo de autores publicou um artigo muito interessante no periódico *Pediatrics*. Eles usaram dados de registros hospitalares de 160 mil nascimentos para representar graficamente a perda de peso entre bebês amamentados pela mãe nas horas que se seguiram ao parto.[21]

Apresento a seguir uma versão dos gráficos do estudo relativos aos bebês que foram amamentados (na sequência falarei sobre a alimentação com fórmula). Os autores agruparam os recém-nascidos entre os que nasceram de parto normal e os que nasceram de cesariana. O eixo horizontal mostra a idade do bebê em horas; o vertical mostra o percentual de perda de peso. As linhas indicam a variação. A linha superior, por exemplo, mostra a evolução da perda de peso dos bebês no percentil 50 ao longo do tempo.

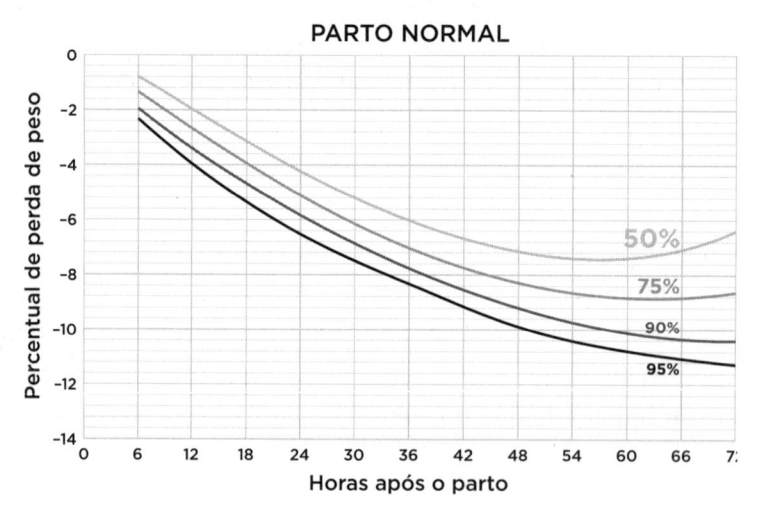

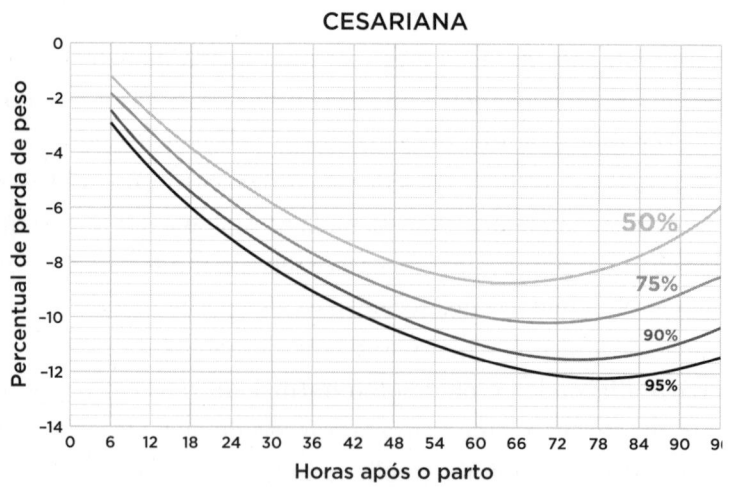

Com esses números, podemos ver a perda de peso média e a faixa de variação. Por exemplo, em 48 horas, o bebê médio que nasceu de parto normal perdeu 7% de seu peso corporal, e 5% dos bebês perderam pelo menos 10%. Em alguns casos, a perda de peso continuou por 72 horas.

Em média, os bebês nascidos de parto cesáreo perdem um pouco mais de peso inicialmente. Observe que o gráfico dos bebês nascidos de cesariana analisa um período mais longo, uma vez que eles normalmente ficam mais tempo no hospital (aguardando a recuperação da mãe).

O que isso tem de útil? Basicamente, permite que os médicos (e, em princípio, os pais) avaliem a perda de peso do recém-nascido em relação à média e, assim, verifiquem se está fora do padrão. O gráfico diz que, se um bebê nasce de parto cesáreo, a expectativa é que ele perca um pouco mais de peso. Portanto, se isso de fato acontecer, não vai demandar necessariamente uma intervenção.

Os autores do artigo criaram um site, www.newbornweight.org, no qual é possível inserir a hora de nascimento do seu filho, o tipo de parto, o método de alimentação, o peso ao nascer e o peso atual para saber se está dentro da média.

Quando tive Penelope, a regra no hospital era suplementar o aleitamento materno se o recém-nascido perdesse mais de 10% do peso corporal. Mas, como nos mostram os gráficos, para considerar esse percentual um ponto de corte razoável, é preciso examinar quando o bebê foi pesado e quais as circunstâncias específicas. Nas 72 horas após o parto, considera-se que 10% de perda de peso estão dentro da normalidade. Um percentual semelhante 12 horas após o parto seria definitivamente uma perda grave, um ponto fora da curva.

Esses gráficos referem-se a recém-nascidos alimentados com leite materno. Os que recebem fórmula perdem muito menos peso (ao contrário do leite materno, o leite da mamadeira não tem que "descer"). A título de comparação, enquanto o bebê médio amamentado perdeu 7% de seu peso nas primeiras 48 horas após o parto, o bebê médio alimentado com fórmula perdeu apenas 3%. A perda de mais de 7% ou 8% de peso é muito rara nesse grupo. Os mesmos autores que elaboraram os gráficos anteriores criaram também gráficos relativos à alimentação com fórmula, e o site permite que você faça seus próprios cálculos.

Se você descobrir, como eu, que seu bebê ultrapassou os limites de perda de peso, o que deve fazer? Normalmente, os hospitais recomendam a suplementação com fórmula ou, em alguns casos, leite materno doado (a suplementação com água ou água com açúcar era comum no passado, mas não é uma boa ideia).

Se isso acontecer, talvez você fique preocupada, achando que vai dificultar a amamentação – foi o que aconteceu comigo. Não há muitas evidências a respeito, pois é muito difícil isolar o impacto de uma breve suplementação. Mas, se é que de fato sabemos alguma coisa, é que *não há razão* para pensar que um breve período de suplementação com fórmula afetará a longo prazo o sucesso do aleitamento materno (se esse for seu objetivo).[22] A suplementação raramente seria recomendada antes de 48 ou 72 horas, por isso é válido prestar atenção ao peso do bebê antes disso. Se ele está perdendo peso rápido demais, é bom tentar descobrir o motivo.

Um último comentário: a maior preocupação é que a perda de peso seja um sinal de desidratação. Mas isso também é algo que você pode monitorar diretamente. Se o bebê estiver fazendo xixi com alguma frequência e não apresentar a língua seca, há uma boa chance de não estar desidratado. Por outro lado, se você detectar esses sinais, a suplementação pode ser uma boa ideia, mesmo que a perda de peso ainda não seja significativa.

O foco no peso e na alimentação é suficiente para assustar muitos pais inexperientes (grupo do qual já fiz parte). Os dados aqui são tranquilizadores em ambas as direções. A perda de peso é absolutamente normal, e é até esperada. Portanto, não entre em pânico. E, se tiver que suplementar, não se preocupe também.

Icterícia

Na primeira gestação, estamos preparados para alguma surpresa. Afinal, tudo é novidade. Até eu, uma pessoa extremamente neurótica, sabia que nem tudo sairia perfeito. Por exemplo, não compramos roupinhas que deixassem o cordão umbilical exposto para cicatrizar melhor. E não foram poucas as vezes em que saímos correndo para comprar alguma coisa que tinha faltado.

Na segunda gravidez, é mais fácil ter a sensação de que sabemos o que estamos fazendo. Eu me sentia preparada para o parto de Finn. Tinha tudo para o enxoval. Tinha um berço. Eu até estava munida de dados sobre perda de peso, caso acontecesse (não aconteceu). Nenhum problema de saúde me pegaria desprevenida.

É óbvio que era pura ilusão. Dois dias após a alta, recebi uma ligação da médica de Finn: meu filho estava com icterícia. Precisei levá-lo às pressas de volta ao hospital com sua roupinha de inverno para outro pernoite. Isso prova que não aprendo com meu excesso de confiança e sempre haverá surpresas pelo caminho.

A icterícia é uma condição na qual o fígado não consegue processar totalmente a bilirrubina, um subproduto da decomposição das hemácias. O fígado é responsável pela quebra da bilirrubina e, a princípio, qualquer pessoa pode ter icterícia, mas recém-nascidos correm um risco maior por algumas razões. Há uma quantidade maior de células sanguíneas sendo decompostas logo após o nascimento, o que aumenta a carga de bilirrubina imposta ao fígado. Quando o bebê nasce, o fígado ainda é imaturo e, portanto, tem dificuldade em excretar essa carga maior no intestino. Por fim, nos primeiros dias de vida, os bebês não se alimentam muito, então a bilirrubina permanece no intestino, onde é reabsorvida na corrente sanguínea.

Em altas concentrações, a bilirrubina é neurotóxica (o que significa que pode lesionar o cérebro). Por isso, em casos extremos, a icterícia é potencialmente grave. Quando não tratada, pode levar a uma condição chamada *kernicterus*, uma forma de dano cerebral permanente.

Isso assusta, motivo pelo qual a icterícia é levada muito a sério, mas na imensa maioria dos casos não evoluirá para *kernicterus*, mesmo quando não tratada. A icterícia também é muito comum, sobretudo em recém-nascidos amamentados: cerca de 50% apresentam essa condição em algum grau. É importante notar que os efeitos da lesão cerebral *não* ocorrem em uma escala contínua: em concentrações baixas ou moderadas, a bilirrubina não atravessa a barreira hematoencefálica e, portanto, não danifica o cérebro.

Para entender melhor os riscos relativos, ocorrem de dois a quatro casos de *kernicterus* nos Estados Unidos por ano. No Brasil, entre 2010 e 2019 ocorreram 1.008 óbitos por icterícia neonatal e *kernicterus*. No entanto, dezenas de milhares de crianças são tratadas para icterícia toda semana. Os protocolos são extremamente rigorosos, e os médicos estão dispostos a tratar muitos bebês com icterícia que estariam bem e se recuperariam por conta própria só para evitar um único caso de dano cerebral. Portanto, embora provavelmente seja uma boa ideia se submeter ao tratamento se as diretrizes sugerirem, há poucos motivos para se preocupar com o pior cenário.

O maior sinal de icterícia é a coloração amarelada (ou alaranjada) da pele. O fato de seu bebê estar amarelo, no entanto, não significa necessariamente que ele precise de tratamento, e a cor, em si, não diagnostica icterícia. A Dra. Li nos disse numa consulta quando Penelope tinha 4 dias de vida: "As pessoas vão dizer que ela está amarela. Ignorem e ponto."

Na maioria dos bebês, a icterícia simplesmente se resolve por conta própria à medida que eles se alimentam e crescem. Só exames podem dizer se a icterícia atingiu um nível problemático. Muitos hospitais fazem um rastreio inicial com uma luz especial capaz de estimar os níveis de bilirrubina através da pele e usam isso para decidir se seu bebê precisa ser submetido a um exame para analisar os níveis de bilirrubina no sangue. Em alguns casos, podem pular direto para o exame sanguíneo, que em geral demanda uma picada no calcanhar para coletar uma ou duas gotas. O resultado é expresso em números (até 12mg/dl); quanto mais alto o número, maior o grau de icterícia.

Assim como ocorre na perda de peso, a interpretação desse exame depende da idade do bebê. Os níveis de bilirrubina costumam se elevar nos primeiros dias após o nascimento, por isso os médicos comparam os resultados do exame com os valores de referência para o número de horas que se passaram desde o nascimento.

A principal decisão que o médico precisa tomar é se os níveis de bilirrubina são altos o suficiente para a fototerapia. Esse tipo de tratamento costuma ser realizado no hospital e envolve fazer com que a criança passe um tempo só de fralda e proteção nos olhos num berço que emite luz fluorescente azul. A luz decompõe a bilirrubina em outras substâncias que são eliminadas pela urina.

O tempo de tratamento (que não interrompe as mamadas) é de algumas horas ou dias, dependendo da gravidade e da resposta do bebê. Exames de sangue diários ou mais frequentes mantêm o médico a par do progresso da terapia.

Em geral, níveis mais altos de bilirrubina são piores – mas quão alto é o suficiente para demandar tratamento? A resposta depende da idade exata do bebê em horas e de outras características.

Os médicos começam analisando se seu bebê é de baixo risco (nascido com mais de 38 semanas de gestação, e saudável em outros aspectos), de médio risco (36 a 38 semanas de gestação e saudável, ou 38 ou mais semanas com outros sintomas) ou de alto risco (abaixo de 38 semanas de gestação com outros sintomas). Uma vez que tenham determinado o nível de risco, os médicos usam gráficos como os apresentados anteriormente para decidir se o bebê precisa de fototerapia. Se os níveis de bilirrubina estiverem acima dos pontos de corte, inicia-se o tratamento. O gráfico a seguir representa um recém-nascido de baixo risco. Aqui, para um bebê de 72 horas, um número acima de 17 sugeriria a necessidade de tratamento.[23] Para recém-nascidos de maior risco, os pontos de corte são mais baixos e a intervenção médica é mais rigorosa.

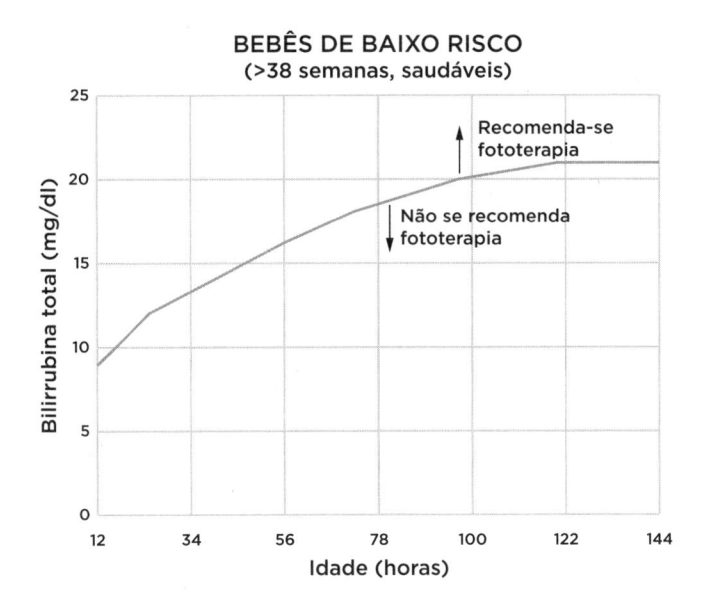

BEBÊS DE BAIXO RISCO
(>38 semanas, saudáveis)

Assim como existe um site para determinar quando a perda de peso neonatal representa um risco, existe também um site que informa a necessidade de fototerapia de acordo com os níveis de bilirrubina. O www.bilitool.org foi pensado para médicos, mas qualquer pessoa que tenha curiosidade pode acessá-lo (conteúdo em inglês).

Vale notar que essas diretrizes evoluem com o tempo e, enquanto escrevo este livro, a tendência é torná-las menos rigorosas e tratar a icterícia de forma mais moderada. Se necessário, pergunte ao seu médico que diretrizes ele está usando.

É muito raro, mas casos extremamente graves ou não tratados de icterícia podem precisar de outros tratamentos que não a fototerapia. A última alternativa é a exsanguinotransfusão, procedimento no qual o sangue do neonato é retirado em pequenas quantidades e substituído por sangue compatível. O procedimento pode salvar vidas, mas, com uma boa tecnologia de monitoramento, raramente é necessário.

A icterícia é mais comum em alguns bebês do que em outros. Recém-nascidos alimentados exclusivamente no peito têm maior probabilidade de apresentá-la. Lactentes de origem asiática correm mais risco. Também é mais comum quando mãe e bebê têm tipos sanguíneos diferentes. Raramente, existem distúrbios sanguíneos subjacentes que podem exacerbar a icterícia neonatal.

A perda excessiva de peso do recém-nascido é um fator de risco, assim como hematomas resultantes do parto. Hoje percebo que nossa experiência com Finn não deveria ter sido tão inesperada, já que ele apresentou vários hematomas logo após o nascimento.

UMA OBSERVAÇÃO: DE VOLTA À SALA DE PARTO

Algumas intervenções são realizadas logo após o nascimento do bebê, em geral antes mesmo de a mãe deixar a sala de parto. Entre elas estão a possibilidade de ligadura tardia do cordão umbilical, uma dose de vitamina K para melhorar a coagulação sanguínea e um tratamento ocular para evitar possíveis complicações de infecções sexualmente transmissíveis não tratadas pela mãe.

Essas intervenções foram abordadas em detalhes no penúltimo capítulo do meu livro anterior, *O guia da grávida bem informada*. Mas, como ocorrem após o nascimento, vou relembrá-las aqui.

Clampeamento tardio do cordão umbilical

Há controvérsias sobre o melhor momento de se ligar o cordão umbilical. Deve-se fazer isso imediatamente após o nascimento, como preconiza a prática-padrão? Ou deve-se esperar alguns minutos para que o bebê reabsorva um pouco de sangue? Essa última opção é conhecida como "clampeamento tardio do cordão umbilical". O argumento a favor do adiamento é que o sangue reabsorvido da placenta é valioso.

No caso de bebês prematuros, há ótimas evidências a favor do clampeamento tardio.[24] Estudos randomizados apontam melhora da volemia, menor risco de anemia e, consequentemente, menor necessidade de transfusão, entre outros desfechos.

No caso de bebês que nascem a termo, as evidências também favorecem em grande parte o clampeamento tardio, embora sejam menos claras.[25] Em particular, retardar o clampeamento do cordão umbilical diminui o risco de anemia mais tarde e aumenta os estoques de ferro, mas também aumenta ligeiramente o risco de icterícia.

Em suma, as recomendações favorecem cada vez mais o clampeamento tardio, se possível.

Vitamina K

Durante décadas, a prática-padrão tem sido a aplicação de uma dose de vitamina K nas primeiras horas após o nascimento para prevenir distúrbios hemorrágicos. A falta de vitamina K pode causar sangramento inesperado em cerca de 1,5% dos bebês na primeira semana de vida e está associada a distúrbios hemorrágicos raros, mas muito mais graves no futuro. Isso pode ser prevenido com a suplementação da vitamina.[26]

Na década de 1990, houve uma breve controvérsia sobre a possibilidade de a administração de vitamina K aumentar a incidência de câncer infantil. A preocupação se baseava em estudos muito pequenos, com métodos suspeitos, e os trabalhos de acompanhamento subsequentes refutaram essa ligação.[27] Não há, portanto, riscos conhecidos para uma dose de vitamina K, que proporciona nítidos benefícios. (Adam, meu maravilhoso editor médico, recomenda fortemente a administração em neonatos.)

Tratamento ocular com antibiótico

Se a mãe tiver uma infecção sexualmente transmissível não tratada – gonorreia, em particular – e o filho nascer de parto normal, há um risco substancial de a IST provocar cegueira. Por isso, recomenda-se aplicar profilaticamente uma pomada oftálmica antibiótica no neonato. Isso pode prevenir 85% a 90% das infecções e não tem nenhuma desvantagem conhecida.

As razões para esse tratamento são cada vez menos comuns, já que todas as gestantes passam por exames para detectar e tratar ISTs. E, se você sabe que não corre risco, os antibióticos são desnecessários. Em muitos países, a mãe pode optar por não administrar a pomada no bebê, por isso é bom refletir com antecedência sobre o assunto. No Brasil, o Ministério da Saúde recomenda a profilaxia da conjuntivite neonatal com iodopovidona a 2,5%, eritromicina 0,5% ou tetraciclina 1%.

Resumindo

- Banhos precoces em recém-nascidos são desnecessários, mas não são prejudiciais. Banhos de banheira são melhores que banhos de esponja.

- A circuncisão tem pequenos benefícios e também pode acarretar pequenos riscos. Geralmente é uma questão de preferência.

- O alojamento conjunto não tem efeitos comprovados sobre o aleitamento materno. Se você optar por manter o bebê ao seu lado o tempo todo, cuidado para não dormir com ele no colo.

- A perda de peso neonatal deve ser monitorada e comparada com a média esperada. Consulte www.newbornweight.org (em inglês).

- A icterícia é monitorada com um exame de sangue e deve ser tratada se fugir aos valores de referência. Consulte www.bilitool.org (em inglês).

- Recomenda-se o clampeamento tardio do cordão umbilical, em especial em bebês prematuros. A suplementação de vitamina K também é uma boa ideia. Os antibióticos oculares provavelmente são desnecessários para a maioria dos bebês, mas são obrigatórios em alguns casos e não apresentam desvantagens conhecidas.

CAPÍTULO 2

Espera aí, vou ter que levar o bebê para casa?

Tenho duas lembranças muito vívidas dos primeiros dias de Penelope em casa. Uma delas é de um momento, por volta da terceira semana, em que me vi sentada no sofá da sala, aos prantos, porque me dei conta de que nunca mais na vida iria descansar. (O que, em parte, era verdade.) Mas a primeira lembrança que tenho é do instante em que chegamos em casa. Penelope havia adormecido no caminho. Quando entrei pela porta dos fundos, carregando a cadeirinha, pensei: *Ela vai acordar. E agora, o que a gente faz?*

Talvez por causa desse total estado de incerteza (que por sorte diminui, principalmente com a chegada de outros filhos), pequenas preocupações podem se tornar assustadoras. Exausta, você se vê diante de um desafio novo, diferente de tudo o que já enfrentou. Seja gentil consigo mesma se algumas situações parecerem absurdas.

Por exemplo, quando saímos do hospital, os médicos nos instruíram a não tirar as luvinhas de Penelope, para ela não se machucar caso se coçasse. Mas, ao nos visitar, minha mãe disse que Penelope nunca aprenderia a usar as mãos se ficasse com luvinhas.

Hoje não lembro por que fiquei especialmente intrigada com aquilo. Mas, revendo minhas anotações da época, encontrei um artigo que abordava exatamente a questão de lesões causadas (e não prevenidas) pelo uso de luvas em neonatos,[1] aparentemente o único que achei sobre o assunto. O artigo relatava vinte casos de lesões causadas pelo uso de luvas desde a década de 1960, o que, cabe ressaltar, é um número baixíssimo. Não consegui achar nada que sugerisse que as luvas impedem os bebês de aprender a usar as mãos.

Sei que continuamos colocando luvas em Penelope, apesar das preocupações sobre lesão e desenvolvimento motor. Quanto à minha mãe, desde o começo da visita ela já havia perdido alguma credibilidade ao insistir (contrariando os conselhos médicos) que eu não deveria ficar subindo e descendo as escadas com tanta frequência.

Não vamos tratar de todas as preocupações infundadas que surgirão em cada caso específico; elas não fazem parte do escopo deste livro (nem de qualquer outro, acredito). E há algumas perguntas às quais não sei responder – por exemplo, como tirar manchas de cocô de uma roupinha branca? A dúvida segue eterna.

Neste capítulo, abordo algumas preocupações que surgem desde o primeiro momento: exposição a germes, vitamina D em gotas, cólicas e, finalmente, a importância (ou não) de anotar tudo. Podem parecer questões prosaicas... mas não para marinheiros de primeira viagem.

Vejamos, por exemplo, o dilema conhecido como charutinho.

CHARUTINHO

No hospital, quando as enfermeiras levam o bebê após o parto, costumam devolvê-lo todo embrulhado numa manta, como se estivesse numa pequena camisa de força. É uma técnica chamada *swaddling*, o famoso charutinho.

É provável que você saia do hospital com o bebê já embrulhado, mas antes a equipe vai lhe ensinar a técnica. Parece bem fácil: dobre, dobre, encaixe, dobre, encaixe, resolva uma equação diferencial, encaixe a ponta ali e pronto!

O problema surge quando você chega em casa e tenta fazer igual. Você pode até conseguir enrolar o bebê, mas três minutos depois os bracinhos estão para fora. Aí você se pergunta: *tem que dobrar antes de encaixar ou encaixar depois de dobrar? E tinha uma equação no meio ou é coisa da minha cabeça?*

Em casos como esse, é bom aprender com quem já errou. O charutinho funciona melhor com uma manta especial chamada *swaddle*. Na maternidade, as enfermeiras tiram de letra, mas em casa é outra coisa. A boa notícia é que o mercado resolveu esse problema. Existem mantinhas que permitem enrolar o bebê sem deixar nada de fora. O segredo é que elas têm velcro ou uma quantidade enorme de tecido. Aqui em casa, optamos por uma marca chamada Miracle Blanket.

Você deve estar se perguntando: mas, afinal, para que embrulhar meu filho? Algum motivo especial além de ele ficar ainda mais fofo?

Teoricamente, o charutinho melhora a qualidade do sono e diminui o choro do bebê. Se for verdade, são bons motivos para adotar a prática, já que chorar e demorar a dormir são as especialidades dos recém-nascidos. E, felizmente, testar esse efeito não é difícil, pois o sono é um resultado de curtíssimo prazo. Os pesquisadores podem analisar o *mesmo* bebê todo embrulhadinho na manta ou sem ela.

Vejamos um exemplo: um estudo acompanhou 26 bebês com menos de 3 meses de vida.[2] Eles foram levados a um laboratório do sono e observados enquanto dormiam com e sem manta. Para isso, usaram um tipo especial de manta capaz de detectar movimentos. Era basicamente uma bolsa com zíper, já que nem mesmo os pesquisadores do sono conseguem enrolar um bebê direito. Além de usar sensores, a equipe também filmou o experimento para ver o que acontecia.

O estudo confirmou veementemente o valor do charutinho para o sono do bebê. Enrolados na manta, os bebês dormiam mais tempo em geral e tinham mais tempo de sono REM. O artigo também identificou o mecanismo por trás disso: o charutinho melhora o sono porque limita a quantidade de despertares.[3] Os bebês embrulhados tiveram a mesma probabilidade de ter o primeiro estágio de despertar – medido em "suspiros" do bebê –, mas tinham menor propensão a passar para a segunda fase ("sobressaltos") ou para a terceira ("totalmente despertos"). Alguma coisa no charutinho desestimula a segunda e a terceira fases, e esse efeito é importante. O estudo descobriu que, nos bebês que dormiam sem manta, um suspiro se transformava em sobressalto em 50% das vezes. Quando estavam embrulhados, isso acontecia em apenas 20%. Dados observacionais e estudos descritivos corroboram esse tipo de evidência obtida em laboratório.

O charutinho também pode limitar o choro, especialmente em recém--nascidos prematuros ou com problemas neurológicos. Vários pequenos estudos focados em lactentes com lesões cerebrais ou síndrome de abstinência neonatal mostraram reduções no choro quando o bebê era embrulhado com frequência.[4] Se isso se aplica a bebês saudáveis que choram muito não está claro, mas certamente é plausível.

Há, no entanto, algumas preocupações com a técnica. Primeiro, deixar os bebês enfaixados o tempo todo num bercinho portátil (como é comum, por exemplo, em alguns povos tradicionais) eleva o risco de displasia do quadril.[5] Trata-se de uma condição na qual a cabeça do fêmur não se encaixa no osso da bacia e, sem os cuidados necessários, pode causar problemas de mobilidade a longo prazo. Embora a displasia do quadril possa ser tratada mediante uso de suspensório ou cinta, não é uma complicação trivial. Esses riscos surgem se as pernas do bebê não flexionarem na altura do quadril, por isso é fundamental enrolá-lo de um modo que permita a movimentação das pernas. Em geral, os *swaddles* são pensados para isso.

Supostamente também haveria uma associação entre a prática do charutinho e um risco aumentado de síndrome da morte súbita do lactente (SMSL). Pelos dados disponíveis, essa preocupação não parece válida, desde que você esteja colocando o bebê para dormir de costas (o que deve fazer em qualquer circunstância).[6] Os bebês que são colocados para dormir de bruços e enrolados em mantinhas correm maior risco de SMSL do que bebês que também dormem de bruços, mas sem manta. Todavia, o mais importante é não colocar o bebê para dormir de bruços.

Por fim, há quem questione se o charutinho não vai aquecer demais o bebê. Em princípio é até possível – por exemplo, se o cômodo estiver abafado e você usar uma manta muito grossa e cobrir a cabeça do bebê, principalmente se ele estiver doente –, mas em circunstâncias normais não é um risco significativo.

É claro que em algum momento você vai tirar a mantinha. Assim que o bebê começar a rolar e ameaçar virar de bruços, você com certeza vai querer deixá-lo com pernas e braços livres. Mesmo que seu filho ainda não esteja rolando, à medida que for ficando maior e mais forte, ele vai querer se livrar da manta. Chegará o dia em que você vai entrar no quarto pela manhã e descobrir que ele se desembrulhou sozinho, apesar de o fabricante garantir que isso é impossível. Sinal de que está na hora de aposentar a prática, o que provavelmente vai gerar reclamações do bebê até ele se acostumar. Mas, como você sabe, Finn não reclamou muito quando ficou sem a manta devido à falta de luz. Eu, pessoalmente, sou a favor do charutinho.

CÓLICAS E CHORO

Em geral os pais, em especial os novatos, acham que o bebê chora muito. Aconteceu comigo. Nos primeiros meses, Penelope ficava muito sensível entre cinco da tarde e oito da noite, e nada a consolava. Eu andava com ela no colo de um lado para outro pelo corredor, às vezes aos prantos também. Certa vez fiz isso num hotel com Penelope berrando a plenos pulmões. Senti pena dos outros hóspedes.

Lembro que a experiência me deixou exausta e também profundamente frustrada. Por que eu não conseguia acalmar o choro dela? As sugestões pipocavam. "Dê o peito!" (Tentar amamentar só piorava tudo.) "Ande mais rápido." "Ande mais devagar." "Tente niná-la." "Não a balance tanto." "Ande e balance de um lado para o outro ao mesmo tempo."

Minha mãe e minha sogra me disseram que eu e Jesse também éramos assim. Minha sogra, Joyce, disse que, quando ela saiu do hospital com Jesse, as enfermeiras lhe desejaram boa sorte. Talvez tenha sido genético ou algum tipo de revide intergeracional.

Tive Penelope aos 31 anos. Até aquele momento da vida, eu quase sempre conseguia superar um problema na base da dedicação. A teoria do equilíbrio geral vem à mente, mas eu raramente enfrentava uma situação que não fosse ao menos amenizada com dedicação e esforço.

Só que não há dedicação no mundo que resolva choro de bebê. Talvez até exista algo que se possa fazer, mas a verdade é que bebês choram – alguns choram muito – e muitas vezes só resta aceitar. De certa forma, o mais importante é entender que você não é a única pessoa a passar por isso e que não há nada de errado com seu filho. E como sabemos que você não é a única pessoa a passar por isso? Pelos dados.

É muito comum ouvir que bebês choram muito porque sentem cólica. A cólica não é um diagnóstico biológico como uma dor de garganta, mas um rótulo que damos aos bebês que choram muito sem que haja motivo identificável. Uma definição comum de cólica (embora não a única) é a "regra dos três": choro inexplicável por mais de *três* horas ao dia, em mais de *três* dias na semana, durante mais de *três* semanas.

Segundo essa definição, as cólicas são bastante raras. Num estudo com 3.300 bebês, os pesquisadores descobriram que, com 1 mês de vida, apenas

2,2% se encaixavam nessa definição de cólica, uma marca semelhante à de bebês aos 3 meses.[7] Quanto menos rigorosa a definição, maior o percentual. Por exemplo, se você considerar bebês que choram por mais de *três* horas ao dia, em mais de *três* dias na semana, durante mais de *uma* semana, o percentual vai subir para 9% no primeiro mês. Se confiarmos nos relatos dos pais de que o bebê "chora muito", o percentual se aproximará de 20%. Esse provavelmente não é um bom parâmetro, mas dá uma noção de como as pessoas vivenciam o choro do bebê.

O choro do tipo cólica, encaixando-se ou não na regra dos três, é exaustivo e desolador para os pais. É um choro inconsolável – diferente do de fome, fralda molhada ou cansaço. O choro de cólica às vezes faz o bebê arquear as costas e erguer as perninhas no ar, parecendo estar com muito desconforto ou dor.

Se você tem um bebê que chora muito, seja de cólica ou não, o mais importante é tentar se cuidar. O choro do bebê está associado a depressão e ansiedade pós-parto, e os pais precisam de uma pausa. Tente encontrar um tempo para relaxar, mesmo que isso signifique deixar a criança chorando no berço por alguns minutos enquanto você toma banho. Ela vai ficar bem. É sério, o bebê vai ficar bem. Tome seu banho. Se realmente não aguenta deixá-lo chorando no berço, peça a alguém que segure seu filho no colo enquanto você relaxa um pouco. Ligue para amigos que já tenham tido filhos. Ninguém vai se negar a ajudar.

É importante saber também que esse choro é "autolimitado": as cólicas vão embora, normalmente por volta dos 3 meses. Ainda que aos poucos, as coisas vão melhorando.

É possível amenizar as cólicas, mas, como ainda não sabemos ao certo o que as causa, não é tão fácil encontrar uma solução. Muitas teorias citam problemas digestivos – flora intestinal pouco desenvolvida ou intolerância à proteína do leite. São apenas teorias, mas são as teorias principais, e é por isso que as soluções propostas costumam se relacionar a elas.

Uma dessas soluções, pelo menos de acordo com a internet, é usar a simeticona, um medicamento para reduzir gases. Não há evidências de que isso funcione. As pesquisas são limitadas, e os dois pequenos estudos clínicos que compararam o tratamento com placebo não mostraram impacto nos níveis de choro. O mesmo pode se aplicar a vários produtos fitoterápicos e ao suplemento *gripe water*, vendido em muitos países.[8]

Dois tratamentos para cólica de bebê têm algum sucesso. Um deles é a suplementação com um probiótico que, segundo vários estudos, de fato reduz o choro. Esse efeito parece surgir apenas em bebês alimentados com leite materno.[9] O tratamento não é complicado – os probióticos são fornecidos em gotas. Existem várias marcas disponíveis nas farmácias, com diferentes probióticos. Como não existem desvantagens conhecidas, certamente vale a tentativa.

A outra abordagem que tem mostrado algum sucesso é a mudança na alimentação do bebê (seja na fórmula ou na dieta da mãe, se o bebê for amamentado). Mudar a fórmula é relativamente simples, embora as fórmulas apropriadas para cólicas costumem ser um pouco mais caras. Uma recomendação é usar uma fórmula de proteína de soja ou hidrolisada[10] (a maioria dos fabricantes oferece essas versões). As evidências sobre a troca de fórmula provêm de estudos financiados principalmente pelos próprios fabricantes, mas talvez valha a pena experimentar.

Se você estiver amamentando, será mais complicado mudar a alimentação do bebê, pois isso significa mudar a sua. Há algumas evidências que sugerem uma dieta "com baixo teor de alérgenos" pela mãe: estudos randomizados mostraram redução do choro e do desconforto do bebê quando as mães adotaram esse tipo de dieta.[11] A recomendação-padrão é eliminar laticínios, trigo, ovos e nozes, o que significa fazer uma mudança alimentar bastante radical. Infelizmente, não sabemos se apenas um desses alimentos, uma combinação deles ou a totalidade faz diferença, e as evidências em geral são bastante limitadas (definitivamente não funciona para todo mundo).

Os efeitos dessa dieta de eliminação parecem surgir depressa, quando surgem – já nos primeiros dias após a implementação das mudanças –, por isso é possível experimentar e ver se funciona.[12] A desvantagem óbvia é que essa mudança na dieta não é nada divertida para a mãe e pode dificultar a obtenção de calorias suficientes, então alguns cuidados devem ser tomados levando em consideração cada caso. Além disso, o momento da vida também não é o mais adequado para experimentar novas receitas. Ainda assim, na ausência de opções, vale a pena tentar.

Independentemente do que você faça, seu recém-nascido vai chorar, às vezes sem motivo aparente. No entanto, mesmo que não pareça na hora, esse choro *vai* desaparecer, e você vai acabar esquecendo o sofrimento com o passar dos meses (se não fosse assim, quem desejaria ter mais filhos?). Bebês maiores também choram, só que em geral conseguimos entender ou pelo menos identificar o motivo. E lembre-se: controlar os níveis de estresse do adulto é no mínimo tão importante quanto controlar o choro do bebê.

COLETA DE DADOS

Quando saímos do hospital com Penelope, os médicos e enfermeiros sugeriram que acompanhássemos a quantidade de cocô e de xixi que ela faria, pois o bebê para de urinar se está desidratado e precisa ser monitorado. Trata-se de um bom conselho, e não tão difícil de seguir.

O que eles *não* sugeriram – mas Jesse insistiu que fizéssemos assim mesmo – foi montar uma planilha para inserir esses dados. A ideia de Jesse era acompanhar tudo o que acontecia com Penelope em termos de alimentação e fraldas.

Aqui está o quarto dia de sua vida.

Data	Contagem diária	Hora	Peito esquerdo	Peito direito	Cocô	Xixi
12/04/2011	1	1:53:00	10	10	1	1
12/04/2011	2	3:50:00	20	10	1	1
12/04/2011	4	7:45:00		15	1	1
12/04/2011	5	10:00:00		10	1	1
12/04/2011	6	12:10:00	15	18		
12/04/2011	8	16:55:00	8	11	1	1
12/04/2011	9	17:55:00	15	6	1	1
12/04/2011	10	20:04:00	16	31	1	1

Você vai notar que existem algumas entradas mais precisas em relação à hora de amamentação e outras nem tanto. As menos precisas são minhas. De fato, em algumas anotações que Jesse fez para a posteridade, ele observou: "Papai criou um sistema muito sofisticado para registrar a alimentação e o cocô. A mamãe não era tão boa em acompanhar os minutos. Ela gostava de arredondar os números."

Lembre-se: somos economistas. Dois casos perdidos.

Na consulta de 2 semanas, mostramos nossa planilha à pediatra. Ela nos disse para parar com essa história de anotar tudo. E olha que nesse quesito éramos amadores perto de outros pais. Um casal de amigos, Hilary e John, desenvolveu um modelo estatístico completo, com gráficos e tudo, da relação entre alimentação e duração do sono.

Para os amantes de dados, é sedutor ver os números lá, preto no branco. É possível tentar identificar padrões. Por exemplo, em um dia o bebê dormiu sete horas seguidas. O que favoreceu esse sono? Foram os 23 minutos que passou mamando no peito antes da soneca? Vale a pena tentar amamentá-lo por exatos 23 minutos de novo?

Existem algumas razões (mínimas) para coletar dados. Acompanhar quando o bebê está se alimentando pode ser valioso desde o início, já que é fácil esquecer quando ele foi amamentado pela última vez. Existem alguns aplicativos legais que permitem anotar qual peito foi dado a cada mamada. Eu sei o que você está pensando: *Mas é impossível esquecer isso.* Acredite: não é. Minha estratégia era prender um alfinete para marcar na blusa o lado que eu deveria oferecer ao bebê na próxima vez. Não recomendo; me dei várias alfinetadas.

Caso seu bebê tenha dificuldade de ganhar peso, manter o controle da frequência e do volume das mamadas (e, em alguns casos extremos, pesá-los antes e depois da mamada) pode ser muito valioso. Mas, para a maioria, é pouco provável que isso seja necessário ou útil.

À medida que o bebê cresce, acompanhar quando ele come pode ajudar a definir horários de mamada. Mas, nas primeiras semanas, ter um horário definido para isso não passa de um sonho. Se quiser coletar dados e fazer gráficos bonitos, vá em frente. Mas lembre-se: essa é apenas uma ilusão de controle.

EXPOSIÇÃO A GERMES

Existe uma teoria chamada hipótese da higiene, que basicamente afirma que o aumento na ocorrência de alergias e outras doenças autoimunes ao longo do tempo é resultado da diminuição da exposição a germes na infância, e que a exposição a mais micróbios e germes na infância pode ajudar o sistema imunológico a identificar os patógenos e não reagir exageradamente a eles.[13] Embora não tenhamos provas conclusivas de sua veracidade, há algumas evidências que sustentam a teoria sob a forma de estudos laboratoriais de células específicas e comparações entre culturas sobre a incidência de várias doenças. Isso sugere que, à medida que a criança cresce – digamos, a partir de 1 ano –, não é necessariamente uma boa ideia sair limpando tudo que vê pela frente nem levar o próprio jogo americano descartável para o restaurante. Não estou sugerindo que deixe seu filho lamber o chão do aeroporto, como o meu já fez, mas seria sensato deixar que ele se exponha um pouco mais.

Por essas razões, muitos médicos não são rígidos quanto à exposição da criança maiorzinha a germes. Mas quase todos os médicos sugerem que se tente evitar a exposição a doenças nos primeiros meses de vida. Afinal, quanto menor a criança, maior sua vulnerabilidade a complicações graves. Uma segunda razão é que, no caso de bebês muito novos – especialmente aqueles com menos de 28 dias –, os protocolos médicos sugerem intervenções muito mais agressivas em resposta à doença.

O que isso significa? Se seu filho de 6 meses tiver febre – mesmo que seja febre alta – e você for ao médico, ele provavelmente vai examiná-lo, dizer que é uma virose e mandar você de volta para casa com instruções para dar um antitérmico e hidratar bastante a criança. Na verdade, muitos médicos dizem para não levar essa criança ao consultório, a menos que você esteja muito preocupado.

Por outro lado, se seu filho de 2 semanas tiver febre baixa, você precisará levá-lo ao hospital, onde ele vai passar por exames laboratoriais – provavelmente incluindo uma punção lombar –, tomar antibióticos e até ser internado. Os médicos têm mais dificuldade de distinguir febres de alto e baixo risco em bebês muito pequenos. Recém-nascidos são um pouco mais suscetíveis a infecções bacterianas, inclusive meningite, doença extremamente grave. Algo entre 3% e 20% dos bebês com menos de 1 mês de vida que chegam ao consultório médico com febre têm uma infecção bacteriana.[14] Em sua maioria, infecções do trato urinário, mas que devem ser tratadas com rapidez.

A combinação desse maior risco com a dificuldade de detectar a infecção significa que a intervenção rigorosa é a abordagem mais apropriada, mas a maioria dos bebês com febre na verdade não tem nada grave.

Quando um bebê um pouco mais velho – entre 2 ou 3 meses – apresenta febre, há maior ambiguidade sobre o tratamento. Alguns médicos ainda realizam uma punção lombar de rotina, embora haja menos evidências de que isso seja benéfico.[15] O procedimento adotado para o manejo de lactentes até essa faixa etária varia.

Os dois pontos-chave aqui são: se o bebê aparenta estar doente (para o pediatra, isso é diferente de estar com febre) e se houve uma exposição viral óbvia. Se você chegar com um bebê de 45 dias que está resfriado, tem febre baixa, mas aparenta estar bem e tem um irmãozinho de 2 anos que frequenta uma creche, o médico reagirá de um jeito. Se você chegar com o mesmo bebê e ele estiver apático e não tiver irmãozinho na creche, é provável que o médico reaja de um jeito diferente.

E o que tudo isso tem a ver com exposição a germes?

A grande desvantagem de ser exposto a germes – ou, especificamente, a outras crianças doentes – durante essas primeiras semanas é a possibilidade de desencadear uma série de intervenções. Se seu bebê estiver mesmo doente, esses procedimentos farão sentido, mas, se ele acabou de pegar um resfriado transmitido por uma criança de 2 anos, serão muitas intervenções desnecessárias. Portanto, é melhor manter a criança de 2 anos longe do recém-nascido, se possível.

Depois do terceiro mês, e especialmente depois de tomar a primeira dose das vacinas, o tratamento da febre fica mais próximo do que você esperaria de uma criança mais velha – basicamente, administrar umas gotinhas de antitérmico, manter uma boa hidratação e aguardar a febre ceder. A partir daí, a desvantagem da exposição a germes será simplesmente uma criança doente, não um monte de exames invasivos.

Resumindo

- Está comprovado que a técnica do charutinho reduz o choro e melhora o sono. É importante usar a manta de um jeito que permita ao bebê movimentar as pernas e os quadris.

- Um bebê que chora demais pode estar com cólica. A cólica é *autolimitada*, o que significa que, em algum momento, vai passar. Trocar a fórmula (ou a dieta da mãe), usar um probiótico ou fazer as duas coisas tem mostrado impactos positivos.

- Pode ser divertido coletar dados sobre o bebê, mas não é necessário nem incrivelmente útil.

- O bebê exposto precocemente a germes corre o risco de adoecer, e as intervenções no caso de um recém-nascido febril são agressivas e geralmente incluem uma punção lombar. Limitar a exposição a germes pode ser uma boa ideia, mesmo que seja apenas para evitar essas intervenções.

CAPÍTULO 3

Seu corpo depois que o bebê nasce

Há vários livros sobre parto (inclusive este) que dizem o que vai acontecer com seu bebê. E há muitos livros sobre gravidez que explicam detalhadamente o que acontece enquanto você está grávida. Mas, estranhamente, o mundo carece de discussões sobre o que acontece fisicamente com a mãe depois que o bebê nasce. Antes do bebê, você é um recipiente precioso, que deve ser protegido a todo custo. Depois que ele nasce, você se torna um acessório para amamentá-lo.

Essa omissão é problemática, pois não informa o que aguarda a mulher *depois* dos nove meses de gestação. A recuperação física do parto nem sempre é simples, e até na melhor das circunstâncias é confusa.

Neste capítulo, vou falar um pouco sobre o que deve acontecer com seu corpo nos primeiros dias e semanas após o parto. É bom deixar claro que nossa discussão vai abordar uma recuperação típica. As coisas podem dar errado e ser diferentes do esperado, por isso é fundamental informar ao médico qualquer anomalia que pareça preocupante. Como temos poucas informações sobre o que esperar do corpo da mulher no pós-parto, pode parecer que tudo está normal, quando não está. Não tenha vergonha de perguntar.

(Cabe aqui uma advertência, cortesia da minha amiga Tricia: se você já passou por isso e não quer recordar os detalhes sangrentos, pule este capítulo.)

NA SALA DE PARTO

O bebê nasceu. O parto acabou. A placenta já saiu. Se o parto – normal ou cesáreo – tiver ocorrido como esperado, a equipe provavelmente deixará você segurar o bebê e talvez até a estimule a amamentar.

Enquanto isso, o médico estará ocupado reparando o que for necessário.

Se o parto tiver sido cesáreo, o médico vai suturar a incisão e fazer o curativo. Costuma ser um processo simples, que não varia muito de mulher para mulher. No parto normal, há mais variação. Durante o parto normal, é muito comum haver laceração vaginal, envolvendo com mais frequência o períneo – a região que fica entre a vagina e o ânus –, mas pode haver laceração também na direção do clitóris.

O grau da laceração varia muito entre as mulheres. Em algumas, não ocorre laceração (embora ocorra na maioria, pelo menos no primeiro filho). Quando acontece, a laceração varia do primeiro ao quarto grau. Uma laceração de primeiro grau é menor e cicatriza sozinha, sem necessidade de sutura. Na de segundo grau, há maior envolvimento dos músculos perineais, mas a ruptura não se estende até o ânus. As de terceiro e quarto graus se estendem da vagina até o ânus, mas diferem na profundidade; as de quarto grau se estendem até o reto. As lacerações de terceiro e quarto graus precisam de pontos, que são absorvidos pelo organismo depois de algumas semanas.

Em geral, as lacerações são de primeiro e segundo graus, mas aproximadamente 1% a 5% das mulheres terão lacerações mais graves,[1] que ocorrem em partos assistidos por instrumentos (ou seja, fórceps ou extrator a vácuo). Há evidências de que a aplicação de compressas quentes no períneo durante a fase de expulsão do trabalho de parto pode prevenir a ocorrência de lacerações mais graves.

Dependendo do grau da laceração, o reparo pode demorar um pouco. A mulher que recebeu anestesia peridural não sente a sutura. Se não tiver recebido, costuma-se usar um anestésico local.

Nos Estados Unidos, outra coisa que vai acontecer na sala de parto e continuar nas horas seguintes é a massagem abdominal. Nas primeiras horas após o nascimento, o útero precisa se contrair para chegar ao tamanho que tinha antes da gravidez. Quando isso não ocorre, o risco de hemorragia aumenta.

A massagem uterina pode ser útil nesse processo para diminuir o risco de hemorragia. Uma enfermeira se aproxima e empurra com força a sua barriga. Desconfortável, na melhor das hipóteses. (Chamar isso de "massagem" é um insulto até para o pior profissional da área.) Com Finn, a enfermeira que fez a massagem me disse: "Não costumam gostar do que faço." Se você tiver passado por uma cesariana, pode ser extremamente doloroso. A boa notícia é que a massagem não será mais necessária 12 a 24 horas após o parto.

NA SALA DE RECUPERAÇÃO E ALÉM

Depois que tudo isso foi resolvido, encaminham você à sala de recuperação, onde começará seu retorno à normalidade (com o pequeno detalhe de que agora você tem um bebê). E, é claro, você já não será mais a mesma.

Sangramento

Nos primeiros dias após o parto, normal ou cesáreo, você vai sangrar *muito*. Antes de ter Penelope, eu tinha a impressão de que esse sangramento se devia às lacerações. Não é isso: você vai sangrar mesmo sem laceração alguma. Na verdade, é o revestimento do útero que se desprende.

No primeiro ou segundo dia, esse sangramento – em particular, o sangue coagulado – pode assustar um pouco. Basta você ir ao banheiro ou se levantar da cama para ver um enorme coágulo de sangue no vaso sanitário ou no absorvente. Os médicos lhe dirão para tomar cuidado com coágulos "do tamanho de um punho ou maiores" (outros usarão metáforas relacionadas a frutas – se for um coágulo do tamanho de uma ameixa ou laranja pequena, é melhor informar). Deduz-se que coágulos menores que isso – mas não muito menores – são comuns. Expelir coágulos não dói, mas a imagem pode impressionar.

Também há o risco de sangrar em excesso – a hemorragia materna é uma possível complicação pós-parto. Como você sabe que vai sangrar, talvez seja difícil saber quando o sangramento é normal e quando é excessivo. Na dúvida, pergunte. Se vir um coágulo e suspeitar que talvez seja do tamanho de um punho, não perca tempo medindo – chame logo a enfermeira.

Passados alguns dias, os coágulos desaparecerão, mas você continuará sangrando por semanas – primeiro como se fosse uma menstruação pesada, depois mais leve. O sangramento deve diminuir com o tempo. Se, de uma hora para a outra, você voltar a sangrar muito, em especial se o sangue for vermelho-vivo, procure o médico imediatamente.

Xixi e cocô

Durante o parto, muitas mulheres usam sonda (um tubo na uretra para coletar xixi). Se o parto for cesáreo, a sonda com certeza será usada; se você optar pela anestesia peridural, muito provavelmente vai usar também. A sonda é retirada nas primeiras horas após o parto, e aí você tentará fazer xixi e cocô sozinha.

A experiência vai depender do tipo de parto que você teve.

Se tiver sido normal, vai doer. Mesmo que sua experiência tenha sido "fácil", sua vagina ainda estará bem dolorida e você vai sentir ardência na hora de urinar. Se você estiver desidratada, pior ainda, pois a urina fica mais concentrada. Muitos hospitais oferecem um frasco de lavagem pós-parto; a ideia é você esguichar água na região *enquanto* faz xixi para diluir a urina e reduzir o incômodo. Funciona bem, mas não use água muito gelada – fica a dica.

É provável que fazer cocô doa também. Mais uma vez, vai depender de quão traumática tenha sido sua experiência de parto. Muitas mulheres tomam laxante para ajudar nessa primeira evacuação. E você pode levar alguns dias para evacuar, o que é bom. Além disso, talvez não seja tão ruim quanto você imagina. De todo modo, não há como fugir.

Se tiver sido cesariana, os problemas serão outros. Primeiro, você pode ter dificuldade para segurar o xixi enquanto espera a bexiga "despertar" após a cirurgia, e talvez a sonda não seja retirada tão de imediato. Se o xixi vai doer ou não depende das circunstâncias do trabalho de parto e do parto em si. Se você teve um longo trabalho de parto antes da cirurgia, talvez ainda sinta incômodo e inchaço, o que torna a micção desconfortável. Se foi uma cesariana programada, isso talvez não aconteça.

Após uma cesariana, os médicos geralmente consideram importante que você faça cocô ou pelo menos elimine gases antes de sair do hospital; o objetivo é garantir que você consiga evacuar depois da cesárea, uma cirurgia abdominal de grande porte. Não é incomum que a primeira evacuação demore vários dias. Para isso existem os laxantes. Na ausência de trauma vaginal, o ato da evacuação em si pode não ser tão desconfortável. Sentar-se, no entanto, pode ser doloroso devido à incisão.

Consequências duradouras

Passados alguns dias, você já está em casa e as consequências mais imediatas – como sangramento intenso e desconforto ao urinar – vão embora.

Só que você não vai se sentir normal.

Em primeiro lugar, sua aparência continuará sendo de grávida por alguns dias ou semanas. Depois vem aquele monte de pele flácida. Isso acaba se resolvendo semanas ou meses depois, mas olhar para baixo incomoda um pouco. Mesmo depois que a flacidez melhora, muitas mulheres descobrem que ficaram com uma "pochete" que parece permanente. Não encontrei nada sobre isso na literatura científica, mas garanto que é real e que não adianta praticar Pilates para eliminá-la (e por "praticar" me refiro especificamente a uma hora por semana com Larry e suas outras clientes idosas).

Se você teve parto normal, as consequências físicas mais significativas referem-se à vagina. Como li num artigo médico: "Depois do parto, a vagina fica mais espaçosa."[2]

Nada estará como antes. Você pode ter levado pontos e toda a região talvez fique dolorida e meio dormente. Sua vagina agora está diferente.

Esse desconforto passa, mas demora, e para a maioria das mulheres as mudanças serão duradouras (não necessariamente ruins). Uma coisa é certa: sua vagina não voltará ao normal em duas semanas. Mesmo que você se sinta relativamente normal a essa altura, ainda vai ter que lidar com a barriga flácida, a exaustão e os peitos enormes, e isso também pode levar mais tempo para normalizar – a barriga leva até 40 semanas para esticar durante a gestação, também demora um pouco para voltar a ser como antes.

No caso do parto cesáreo, os problemas são outros. Dependendo de como foi o trabalho de parto, você pode ter pouco ou nenhum trauma vaginal. Como disse uma amiga que fez uma cesariana programada: "Ninguém chegou perto da minha vagina." Nem todo mundo tem essa sorte – se você entrou em trabalho de parto, mas acabou precisando de cirurgia, sua recuperação não será muito diferente da de uma mulher que teve parto normal. E toda cesárea, planejada ou não, é uma cirurgia abdominal de grande porte, ou seja, tudo que envolve músculos abdominais vai doer, inclusive andar, subir escada, sentar, abaixar, virar de lado na cama...

Veja um exemplo: digamos que você está deitada e, no meio da noite, sente sede. O efeito do analgésico já passou e você se levanta para pegar água. Vai sentir dor.

Com o tempo, a dor e o desconforto melhoram, mas (em média) a recuperação será mais longa do que a de um parto normal.

Qualquer que tenha sido o tipo de parto, é uma boa ideia pedir ajuda, mas isso é especialmente importante para quem passou por uma cesariana. Você precisa de alguém por perto para ajudá-la a se levantar, ir ao banheiro, fazer as atividades cotidianas. Mesmo que consiga cuidar do bebê sozinha, precisa de alguém para cuidar de você. Dependendo da sua recuperação, até pegar o bebê no colo durante a primeira ou segunda semana pode ser complexo. Se a cesariana tiver tido complicações (ou até mesmo se o parto normal tiver tido complicações), você pode levar semanas até se sentir bem o bastante para caminhar e tomar banho sozinha.

Seja após um parto normal ou cesáreo, há outras consequências comuns e relativamente leves, mas persistentes. Hemorroidas, por exemplo. E incontinência. Após o parto, muitas mulheres percebem que deixam escapar um pouco de xixi quando tossem ou dão risada, ou até mesmo sem nenhum motivo aparente. Isso, como outras coisas, melhora com o tempo.

A experiência de cada mulher durante a fase de recuperação varia muito, não importa o tipo de parto. Tive muita sorte com meus dois filhos. Com Finn, saí do hospital 12 horas depois, carregando a cadeirinha. Mas essa não é a norma, e mesmo assim eu não teria como correr uma maratona tão cedo (se é que um dia isso aconteceria). Muito da sua experiência pós-parto vai ser determinada pela sorte, ou pela anatomia da sua pelve. Talvez o mais importante seja pedir ajuda quando precisar, além de não ter grandes expectativas. Em muitas culturas, é normal as mulheres não fazerem nada durante um mês ou mais após o parto, sendo cuidadas pelas mulheres mais velhas da família. Essa não é uma prática comum nos dias de hoje, mas dá para ver que esse período não é moleza. O fato de uma influenciadora digital voltar a fazer crossfit dez dias após parir não significa que a recuperação de todo mundo será assim também.

Complicações graves

Depois do parto podem surgir algumas complicações raras e graves, como sangramento excessivo, pressão arterial perigosamente alta e infecção. Os riscos variam entre as mulheres – a infecção, por exemplo, é mais associada à cesariana. Seu médico lhe dirá os pontos de atenção de acordo com sua experiência de parto e com as complicações específicas que tenham surgido.

Eis alguns problemas para ficar de olho:

- Febre
- Dor abdominal intensa
- Aumento do sangramento, especialmente sangue vermelho-vivo
- Corrimento vaginal com mau cheiro
- Dor no peito ou falta de ar

Além disso, é importante prestar atenção a quaisquer alterações na visão, dor de cabeça intensa ou edema (digamos, nos tornozelos), sobretudo se você teve pré-eclâmpsia ou correu risco de tê-la.

No pós-parto, uma época bastante confusa para marinheiros de primeira viagem, talvez seja difícil seguir essas instruções. Mas, se sentir que algo não está bem, chame o médico.

EXERCÍCIOS E SEXO

Exercícios físicos e sexo podem não ser as maiores prioridades para quem tem dificuldade até de se levantar da cama para beber água, está lidando com o período menstrual mais intenso do mundo e cuidando de uma pessoinha que chora o tempo todo. Por outro lado, essas atividades provavelmente faziam parte da sua rotina antes do parto e, na tentativa de voltar a se sentir um pouco a mesma de antes, talvez você queira voltar a praticá-las.

Assim, apesar dos obstáculos, muitas mulheres perguntam: *Qual o melhor momento para voltar a caminhar na esteira ou fazer sexo?*

No caso dos exercícios físicos, há relativamente poucas evidências concretas sobre o momento ideal para voltar a praticá-los. O Colégio Americano de Obstetrícia e Ginecologia afirma que é seguro retomar os exercícios "alguns dias" após o parto normal. Isso não quer dizer que você vá fazer treino intervalado uma semana depois de parir, mas uma caminhada talvez seja viável.

Eles alertam, porém, que a orientação não se aplica a mulheres que passaram por cesariana ou tiveram laceração perineal significativa. No caso da cesariana, as recomendações-padrão são praticar leves caminhadas nas primeiras duas semanas, introduzindo a possibilidade de abdominais ou outros exercícios relacionados até a terceira semana e a retomada das atividades "normais" por volta da sexta semana.[3] Mas repito: a recuperação varia de mulher para mulher, por isso tenha em mente que essa é apenas uma média.

No caso do parto normal, cujo problema é a possível laceração, o retorno aos exercícios deve ser ainda mais rápido, desde que a mulher tome os devidos cuidados para se sentir bem. Quase todas – inclusive atletas de elite, mas também atletas recreativas e aquelas que apenas caminham ou correm – devem ser capazes de retomar os níveis de atividade que tinham antes de engravidar em até seis semanas após o parto, e podem começar mais devagar antes disso.

Para uma atleta de elite, poucas semanas podem parecer um período muito longo para ficar sem treino e, dependendo das circunstâncias, talvez seja possível definir com o médico um meio de voltar antes. Mas, para ser sincera, com exceção desse grupo, quando você estiver fisicamente pronta para se exercitar, é bem provável que não tenha disposição mental para isso.

Se estiver apta e bem-disposta, tente se exercitar um pouco, mesmo que seja difícil encontrar tempo na agenda. A atividade física ajuda a combater a depressão pós-parto e geralmente melhora o humor. Sim, você terá outras demandas, mas o autocuidado também é importante.

Quanto ao sexo após o nascimento do bebê, existe um consenso: só transar depois de seis semanas e após ter voltado ao médico para um checkup. A orientação é tão comum que na época supus que fosse baseada em evidências e que houvesse alguma razão biológica que justificasse esse tempo específico.

Na verdade, é totalmente aleatório. Não há um período definido para retomar a vida sexual após o parto. A regra das seis semanas parece ter sido inventada pelos médicos para sossegar os maridos. A tradição, um tanto estranha, persiste. Quando fiz meu primeiro checkup pós-parto, cerca de seis semanas após ter Finn, o médico (não minha médica, mas o médico que estava de plantão naquele dia) me disse que estava tudo bem e em seguida perguntou se eu queria que ele escrevesse um bilhete para meu marido dizendo que eu ainda precisava de repouso. Fiquei muito constrangida.

Isso não quer dizer que não existam diretrizes médicas sobre o momento adequado para retomar a atividade sexual. Fisicamente, se você teve alguma laceração, é importante esperar o períneo cicatrizar. Dependendo do grau da laceração, a lesão cicatriza antes de seis semanas; às vezes, demora bem mais. O médico vai verificar isso no primeiro checkup pós-parto (que, no fim das contas, ocorre por volta da sexta semana), mas você saberá se a lesão cicatrizou antes.

Há duas outras considerações. Primeiro, a contracepção: mesmo que esteja amamentando e tenha tido um bebê há apenas três semanas, você pode engravidar de novo. A maioria das pessoas não planeja ter outro filho dez meses depois, por isso, a menos que você tenha esse plano, use algum método contraceptivo. (E reflita bem sobre o tipo que vai usar: algumas pílulas anticoncepcionais, por exemplo, podem interferir na produção de leite materno.)

A outra consideração, segundo as diretrizes médicas, diz respeito à "prontidão emocional". É preciso ter vontade. Isso varia muito entre as pessoas, e ambos os parceiros precisam estar prontos para retomar a vida sexual.

O parto é uma provação física – mesmo as mulheres que tiveram um parto fácil sofrerão consequências físicas durante pelo menos algumas semanas. Além disso, três ou quatro semanas depois, o casal provavelmente estará exausto. O bebê talvez mame a cada duas ou três horas, e a ideia de passar parte do tempo entre as mamadas transando pode parecer absurda: você vai preferir dormir, tomar banho ou comer.

Essa é a história-padrão, é claro. Mas é importante frisar que há quem sinta, sim, vontade de transar algumas semanas após o parto – inclusive a própria pessoa que pariu. Se você estiver bem fisicamente e quiser fazer sexo, vá em frente.

Examinando os dados – que, neste caso, podem não ser tão úteis, já que na verdade a questão é quando *você* quer transar –, a maioria dos casais retoma pelo menos alguma atividade sexual em até oito semanas após o parto. No caso das mulheres que tiveram parto normal, sem complicações, a média é de cerca de cinco semanas, contra seis semanas para as que passaram por cesariana e sete para aquelas com laceração perineal.[4] Dito isso, os casais levam em média cerca de um ano para voltar à frequência sexual que tinham antes da gravidez, e muitas pessoas nunca voltam a transar tanto quanto antes.

Uma observação final: o sexo após o parto pode ser doloroso. A amamentação resseca a vagina e reduz a libido. Além disso, lesões que ocorrem durante o parto podem ter efeitos persistentes. Muitas mulheres, depois de ter um bebê a seu lado o tempo todo, não querem ser tocadas. A maioria precisa usar lubrificante nas primeiras relações após o parto para aliviar o ressecamento. Além disso, é bom começar devagar. E, claro, estou me referindo ao sexo vaginal com penetração. Talvez seja mais fácil retomar o sexo com outras atividades – orais, por exemplo –, que podem ser mais agradáveis no começo.

Muitas mulheres continuam sentindo dor e desconforto durante o sexo muito depois do parto, e isso não deve ser ignorado. Fisioterapeutas especializados no assoalho pélvico podem ajudar no tratamento desse e de outros problemas, como escape de urina. A ajuda profissional para essas questões pode melhorar consideravelmente a qualidade de vida.

SAÚDE EMOCIONAL: DEPRESSÃO, ANSIEDADE E PSICOSE PÓS-PARTO

Até o momento, nossa discussão se concentrou nas consequências físicas após o parto. Mas existem também consequências emocionais, muitas delas graves. Depressão, ansiedade e até psicose puerperal são comuns, em graus variados. Muitas mulheres sofrem em silêncio, e isso precisa ter fim.

Nos primeiros dias e semanas após a chegada do bebê, você enfrentará um turbilhão de hormônios, e a maioria das mulheres fica emocionalmente sensível. Não é, por exemplo, o momento mais adequado para assistir aos primeiros quinze minutos de *Up – Altas Aventuras*.

Ao refletir sobre esse período, eu me lembro do nosso primeiro passeio, um brunch na casa de uma amiga, quando Penelope tinha 1 semana de vida. Passei duas horas escondida no quarto de hóspedes, dando de mamar e chorando. Não havia nada de errado, mas eu simplesmente não conseguia parar de chorar. O gatilho, acredito, foi a constatação de que a touquinha que eu havia cuidadosamente tricotado para Penelope ficara grande demais para ela. Quando servisse, o frio provavelmente já teria passado. Foi o suficiente para desencadear horas e horas de lágrimas.

Por sorte minha amiga é maravilhosa e me levou o brunch numa bandeja. O que, é claro, só me fez chorar ainda mais.

Essa experiência inicial costuma ser chamada de "baby blues" e é autolimitada, no sentido de que a inundação hormonal é pior nos primeiros dias após o parto e desaparece algumas semanas depois.

Mas é nesse período que podem surgir a depressão pós-parto ou outros problemas de saúde mental. E eles também podem surgir mais tarde, até meses depois. Muitas mulheres descartam a possibilidade de sofrerem de depressão de início tardio achando que a depressão pós-parto só ocorre logo após a chegada do bebê. Não é bem assim.

A prevalência da depressão pós-parto é alta, mesmo se considerarmos apenas os casos diagnosticados. Estima-se que 10% a 15% das mulheres que dão à luz terão o problema.[5] Os obstetras costumam ser treinados para detectar sinais de depressão nas gestantes, e os dados sugerem que em cerca de metade dessas mulheres a depressão de fato começa *durante* a gravidez, algo que pega muita gente de surpresa. De todo modo, o diagnóstico costuma ocorrer nos quatro primeiros meses após o parto.

Existem alguns fatores de risco importantes para esse transtorno, e eles se enquadram em duas categorias: predisposição e situação. De longe, o maior fator de risco para depressão pós-parto é a predisposição, ou uma depressão anterior. Não compreendemos tão bem a saúde mental quanto gostaríamos, mas existem nitidamente alguns fatores genéticos ou epigenéticos que a afetam. Uma mulher que já teve episódios de depressão anteriores tem maior propensão a apresentá-los novamente na gravidez ou no período pós-parto. Fique de olho nos sinais e procure ajuda se for o caso.

Os outros fatores de risco estão, em grande parte, relacionados à situação. Alguns podem ser modificados, outros não. Mulheres (ou homens) que têm menos apoio social, que estão enfrentando outras dificuldades nessa época ou cujo bebê tem problemas de saúde são mais propensos a ficar deprimidos. E o próprio bebê também pode influenciar nesse aspecto. A mãe de um bebê que dorme mal corre maior risco de depressão, quase certamente devido ao fato de também dormir pouco.

Como a depressão pós-parto é diagnosticada? O ideal é fazer uma triagem com um breve questionário na consulta de seis semanas após o parto. O questionário mais usado é a Escala de Depressão Pós-Parto de Edimburgo, embora não seja o único.

Você pode acessar a escala on-line – por exemplo, pelo link https://www.icict.fiocruz.br/sites/www.icict.fiocruz.br/files/Escala%20de%20Depressao%20Pos-parto%20de%20Edimburgo%20(EPDS).pdf. Ela apresenta uma série de perguntas simples – se você tem conseguido enxergar o lado engraçado das coisas, se tem se culpado sem necessidade quando algo dá errado, se tem sentido medo ou pânico, e assim por diante. As perguntas recebem uma pontuação, que é somada, e uma pontuação mais alta indica um nível maior de depressão.

Algumas perguntas parecem tão óbvias que pode ser difícil imaginar a real necessidade de um questionário – você não pode simplesmente perguntar à pessoa se ela se sente triste e apática? Mas as evidências sugerem que o uso desse instrumento pode ser extremamente eficaz na triagem. Os pesquisadores notaram melhora na detecção (e, portanto, no tratamento) da depressão pós-parto num grande número de mulheres que responderam a esse questionário – houve uma redução de até 60% na depressão alguns meses depois.[6] Seu médico com certeza apresentará o questionário na consulta pós-parto, mas não é má ideia se questionar também, para captar melhor o estado geral do seu humor.

O tratamento para a depressão pós-parto ocorre em etapas. Em casos de depressão leve, a primeira linha é tentar não usar medicamentos. Há algumas evidências de que exercícios ou massagem podem ser úteis. Ou, talvez o mais importante, garantir um sono de qualidade. Para os pais de primeira viagem, em particular, a privação de sono pode ser um fator de peso para a depressão leve. Isso não deveria surpreender. Mesmo quando não se tem um bebê, algumas noites de sono maldormidas acarretam mudanças de humor. Então faz sentido que muitas e muitas noites de sono interrompido possam contribuir para a exaustão emocional e a depressão.

Obviamente é difícil tratar a questão da privação de sono quando se tem um recém-nascido, mas vamos discutir o treinamento do sono mais adiante no livro, e um dos fortes argumentos a favor dele é o alívio para a depressão materna. Se seu bebê ainda não dorme bem, ou se for muito novinho, há maneiras de você dormir melhor. Peça a ajuda da avó ou de uma amiga por uma ou duas noites – ou até por mais tempo. Contrate uma babá para ficar durante a noite, se possível. Divida as tarefas noturnas com seu parceiro para que cada um possa ter pelo menos um período ininterrupto de sono. Vale a pena lembrar que evitar a depressão também é valioso para o bebê – não é, de modo algum, egoísmo da sua parte.

Além do sono, a psicoterapia, como a cognitivo-comportamental, é um tratamento de primeira linha comum para muitas pessoas. A ideia é ressignificar pensamentos negativos e focar em ações positivas.

Nos casos mais graves de depressão – uma pontuação acima de 20 na escala de depressão pós-parto –, costuma-se recorrer a antidepressivos. Embora eles passem para o leite materno, não há evidências de efeitos adversos (veremos mais sobre o assunto no Capítulo 5). Isso significa que você pode buscar a ajuda necessária e amamentar o bebê ao mesmo tempo.

Grande parte da literatura médica trata da depressão pós-parto, e esse é um assunto de conhecimento geral. Mas nem todos os problemas de saúde mental que podem acontecer após o parto assumem a forma de depressão. A ansiedade também é comum nesse período. Muitos dos sintomas são semelhantes aos da depressão pós-parto e, de fato, é comum diagnosticar a ansiedade por meio do mesmo questionário. Mas as mulheres com ansiedade pós-parto também tendem a se fixar em coisas terríveis que podem acontecer com o bebê, não conseguem dormir mesmo que haja oportunidade para isso e apresentam comportamentos obsessivo-compulsivos relacionados à segurança do bebê. Isso pode ser tratado com terapia ou, em casos mais graves, com medicação.

Pode ser difícil discernir entre a preocupação normal e a preocupação obsessiva. Se sua ansiedade está impedindo que você aproveite o tempo com seu filho, se está ocupando todos os seus pensamentos e prejudicando seu sono, então é porque ela passou dos limites.

Menos comum, porém muito mais grave, é a psicose pós-parto,[7] que afeta 1 a 2 em cada mil mulheres (contra 1 em cada 10 para depressão pós-parto) e tem maior probabilidade de surgir em mulheres com histórico de transtorno bipolar. A psicose pós-parto costuma se manifestar com alucinações, delírios e episódios maníacos. É muito provável que a psicose pós-parto exija tratamento hospitalar, e deve ser levada extremamente a sério.

Embora as mulheres que dão à luz corram maior risco de apresentar essas complicações de saúde mental devido a alguma combinação de hormônios e, muitas vezes, pelo fato de serem as cuidadoras principais, a depressão pós-parto também pode surgir em pais não biológicos. O pai, a segunda mãe, pais adotivos – todos podem vivenciar esses sintomas. E, como a triagem muitas vezes é focada apenas em mulheres que deram à luz e não em outras pessoas da casa, o diagnóstico passa despercebido com muito mais frequência.

Não seria má ideia propor que todos os adultos da casa façam um teste para detectar depressão algumas semanas após o nascimento do bebê, e depois periodicamente. Mas, se estiver preocupada, procure o médico. Não espere a consulta de retorno, na sexta semana; quanto antes você conseguir resolver essas questões, mais você vai poder aproveitar seu tempo com o bebê, e as coisas vão melhorar para todos.

Há diversas questões que acontecem antes, durante e depois da gravidez sobre as quais não falamos o suficiente. Quando eu estava escrevendo sobre gestação, o tema que mais me chamou a atenção foi o aborto espontâneo. Muitas mulheres tiveram abortos espontâneos, mas raramente se fala sobre isso – até você ter um aborto e descobrir que várias conhecidas também tiveram.

O mesmo acontece com a saúde mental e física no pós-parto. Se o bebê nasceu, você não deveria estar feliz e se sentindo bem? Quando as pessoas perguntam como você está, a resposta que todos desejam ouvir é: "O bebê é a coisa mais linda do mundo! Estamos muito felizes!" E não: "Estou deprimida e ansiosa. Além disso, tive lacerações de terceiro grau no períneo." O fato de essas coisas não serem ditas faz com que você se sinta a única a lidar com elas, ou faz parecer que são problemas simples que você só precisa superar logo.

Isso está longe de ser verdade, e acredito que, quanto mais falamos sobre isso, mais ajudamos outras mulheres. Não estou sugerindo aqui que comecemos a publicar detalhes da cicatrização vaginal nas redes sociais – embora eu não tenha nenhum problema quanto a isso –, mas é hora de termos uma conversa mais aberta sobre as experiências físicas e mentais após o parto.

Resumindo

- A mulher demora para se recuperar do parto.
    - Você vai sangrar durante várias semanas.
    - As lacerações vaginais podem levar algumas semanas para cicatrizar.
    - Uma cesariana é uma cirurgia abdominal de grande porte, e a recuperação é lenta.

- O retorno à prática de exercícios físicos depende um pouco da sua experiência de parto, mas normalmente é possível retomar a rotina aos poucos em uma ou duas semanas, e a maioria das mulheres pode voltar ao ritmo pré-gravidez em seis semanas.

- Não há um tempo de espera definido para retomar a vida sexual, embora o casal deva esperar até se sentir pronto (e lembre-se de se precaver se não quiser ter outro filho em seguida).

- A depressão pós-parto e outros transtornos mentais são comuns e tratáveis. Busque ajuda caso sinta necessidade.

PARTE II

O primeiro ano

AMAMENTAR? TREINAR HORÁRIOS DE SONO? Dividir a cama com o bebê? Vaciná-lo? Trabalhar fora? Colocar na creche ou contratar uma babá?

Essas são as grandes questões que vão moldar pelo menos o primeiro ano dos novos pais. São questões que, até então, nem devem ter passado pela sua cabeça. E as respostas não são nada óbvias.

É por isso que recorremos à internet – o que é ótimo, já que ali parecem estar todas as respostas. Na verdade, ela nos oferece uma solução fácil de resumir e entender. A decisão mais acertada, em todos os casos, é fazer exatamente o que fez aquela pessoa que publicou um vídeo nas redes sociais. Mais do que isso, qualquer outra escolha equivaleria a abandonar seu filho à própria sorte. E é assim que se desencadeia uma verdadeira guerra entre mães!

Por que essas questões específicas são tão polêmicas? Por que parecem suscitar opiniões tão extremas? Por que são o foco da nossa ansiedade e do julgamento alheio?

Não sei ao certo, mas desconfio que tenha a ver com o fato de que as escolhas que fazemos nessas áreas afetam radicalmente nossa experiência parental. E essas escolhas têm que ser feitas todos os dias.

Muitas delas dificultam nossa vida, ou pelo menos a tornam mais irritante. A amamentação tem momentos maravilhosos, mas, entre as centenas de mulheres com quem conversei sobre o assunto, nenhuma me disse: "Carregar a bomba de tirar leite para todos os lugares foi uma experiência gratificante de feminilidade!" Acordar quatro vezes por noite até o bebê completar 1 aninho (ou 2 anos, 2 anos e meio...) é exaustivo. Afeta o humor, o trabalho, os relacionamentos.

Ao mesmo tempo, optar por não amamentar, ou por deixar seu filho chorar até dormir de vez em quando, também pode ser bastante difícil. As pessoas vão julgá-la por essas decisões e, cá entre nós, até você pode se julgar. Deixar o bebê chorar até dormir funciona: em geral, as crianças (e, portanto, os pais) acabam dormindo depois disso. Mas será que você não está sendo egoísta e sacrificando o bem-estar do seu filho em prol do seu descanso?

Este é um bom momento para reiterar o que eu disse na introdução: como tudo o mais na criação de filhos, não existe um conjunto perfeito de escolhas que funcione para todos. Existe um conjunto certo de escolhas para você, levando em conta as suas preferências e as suas restrições. Se você tem seis meses de licença do trabalho ou se não vai voltar a trabalhar, pode ser mais fácil sacrificar o sono noturno e cochilar um pouco durante o dia. Se seu local de trabalho lhe permite tirar o leite com bomba e continuar trabalhando, pode ser mais fácil amamentar por mais tempo do que se tiver que usar a salinha de lactação, quando houver (ou, Deus me livre, o banheiro), e fazer uma pausa no trabalho para tirar o leite.

O fato de as preferências serem importantes, no entanto, não significa que não haja espaço para fatos. Para fazermos as escolhas certas, temos que analisar os dados. Você e eu podemos examinar os mesmos dados e tomar decisões diferentes, mas ambas precisamos ter acesso a eles; esse deve ser nosso primeiro passo. Como economista, tento fundamentar minhas decisões com dados – analisando se as descobertas são confiáveis – para só então, à luz desses dados, tentar avaliar o que funciona para minha família. O fato de meu marido também ser economista ajuda, mas eu diria que a linguagem de dados e preferências pode funcionar para qualquer pessoa. Não é preciso ser casada com um economista para tirar proveito disso.

Esta parte do livro analisa os dados sobre algumas escolhas importantes no primeiro ano do bebê. Em muitos casos, vou separar os bons estudos dos não tão bons assim. Ao tomar decisões, queremos saber o efeito *causal* de uma variável em relação a outra, não apenas a correlação entre elas. Não adianta afirmar que uma criança que foi amamentada no peito é diferente de outra que não foi; é preciso saber se o aleitamento materno, em si, importa.

E como identificar um bom estudo? Essa é uma pergunta difícil. Determinadas abordagens são melhores que outras – ensaios randomizados, por exemplo, costumam ser mais convincentes. Pesquisas de maior porte tendem, em média, a ser melhores. Vários estudos que confirmam os mesmos resultados tendem a aumentar nossa confiança, embora nem sempre isso aconteça – pode ser que todos tenham os mesmos vieses.

Li muitos estudos para escrever este livro e para meus outros trabalhos; por isso, algumas das minhas conclusões se baseiam na minha experiência. Já deparei com estudos duvidosos – os grupos de comparação eram muito diferentes ou a medição das variáveis era distorcida. Às vezes encontro uma pesquisa robusta, mas profundamente falha, e acabo confiando mais em um estudo de menor porte, com metodologia melhor.

E, infelizmente, para quem ama dados, eles nunca serão perfeitos.

Ao confrontar questões, também temos que confrontar os limites dos dados – os limites de *qualquer* dado. Não existe estudo perfeito; haverá sempre uma dose de incerteza sobre as conclusões. Além disso, em muitos casos, os únicos dados disponíveis serão problemáticos – haverá um único estudo, não muito bom, e precisaremos reconhecer que um estudo não comprova determinada associação.

Isso significa que nunca poderemos afirmar, *sem sombra de dúvida*, que algo é bom ou não para o bebê. Claro, em alguns momentos teremos mais certeza do que em outros, e vou tentar sinalizar quando os dados de fato apontarem uma associação real.

Espero que, ao terminar de ler os próximos capítulos, você consiga tomar decisões embasadas em fatos: fatos sobre o que sabemos, mas também sobre o que ainda não sabemos. Assim, você poderá seguir em frente e fazer suas escolhas. Não necessariamente as mesmas escolhas que eu fiz, mas as escolhas certas para você.

CAPÍTULO 4

Amamentar é a melhor opção ou tanto faz?

O hospital onde Penelope nasceu oferecia muitas aulas pré-parto, e uma delas era sobre amamentação. Perguntei a uma amiga que já tinha um bebê se eu deveria fazer a aula, e ela respondeu: "Olha, amamentar é diferente de segurar um boneco."

E ela tinha toda razão... Vou ser muito sincera aqui. Muitas mulheres, como eu, têm dificuldade para amamentar. (Isso não significa que as aulas não sejam úteis; significa apenas que não resolvem tudo.)

Quando Penelope perdeu peso no hospital, tivemos que complementar o leite materno com fórmula. Talvez tenha sido desnecessário. Mas o que pareceu ainda mais curioso foi o mecanismo que usaram para evitar que a neném estranhasse o bico da mamadeira.

Em vez de simplesmente me entregar uma mamadeira e pedir que eu amamentasse Penelope, a enfermeira me conectou a um sistema com um tubo colado no meu peito e o frasco de fórmula acima da minha cabeça. Tentei dar de mamar assim: a fórmula descia pela cânula e pingava no meu peito, mas nem Penelope nem eu tínhamos ideia do que estávamos fazendo.

O hospital disse que eu poderia levar aquele aparato para casa, mas recusei; se fosse preciso alimentar Penelope com fórmula, eu faria isso com a mamadeira normal.

Meu leite acabou descendo, mas, na maior parte do tempo, parecia insuficiente. À noite, antes de dormir, Penelope não parava de mamar, em geral na mamadeira. Fiquei péssima. Todos diziam: "Ah, se ela ainda está com fome, tenta dar o peito. Vai insistindo. Uma hora você produz mais leite!" Mas ela estava nitidamente morrendo de fome (pelo menos era o que parecia).

Ao mesmo tempo, eu estava tentando bombear, aumentar o suprimento de leite e ter uma espécie de reserva para quando eu voltasse a trabalhar. Mas qual seria o momento certo? Logo após a amamentação? E se ela quisesse mamar de novo? Deveria tirar o leite uma hora depois de amamentar, enquanto ela cochilava? E se ela acordasse logo depois de eu terminar de bombear e quisesse mamar de novo?

E o pior: Penelope parecia odiar mamar no peito; era uma batalha. Por exemplo, quando ela tinha 7 semanas, fomos ao casamento do meu irmão. Lembro que me isolei numa salinha nos fundos. Fazia um calor insuportável, e fiquei tentando desesperadamente fazê-la pegar meu peito enquanto ela berrava sem parar. Acabei desistindo: voltei ao salão com ar-condicionado e dei mamadeira.

Por que insisti tanto em amamentar? Não faço a menor ideia. Ela só começou a mamar no peito sem objeções quando tinha mais ou menos 3 meses, provavelmente notando que eu não desistiria.

Mas amamentar nem sempre é assim, e isso pode variar de um filho para outro. Com Finn, foi moleza (ao contrário de outras coisas). Meu leite desceu mais rápido, eu tinha mais leite, e ele nunca teve dificuldade na pega. Para algumas pessoas, é assim desde a primeira vez.

De todo modo, a dificuldade é agravada pela ênfase que se dá aos muitos benefícios da amamentação.

Veja, por exemplo, uma lista dos *supostos* benefícios da amamentação, que extraí da internet.[1] (Observe que este capítulo é focado nos benefícios da amamentação nos Estados Unidos ou em outros países desenvolvidos, onde as fórmulas são seguras e podem ser preparadas com água de qualidade. Em determinadas regiões de países em desenvolvimento, os benefícios e as condições podem ser um pouco diferentes.)

A lista é muito longa, por isso a dividi em seções.

Benefícios imediatos para o bebê	Benefícios de longo prazo para o bebê (saúde)	Benefícios de longo prazo para o bebê (cognição)	Benefícios para a mãe	Benefícios para o mundo
• Menos resfriados e infecções • Menos erupções alérgicas • Menos distúrbios gastrointestinais • Menor risco de enterocolite necrosante • Menor risco de síndrome de morte súbita do lactente	• Menor risco de diabetes • Menor risco de artrite juvenil • Menor risco de câncer infantil • Menor risco de meningite • Menor risco de pneumonia • Menor risco de infecções do trato urinário • Menor risco de doença de Crohn • Menor risco de obesidade • Menor risco de alergias e asma	• QI mais alto	• Controle de natalidade gratuito • Perda de peso mais acelerada • Aumento de vínculo com o bebê • Economia de dinheiro • Maior resistência ao estresse • Sono melhor • Fortalecimento de amizades • Menor risco de câncer de mama • Menor risco de osteoporose • Menor risco de depressão pós-parto	• Menos produção de metano pelas vacas

Você deve ter notado que um dos benefícios é "fortalecimento de amizades". Sério? Eu sei, marinheiras de primeira viagem podem se sentir solitárias, e conhecer outras mães é uma ótima ideia. É para isso que servem as atividades físicas praticadas com carrinho de bebê, como ioga. Mas tenho dificuldade de lembrar alguma amizade que tenha se fortalecido nas minhas tentativas de amamentar um bebê berrando, dentro de um closet abafado.

E não consigo encontrar evidência revisada por pares – confiável ou não – sugerindo que o aleitamento materno fortalece amizades. Muitos dos benefícios aqui citados, no entanto, têm alguma base em evidências, embora nem sempre sejam evidências especialmente *boas*.

Como mencionei na introdução, a maioria dos estudos sobre amamentação é enviesada pelo fato de as mulheres que amamentam normalmente serem diferentes daquelas que não amamentam. Nos Estados Unidos e na maioria dos países desenvolvidos, mulheres com níveis de escolaridade mais alto e maior poder aquisitivo são mais propensas a amamentar.

Nem sempre foi assim. A amamentação entrou e saiu de moda ao longo dos anos, inclusive ao longo do século passado. No início do século XX, quase todas as mulheres amamentavam se fossem fisicamente capazes, mas o surgimento de fórmulas mais "modernas", a partir da década de 1930, levou ao rápido declínio do aleitamento materno. Isso se deve, pelo menos em parte, ao fato de que a amamentação sempre foi difícil. Na década de 1970, a maioria das mulheres alimentava os bebês com fórmula. Mas as campanhas de saúde pública iniciadas na época promoveram os benefícios do aleitamento materno, contrariando a tendência vigente. Como resposta, os próprios fabricantes de fórmula passaram a promover, em determinado grau, a amamentação. A partir daí, as taxas de aleitamento materno foram aumentando de novo. Esse aumento foi maior em alguns grupos do que em outros, sobretudo entre as mulheres com níveis mais altos de escolaridade e renda.[2]

A relação entre aleitamento materno e escolaridade, renda e outras variáveis é um problema para as pesquisas. Escolaridade e renda são fatores associados a melhores resultados entre bebês e crianças, quer tenham sido amamentados com leite materno ou não. Com isso, torna-se muito difícil inferir o efeito *causal* do aleitamento materno. Tudo bem, existe uma correlação entre a amamentação e vários bons resultados, mas isso não significa que o fato de uma mulher específica amamentar o bebê o levará necessariamente a se sair melhor na vida.

Vejamos um exemplo concreto. Um estudo realizado no final da década de 1980, com 345 crianças escandinavas, avaliou o QI de crianças aos 5 anos que foram amamentadas por menos de três meses e as comparou a crianças de mesma idade que foram amamentadas por mais de seis meses.[3] Os autores descobriram que as que mamaram durante mais tempo tinham QI mais alto – uma diferença de cerca de sete pontos. Mas as mães que amamentaram por mais tempo também eram mais ricas, tinham grau de escolaridade mais alto e QI mais elevado. Depois que os autores ajustaram algumas dessas variáveis, os efeitos do aleitamento materno se revelaram muitíssimo menores.

Os autores desse e de outros estudos alegam que, uma vez ajustadas as diferenças observadas entre as mulheres, os efeitos persistem. Mas isso pressupõe que os ajustes realizados são capazes de eliminar *todas* as diferenças entre as mulheres, algo extremamente improvável.

Por exemplo, na maioria dos estudos sobre aleitamento materno, os pesquisadores não têm acesso ao QI da mãe. O mais comum é analisarem um indicador do grau de escolaridade, que está relacionado ao QI. Em média, uma mulher com diploma universitário terá um desempenho melhor num teste de QI do que uma mulher que não completou o ensino médio. Mas essas categorias de escolaridade não são uma medida precisa do QI.

Quando analisamos o aleitamento materno, descobrimos que mães com QI mais alto são mais propensas a amamentar, independentemente do nível de escolaridade.[4] As mães com QI mais alto, com ou sem diploma universitário, também têm (em média) filhos com QI mais alto.[5] Mesmo que consigam ajustar o estudo segundo o nível de escolaridade da mãe, os pesquisadores ainda precisam lidar com o fato de que o comportamento da mãe em relação à amamentação está associado a outras características (neste exemplo, QI materno) que podem influenciar os resultados do bebê e da criança maior.

Como contornar essa questão? Alguns estudos são melhores que outros; é nos melhores que devemos procurar respostas. Quando examinei os dados dos efeitos da amamentação, tentei selecionar bons estudos e baseei minhas conclusões apenas nos melhores. Por exemplo, um estudo capaz de realizar ajustes para o QI materno vai gerar resultados mais convincentes do que aqueles que não conseguem.

Como você já sabe, este livro é focado em evidências na forma de dados e no que podemos aprender com eles. Mas existe outro tipo de evidência, muito comum na internet: o famoso "alguém me disse" ou "aconteceu com uma amiga minha". Algo do tipo: "Minha amiga não amamentou o filho e ele foi estudar em Harvard" ou "Minha amiga não vacinou o filho e ele é supersaudável".

Sabe o que aprendemos com isso? Nada.

Preste atenção ao mantra da estatística: relatos isolados não são dados. (Eu mandaria imprimir uma camiseta com essa frase.)

Agora, como a amamentação nos levará mais a fundo nas questões relacionadas aos dados, cabe explicar melhor os tipos de estudo que citarei ao longo do livro.

UM PARÊNTESE SOBRE MÉTODOS DE PESQUISA

Quando estudam a amamentação – ou outro tópico abordado neste livro –, os pesquisadores tentam entender o efeito do que estão estudando, *mantendo inalterado todo o restante*. Nossa configuração experimental "ideal" seria avaliar uma criança que foi amamentada e, em seguida, a mesma criança sem ter sido amamentada, mantendo-se todos os outros fatores exatamente iguais – mesma sequência de acontecimentos, mesmos pais, mesmo estilo de criação, mesmo ambiente doméstico. Se pudéssemos fazer isso, bastaria comparar os desempenhos em cada cenário para saber os efeitos da amamentação.

É claro que isso não é possível. Mas, quando os pesquisadores realizam uma análise, é isso que estão buscando. O quão perto eles chegam depende muito de quão bons são seus métodos de pesquisa.

Ensaio clínico controlado randomizado

Esse é o "padrão-ouro" nos métodos de pesquisa. Para se realizar esse tipo de estudo, recrutam-se algumas pessoas (de preferência muitas) e, em seguida, escolhem-se aleatoriamente quais delas serão "tratadas" e quais servirão de "controle". Para um ensaio randomizado de amamentação, o interessante seria o "grupo de tratamento" amamentar, e o "grupo controle" não. Como a escolha de quem estará em qual grupo é aleatória, de modo geral os grupos são iguais, com a exceção da amamentação. Assim, é possível comparar o que acontece no grupo que amamenta com o que acontece no outro grupo.

Um desafio prático desse tipo de estudo é que normalmente não podemos *forçar* as pessoas a fazer coisas, em especial no que diz respeito aos filhos. Portanto, a maioria dos estudos que vou mencionar aqui usa o "design do incentivo": um grupo é incentivado a adotar determinado comportamento e o outro não. O grupo incentivado poderia, por exemplo, ser informado sobre os benefícios da amamentação ou passar por algum treinamento sobre aleitamento materno. Supondo-se que o incentivo altere o número de pessoas que realizam aquilo que está sendo estudado, é possível tirar conclusões causais.

A realização de estudos randomizados é cara, especialmente se forem estudos de grande porte, e sua implementação pode trazer desafios. Mas esses são o mais próximo que podemos chegar da configuração ideal de tratar a mesma criança de duas maneiras; por isso, quando encontro pesquisas assim, atribuo a elas um peso maior.

Estudos observacionais

Bastante numerosos, esses estudos comparam, por exemplo, crianças que mamaram no peito com aquelas que não mamaram, ou aquelas que passaram por um treinamento de sono com aquelas que não, *sem* a alocação aleatória dos participantes em grupos.

A estrutura básica é a seguinte: os pesquisadores acessam (ou coletam) alguns dados sobre as crianças, sejam desfechos de curto ou longo prazo, junto com algumas informações sobre os comportamentos dos pais. Em seguida, analisam as diferenças entre as crianças de cada grupo – comparando, por exemplo, as que são amamentadas com as que não são.

Esse tipo de estudo representa a maioria dos dados com os quais temos que trabalhar, e sua qualidade varia muito. Uma fonte de variação é o porte do estudo – alguns são maiores do que outros, e os maiores normalmente são melhores. Mas, o que é mais importante, há grande variação no quão perto eles conseguem se aproximar do ideal de comparar uma variável na mesma criança em dois cenários idênticos.

Quando fazem suas comparações, os pesquisadores devem se ajustar às diferenças inerentes entre as famílias que fazem escolhas distintas na criação dos filhos. Os estudos costumam fazer isso ao se ajustarem para alguns aspectos dos pais, ou da criança, mas a capacidade de fazê-lo bem depende da qualidade dos dados.

Por um lado, temos estudos entre irmãos, que comparam duas crianças da mesma família que foram tratadas de forma diferente na variável que se está estudando. Por exemplo, uma das crianças foi amamentada e a outra não. Como essas crianças têm os mesmos pais e foram criadas juntas, pode-se argumentar que, em outros aspectos além da amamentação, elas são semelhantes. Os estudos entre irmãos não são perfeitos – é preciso perguntar: por que uma criança mamou no peito e a outra não? –, mas têm muito valor, pois eliminam alguns dos problemas mais importantes dos estudos observacionais. Provavelmente há alguma aleatoriedade na opção pelo aleitamento materno, talvez relacionada às necessidades de cada bebê (penso aqui na minha experiência pessoal).

Outros estudos observacionais não comparam irmãos, mas examinam *muitas* informações sobre os pais: grau de escolaridade, testes de QI, nível de renda, etnia, outros aspectos do ambiente doméstico, características da criança ao nascer, etc. Uma vez que os autores realizam ajustes para essas variáveis, podem se aproximar da comparação de duas crianças idênticas. Costumo chamar essas variáveis de *controles*. Quanto mais aspectos controlamos – ou seja, quanto mais variáveis podemos manter constantes entre crianças e famílias –, mais confiáveis serão as conclusões.

Na outra ponta, há estudos com apenas um ou dois controles – que, digamos, ajustam as diferenças de peso ao nascer entre as crianças, e nada mais. Esses são mais suspeitos.

Estudos de caso-controle

Esses estudos tendem a ser usados quando há um desfecho raro. Digamos que você queira analisar a relação entre o hábito de ler em voz alta para seu filho e o fato de ele ter aprendido a ler *muito* cedo (digamos, antes dos 3 anos). Aprender a ler antes dos 3 anos é algo muito raro. Mesmo num conjunto enorme de dados, pode haver apenas alguns casos, que não seriam suficientes para esclarecer quais fatores determinaram esse resultado.

Nos estudos de caso-controle, os pesquisadores começam identificando um grupo de "casos" – pessoas que apresentaram o desfecho raro. No nosso exemplo, isso significa que eles saem em busca de crianças que sabiam ler fluentemente antes dos 3 anos e coletam diversos dados sobre elas. Em seguida, procuram um grupo controle – crianças que são semelhantes em alguns aspectos, mas só aprenderam a ler mais tarde – e comparam os dois. Eles perguntam se algum comportamento – nesse exemplo, o fato de os pais lerem para os filhos desde cedo – é mais comum nas crianças que aprenderam a ler precocemente.

Em geral, esse é o pior tipo de estudo. Em primeiro lugar, os estudos de caso-controle têm os mesmos problemas dos estudos observacionais: os participantes do grupo de casos podem ser diferentes, em muitos aspectos, daqueles que fazem parte do outro grupo, e é difícil controlar essas diferenças. Para piorar, os participantes do grupo controle não costumam ser recrutados para o estudo da mesma forma que os participantes do grupo de casos.

Existem também outros problemas. Esses estudos geralmente se restringem a questionar aspectos do comportamento dos pais no passado – só que a memória dos pais pode ser falha e ter sido influenciada pelo que aconteceu com o filho nos anos seguintes.

Por fim, tais estudos tendem a ser pequenos e analisar diversas variáveis que podem estar associadas ao objeto de estudo. Isso pode levar a falsas conclusões.

Haverá momentos em que esse será o único tipo de estudo disponível, e nos resta tentar aprender algo com os dados que ele oferece. Mas tendo a examinar esses dados com cautela.

DE VOLTA AO ALEITAMENTO MATERNO

No caso específico da amamentação, analisaremos todos os tipos de estudo descritos anteriormente. Há um grande ensaio clínico controlado randomizado sobre aleitamento materno, realizado em Belarus na década de 1990.[6] Esse estudo encorajou algumas mulheres a amamentar e outras não, e houve diferenças nas taxas de aleitamento materno dos grupos. O estudo será relevante para analisarmos alguns resultados de curto prazo relacionados à saúde da criança e alguns aspectos de longo prazo, como altura e QI.

Há também alguns estudos observacionais muito bons. Alguns deles compararam irmãos, o que é ótimo, e outros não usaram irmãos mas contaram com uma amostra enorme e observaram muitos dados sobre as crianças e seus pais.

Por fim, no caso de alguns desfechos raros e trágicos – como câncer infantil e SMSL –, teremos que analisar alguns estudos de caso-controle e tentar aprender com eles o que for possível.

No restante do capítulo, abordarei em detalhes os benefícios, a curto e longo prazos, do aleitamento materno para crianças e mães. Deixarei de lado a questão do metano; vou simplesmente afirmar que é verdade que vacas produzem metano, e também é verdade que as fórmulas normalmente contêm derivados de leite, por isso, pelo menos nesse sentido, o benefício é válido.

Ah, e devo dizer que, mesmo que você tenha decidido amamentar, nem sempre é fácil fazer o bebê pegar o peito. Voltaremos ao assunto no próximo capítulo.

Os benefícios

Aleitamento materno e saúde no início da vida

A associação do aleitamento materno com a saúde no início da vida é um tema muito bem estudado. A correlação foi o foco inicial do ensaio randomizado de grande porte que mencionei agora há pouco, e é a que tem o conjunto de mecanismos mais convincentes. Sabemos que o leite materno contém anticorpos, por isso é plausível que possa conferir proteção contra algumas doenças.

Comecemos pelo ensaio randomizado. O estudo, chamado PROBIT, foi realizado em Belarus na década de 1990. Ele acompanhou 17 mil pares de mães e bebês em várias cidades do país. Os autores partiram de uma amostra de mulheres que pretendiam amamentar: metade dessas mulheres foi escolhida aleatoriamente para receber assistência e incentivo à amamentação; as demais não foram desencorajadas a fazê-lo, mas também não tiveram apoio.

O incentivo teve grande efeito sobre o aleitamento materno. Aos 3 meses de vida, 43% dos bebês de mães incentivadas foram amamentados exclusivamente no peito, contra apenas 6% dos bebês cujas mães não foram incentivadas. Também houve diferenças entre os bebês que receberam qualquer leite materno nesse momento, inclusive de doadoras. Quando os bebês completaram 1 ano, as taxas de aleitamento materno foram de 20% no grupo incentivado e 11% no outro grupo, sugerindo que os efeitos do incentivo persistiram.[7]

Cabe ressaltar que nem *todas* as mães que foram incentivadas a amamentar o fizeram, e nem todas que não foram incentivadas deixaram de fazê-lo. Isso quer dizer que os resultados da pesquisa podem ser menores do que seriam se houvesse uma diferença maior nas taxas de aleitamento materno entre os dois grupos.[8]

O estudo encontrou dois impactos significativos: no primeiro ano, os bebês amamentados tiveram menos infecções gastrointestinais (ou seja, diarreia) e menores taxas de eczema e outras erupções cutâneas. Para se ter uma ideia, 13% dos bebês de mães não incentivadas a amamentar tiveram pelo menos um episódio de diarreia, contra apenas 9% do outro grupo. A taxa de erupções cutâneas e eczema também foi menor no grupo incentivado: 3% contra 6%.

Esses efeitos são significativos e, como proporção das taxas gerais dessas doenças, são razoavelmente grandes. Por exemplo, erupções cutâneas e eczema foram reduzidos pela metade. Dito isso, vale a pena ter as taxas gerais em perspectiva: mesmo no grupo que amamentou menos, apenas 6% das crianças apresentaram essas complicações. Também é importante notar que esses distúrbios costumam ser leves.

Há uma doença muito grave no início da vida – também associada à digestão – que parece ser influenciada pelo leite materno. A enterocolite necrosante (ECN) é uma complicação intestinal grave que impõe riscos para recém-nascidos muito prematuros (é mais comum em bebês que nascem com menos de 1.600 gramas). Mostrou-se que o leite materno (da mãe ou de uma doadora) diminuiu o risco dessa condição em estudos randomizados.[9] Isso aumenta nossa confiança nas correlações gerais com a digestão, embora em bebês a termo (ou mesmo quase a termo) a ECN seja rara.

No estudo Probit, também houve muitos distúrbios que não pareceram ser influenciados pela amamentação, entre eles infecções respiratórias, otites, crupe e broncoespasmo. De fato, a parcela de crianças em cada grupo que apresentava tais problemas era quase idêntica. É importante esclarecer o que isso significa. Isso não quer dizer que temos *certeza* de que a amamentação não tem absolutamente nenhum efeito sobre os problemas respiratórios. Essas estimativas vêm acompanhadas de erros estatísticos, o que chamamos de "intervalos de confiança", que nos dão uma noção de quão certos estamos sobre a estimativa observada. Nesse estudo em particular, não podemos rejeitar a possibilidade de que a amamentação possa ter influência em qualquer direção – diminuir ou aumentar as infecções respiratórias.

O que *podemos* dizer é que os dados não sustentam a alegação de redução das infecções respiratórias em decorrência da amamentação.

Diante desses achados, por que será que ainda se alega "com base em evidências" que a amamentação reduz resfriados e otites? A principal razão é que muitos estudos observacionais – que compararam crianças amamentadas com crianças não amamentadas, mas sem alocação aleatória nos grupos – sugerem que a amamentação afeta essas doenças. Um conjunto especialmente grande de estudos defende que a amamentação previne otites.[10]

Devemos atribuir algum peso a essas evidências quando tivermos um ensaio randomizado?

Essa é uma questão complicada. Por um lado, se todos os fatores são iguais, as evidências randomizadas são nitidamente melhores. Sabemos que amamentar não é algo que as pessoas fazem por capricho, e sabemos que as mulheres que amamentam vivem circunstâncias diferentes daquelas que não amamentam. Isso nos leva a favorecer as evidências randomizadas.

Por outro lado, o ensaio randomizado é apenas um estudo. E não é infinitamente grande. Se houver pequenos benefícios do aleitamento materno, eles podem não aparecer como efeitos significativos no ensaio randomizado, mas ainda gostaríamos de saber sobre eles. Acho razoável, portanto, examinar os dados não randomizados, especialmente quando se trata de otites, que são amplamente estudadas, e quando algumas evidências provêm de bases de dados muito grandes e de alta qualidade.

Por exemplo, um estudo realizado com 70 mil mulheres dinamarquesas, publicado em 2016, constatou que amamentar por até seis meses faz com que o risco de uma infecção de ouvido caia de 7% para 5% ao longo desses meses.[11] Esse estudo foi muito cuidadoso e completo, com excelentes dados que permitiram aos autores fazer ajustes para muitas diferenças entre mães e filhos.

O efeito, porém, não se reproduziu em todos os lugares. Um estudo semelhante no Reino Unido não revelou impacto nas otites.[12] Mas, na minha opinião, o peso da evidência geral coloca a correlação na categoria de plausível.

Por outro lado, não existe nenhuma pesquisa tão convincente assim sobre resfriados e tosses. Os estudos sobre esses distúrbios são de menor porte e menos convincentes estatisticamente, e os resultados são frágeis. Parece haver menos a nos ensinar aqui.

O que podemos concluir? A amamentação reduz o eczema infantil e as infecções gastrointestinais. No caso de outras doenças, a evidência mais convincente é a favor de uma pequena redução nas otites em crianças amamentadas.

Aleitamento materno e SMSL

Eu seria negligente se finalizasse a discussão sobre leite materno e saúde nos primeiros anos sem antes discutir a relação entre amamentação e síndrome da morte súbita do lactente, um evento trágico em que um bebê morre inesperadamente no berço. A relação entre SMSL e aleitamento materno, embora seja postulada com certa frequência, é difícil de ser destrinchada.

A morte de um filho está entre as piores situações que uma mãe ou pai conseguem imaginar. Neste livro, vamos analisar muitas questões relativamente difíceis, mas nada se compara a um desfecho terrível como esse. Isso confere um peso emocional a mais até mesmo à possibilidade sugerida de uma associação entre aleitamento materno e mortalidade infantil.

A SMSL é rara; otites e resfriados são comuns. Seus filhos com certeza ficarão resfriados, quer você os amamente ou não. As mortes por SMSL, por outro lado, ocorrem em aproximadamente 1 a cada 1.800 nascimentos;

entre bebês sem outros fatores de risco (que não sejam prematuros ou não durmam de bruços), ela ocorre talvez em 1 a cada 10 mil nascimentos.[13]

Se por um lado a raridade das mortes por SMSL pode tranquilizar um pouco os pais ansiosos, por outro dificulta o estudo da relação entre a síndrome e a amamentação, pois precisaríamos ter uma amostra enorme de bebês para deduzir qualquer coisa que possa beneficiar outras crianças.

Para contornar o problema, os estudos dessa associação usam o método de caso-controle: identificam um número de bebês que morreram de SMSL, entrevistam os pais e, em seguida, entrevistam um conjunto de pais com filhos vivos. Em seguida, comparam as características dos pais e das crianças.

Existem muitos estudos assim.[14] E, em média, eles revelam que as crianças vivas têm maior propensão a mamar no peito. Isso faz com que concluam que não amamentar aumenta o risco de SMSL. As análises mais recentes sugerem que esses efeitos são mais pronunciados em bebês amamentados por mais de dois meses.[15]

No entanto, partindo de uma leitura atenta dos dados, essa conclusão não é óbvia. Existem diferenças básicas entre os bebês que morrem e os que não morrem, diferenças essas que provavelmente nada têm a ver com a amamentação, mas estão determinando muitos dos resultados. Quando os estudos levam em conta aspectos como tabagismo dos pais, prematuridade do bebê e outros fatores de risco – todos correlacionados com a amamentação e associados à SMSL –, os efeitos da amamentação são muito menores ou desaparecem completamente.

Além disso, algumas das pesquisas com os maiores efeitos observados também têm um problema sério relacionado à seleção do grupo controle. Um componente-chave da metodologia desses estudos é escolher um grupo controle que seja o mais comparável possível, e esses estudos nem sempre conseguem alcançar o objetivo.

Por exemplo, é comum selecionar todos os bebês que morrem de SMSL numa determinada região como grupo de tratamento e, em seguida, recrutar pais de crianças vivas por carta ou telefone. Mas isso significa que as pessoas no grupo controle são escolhidas de forma diferente, e sabemos que as pessoas que querem participar de um estudo são fundamentalmente diferentes de pessoas que optam por não participar.[16]

Reforçando essa preocupação, estudos com uma melhor seleção de bebês-controle – por exemplo, um estudo inglês que selecionou bebês que receberam a visita domiciliar da mesma enfermeira – não revelaram um risco elevado de SMSL relacionado à falta de aleitamento materno.[17]

Felizmente, mortes por SMSL são raras. Por serem tão raras, é impossível descartar totalmente a possibilidade de que a amamentação diminua um pouco seu risco. No entanto, acredito que nem os melhores dados são capazes de comprovar uma associação significativa.

Aleitamento materno e saúde a longo prazo

A maioria das pesquisas acadêmicas sobre amamentação se concentra em resultados no início da vida – infecções, por exemplo, no período em que você pode realmente estar amamentando. No discurso popular, no entanto, o foco parece estar muito mais nos benefícios a longo prazo. É aí que vem a culpa.

Você raramente ouve as pessoas dizerem: "É ótimo amamentar, pois diminui as chances de diarreia nos primeiros seis meses!" Dizem mais coisas do tipo: "É ótimo amamentar, pois isso oferece ao bebê um começo de vida melhor. Quem mama no peito fica mais inteligente, mais alto e tem menor risco de obesidade infantil!" E esse é um discurso que não se limita a pessoas aleatórias na rua: conheci uma mulher que ouviu do médico que, se parasse de amamentar, ela subtrairia do filho três pontos de QI.

A ideia de que escolher não amamentar pode gerar consequências para o restante da vida é muito pior para os pais do que simplesmente pensar que o bebê pode ter mais uma otite se não mamar no peito.

A boa notícia para as mães que se sentem culpadas é que não encontrei nenhuma evidência convincente desses impactos no longo prazo – menos ainda do que no caso dos problemas de saúde no início da vida.

Comecemos pelo conjunto de desfechos avaliado no estudo PROBIT. Os pesquisadores continuaram a acompanhar as crianças no ensaio até os 7 anos de idade. Não foram encontradas evidências de impactos de longo prazo na saúde: nenhuma mudança em alergias ou asma, cáries, estatura, pressão arterial, peso ou indicadores de sobrepeso e obesidade.[18]

Vale a pena nos deter um pouco na questão da obesidade, um benefício da amamentação que recebe muitos holofotes. (Quando eu estava grávida de Finn, havia um cartaz enorme no consultório da parteira afirmando que amamentar diminuía a obesidade, uma mensagem ressaltada pela imagem de duas bolas de sorvete, cada uma com uma cereja no topo, como se fossem seios. Era uma arte bonita, mas até hoje não entendi bem o conceito. Suponho que a mensagem era: quem mama no peito pode tomar mais sorvete.)

É verdade que a obesidade e a amamentação estão correlacionadas, pois os bebês que mamam no peito têm menor propensão à obesidade mais adiante na vida. Mas a correlação não mostra causalidade – não prova que as crianças se tornam obesas *porque* não foram amamentadas. Os dados randomizados do Probit não mostraram impacto do aleitamento materno sobre a obesidade da criança aos 7 anos de idade ou, no último acompanhamento, perto dos 11 anos.[19] Reforçando isso, estudos que comparam irmãos que mamaram no peito com aqueles que não mamaram também não revelaram diferenças na obesidade. Esses estudos geralmente demonstram que a amamentação parece ser importante quando a comparação ocorre entre famílias, mas não dentro de uma *mesma* família. Isso sugere que algo na família, e não na amamentação, impacta a probabilidade de uma criança se tornar obesa.[20] De fato, quando os pesquisadores analisam diversos estudos sobre obesidade e amamentação para traçar um quadro mais completo, descobrem que estudos que realizam ajustes cuidadosos para condições socioeconômicas, tabagismo e peso materno – mesmo que não possam comparar irmãos – também não revelam essa associação.[21]

Todos esses resultados vêm acompanhados de erros estatísticos. Podemos afirmar *com certeza* que a amamentação não afeta a obesidade? Não. Mas podemos afirmar que não existe nada convincente nos dados que sustente a existência de uma correlação significativa.

Alguns resultados de longo prazo – por exemplo, artrite juvenil e infecções do trato urinário – não puderam ser estudados no Probit, mas pelo menos um ou dois estudos revelaram alguma associação entre essas condições e a amamentação. As evidências na maioria dessas associações são simplesmente muito limitadas.[22] Ou uma relação significativa surge em apenas um dos muitos estudos, ou a metodologia da pesquisa é inadequada, ou a população é muito incomum – basicamente não podemos depreender nada desses dados.

Existe muito mais literatura sobre duas doenças mais graves – diabetes tipo 1 e câncer infantil –, mas, de novo, considerando as limitações dos dados, acredito que não dê para concluir muita coisa. As notas no final do livro exploram um pouco o assunto.[23]

Em muitos desses casos – como em outros na seara da amamentação –, mesmo estudos limitados e malfeitos recebem bastante atenção. A cobertura da mídia tende a deixar de lado as nuances da literatura publicada, mesmo quando a literatura em si é boa, o que muitas vezes não é o caso. Vemos, repetidamente, manchetes sensacionalistas que exageram as alegações dos artigos descritos.

Por quê?

Uma das razões é que as pessoas parecem adorar uma narrativa assustadora ou chocante. Uma manchete como "Crianças alimentadas com fórmula têm maior probabilidade de abandonar o ensino médio" chama muito mais atenção do que "Estudo de grande porte e bem elaborado mostra pequenos impactos do aleitamento materno sobre doenças diarreicas". Essa predileção pelo choque interage mal com a falta de conhecimento estatístico da maioria das pessoas. Não há pressão sobre a mídia para noticiar os "melhores" estudos, já que as pessoas têm dificuldade de separar os bons estudos dos medianos. Permite-se à imprensa usar chamadas como "Um novo estudo mostra..." em vez de "Um novo estudo, com resultados muito provavelmente tendenciosos, mostra...". E, com raras exceções, as pessoas continuam sem entender nada.

É difícil avaliar a qualidade do estudo a partir dessa cobertura inicial da mídia, embora talvez seja mais fácil na era da internet. Muitas reportagens hoje incluem links para o estudo original. Se o artigo "Crianças alimentadas com fórmula têm maior probabilidade de abandonar o ensino médio" é baseado num estudo realizado com 45 participantes que relataram a escolha de amamentar ou não no peito os filhos que hoje já têm 20 anos, esqueça.

Amamentação e QI

O leite materno é ideal para o desenvolvimento cerebral, certo? Amamentar seu filho é a receita para o sucesso! É o que dizem. Mas será verdade? O leite materno deixa a criança mais inteligente mesmo?

Antes de tudo, voltemos à realidade. Mesmo na visão mais otimista sobre amamentação, o impacto sobre o QI é pequeno. Amamentar não aumenta enormemente o QI da criança. Como sabemos? Porque, se isso acontecesse, estaria óbvio nos dados e saltaria aos olhos na experiência diária.

A verdadeira questão é se a amamentação confere às crianças alguma vantagem intelectual. Se você acreditar em estudos que apenas comparam crianças que são amamentadas com aquelas que não são, descobrirá que sim. Falei sobre um exemplo desses estudos no início do capítulo, e existem outros. Há uma correlação clara aqui: crianças amamentadas parecem ter QI mais alto.

Mas isso não significa que a amamentação *causa* o QI mais alto. Na realidade, o nexo causal é muito mais tênue. Podemos ver isso analisando com atenção uma série de estudos que comparam crianças que foram amamentadas com seus irmãos que não foram. Esses estudos tendem a não encontrar relação entre aleitamento materno e QI. Crianças que mamaram no peito não se saíram melhor em testes de QI do que os irmãos que não o fizeram.

Essa conclusão difere fundamentalmente dos estudos que não realizam comparações entre irmãos. E um estudo muito bacana nos apresenta os motivos.[24] O segredo é que os autores analisaram a mesma amostra de crianças de várias maneiras diferentes. Primeiro, compararam crianças que foram amamentadas com aquelas que não foram, considerando alguns controles simples. Ao fazer isso, encontraram grandes diferenças no QI infantil entre os dois grupos. Na segunda fase, eles acrescentaram um ajuste para o QI da mãe e descobriram que o efeito da amamentação ainda persistia, mas era muito menor – grande parte do efeito atribuído à amamentação na primeira análise se devia a diferenças no QI da mãe.

Aí os autores realizaram uma terceira análise na qual compararam irmãos – filhos da mesma mãe –, um deles tendo sido amamentado e o outro não. Isso é valioso porque leva em conta *todas* as diferenças entre as mães, não apenas seu desempenho num teste de QI. Na análise, os pesquisadores constataram que a amamentação não tinha um impacto significativo no QI. Isso sugere que é alguma coisa na mãe (ou nos pais em geral), e não algo no leite materno, que está influenciando o efeito da amamentação na primeira análise.

O estudo PROBIT também analisou a correlação entre amamentação e QI. Para essa amostra, a medição do QI foi feita por pesquisadores que sabiam se a criança estava no grupo de tratamento, ou seja, aquele com mães incentivadas a amamentar. Não houve efeitos significativos do aleitamento materno sobre o QI geral ou sobre o desempenho das crianças na escola. Os pesquisadores detectaram pequenos impactos da amamentação no QI verbal em alguns testes, mas uma análise mais aprofundada sugeriu que isso pode ter sido determinado por algum viés das pessoas que realizaram a medição – saber quais crianças foram amamentadas pode ter influenciado a avaliação.[25] Em geral, portanto, esse estudo não sustenta a alegação de que amamentar a criança aumenta o QI dela.[26]

Em suma, não existem evidências convincentes que associem amamentação e QI.

Benefícios para a mãe

A amamentação faz com que algumas mulheres se sintam empoderadas e felizes. É conveniente ter uma fonte de nutrientes pronta a qualquer hora, em qualquer lugar, e elas acreditam que amamentar lhes traz calma e relaxamento. Fantástico!

Outras mulheres se sentem a própria vaca leiteira. Elas odeiam carregar a bomba de tirar leite para cima e para baixo. É difícil saber se o bebê gosta mesmo de mamar ou se está recebendo alimento suficiente. Os mamilos doem e a experiência é desgastante.

Tudo isso para dizer que muitos dos supostos benefícios da amamentação para as mães são bastante subjetivos. Estive dos dois lados da equação, assim como a maioria das minhas amigas. Com toda a certeza houve momentos – especialmente com Finn – em que considerei a amamentação uma opção muito conveniente e incrível. E depois houve outros – refiro-me, em particular, à experiência de tirar leite com bomba no banheiro do aeroporto – em que tudo aquilo me pareceu uma farsa.

Um dos itens de todas as listas pró-amamentação é "economia de dinheiro". Depende. Sim, a fórmula é cara, mas os protetores e pomadas de mamilo e os trocentos travesseiros de amamentação que você necessita para fazer a coisa funcionar também custam caro. E mais importante: é preciso contabilizar seu tempo, que é valioso.

Outro benefício alegado é a "resistência ao estresse". Amamentar torna a mãe menos estressada? Mais uma vez, isso é bastante subjetivo. O estresse costuma estar associado aos distúrbios do sono. Você vai dormir mais se amamentar o bebê? Isso depende de outros fatores além da amamentação.

Como já mencionei, "fortalecimento de amizades" também foi apontado como um benefício. Você precisará decidir por si mesma se a amamentação vai ajudá-la nesse quesito. (Talvez isso dependa das amizades que você tem.)

Esses são apenas alguns dos "benefícios" da amamentação para os quais simplesmente não há evidências. Alguns, no entanto, podem ter alguma base real. O primeiro é a afirmação de que a amamentação funciona como um "controle de natalidade gratuito". Eis a verdade: você tem menos probabilidade de engravidar enquanto estiver amamentando, mas não é – repito, *NÃO* é – um método contraceptivo confiável, em especial à medida que o bebê cresce e fica muitas horas sem mamar. Não tenho espaço suficiente neste livro para enumerar todas as pessoas que conheço que engravidaram amamentando (destaque especial para a esposa do meu editor médico, Adam, e seu segundo filho). Se você definitivamente não quer engravidar, precisará usar um método contraceptivo mais eficaz.

Um segundo benefício alegado com algumas evidências é a "perda de peso mais acelerada". Lamento informar que, na melhor das hipóteses, quaisquer efeitos que possam existir nesse sentido são mínimos. Um estudo de grande porte realizado na Carolina do Norte mostrou que, três meses após o parto, a perda de peso foi semelhante em mães que amamentaram e naquelas que não amamentaram. Aos seis meses após o parto, as mães que amamentavam haviam perdido cerca de 600 gramas a mais.[27] É uma diferença muito pequena, e o estudo sugere que isso provavelmente é uma superestimativa do efeito do aleitamento materno sobre a perda de peso.

Você deve estar se perguntando: *Amamentar não queima calorias? Ouvi dizer que a amamentação queima 500 calorias...* Sim, é verdade, mas quem amamenta também tende a comer mais. Queimar mais calorias é eficaz como uma estratégia de perda de peso apenas se você não ingerir essas mesmas calorias. Quando eu estava amamentando, costumava comer um sanduíche de ovo com queijo às 10h30 toda manhã. Um hábito que praticamente compensa as calorias queimadas.

As evidências do efeito do aleitamento materno sobre a depressão pós-parto são igualmente inconclusivas. Estudos sobre essa relação apresentam resultados difusos, e é uma questão difícil de avaliar, já que a causalidade é bilateral. Mães que sofrem de depressão pós-parto são mais propensas a parar de amamentar, fazendo com que a amamentação pareça aliviar a depressão pós-parto, quando, na verdade, a causalidade é inversa.[28] E a alegação de prevenir osteoporose e melhorar a saúde óssea também não fica aparente em grandes conjuntos de dados.[29] As evidências sobre diabetes também são difusas e provavelmente confundidas por outros fatores relacionados às características das mães.

Existe um benefício com uma base de evidências maior e mais robusta: a associação entre amamentação e alguns tipos de câncer, em particular o câncer de mama. Parece haver uma correlação considerável numa ampla variedade de estudos e lugares – talvez uma redução de 20% a 30% no risco de câncer de mama. Essa é uma neoplasia maligna comum – quase 1 em cada 8 mulheres terá uma forma de câncer de mama em algum momento da vida. Portanto, a redução promovida pelo aleitamento materno é grande em termos absolutos.

Esses dados não são perfeitos – por um lado, os controles referentes a condições socioeconômicas maternas quase sempre estão ausentes –, mas a causalidade é reforçada por um conjunto concreto de mecanismos. A amamentação altera alguns aspectos das células da mama, tornando-as menos suscetíveis a agentes cancerígenos. Além disso, reduz a produção de estrogênio, o que, por sua vez, pode diminuir o risco de câncer de mama.

A despeito de todo o foco nos benefícios da amamentação para as crianças, pode ser que o impacto mais importante a longo prazo seja realmente na saúde da *mãe*.

O veredito

Agora podemos voltar, finalmente, à nossa tabela de benefícios significativos e tentar eliminar aqueles para os quais não encontramos evidências convincentes.

Alguns foram eliminados porque simplesmente não existiam dados sobre eles – fortalecimento de amizades, por exemplo. Não que tenhamos evidências convincentes para rejeitar essa associação, mas acontece que não há estudos sobre o assunto. Em outros casos – como menor risco de obesidade –, até há estudos, mas nem os melhores dados sustentam essa correlação.

Agora, nossa lista de benefícios apoiados por evidências ficou mais limitada, embora não totalmente vazia. Quanto às associações removidas da tabela, os dados sugerem que elas não são válidas. Em outras palavras, você poderia correlacionar o aleitamento materno com ser um corredor de elite ou aprender a tocar violino. Isso não significa que não seja verdade, mas não há nada nos dados que comprove a associação.

A pressão para amamentar pode ser imensa. O discurso faz parecer que essa é a coisa mais importante que você pode – e precisa – fazer para que seu filho cresça forte e saudável. Amamentar é mágico! Leite é ouro líquido!

Só que não é simples assim. Se você quiser amamentar, ótimo! Mas, embora existam alguns benefícios a curto prazo para o bebê, se ele não quiser mamar, ou se não conseguir, isso não será uma tragédia nem para ele nem para você. Vai ser pior se você passar um ano inteiro se sentindo mal por não ter amamentado.

Quando estava escrevendo este livro, pensei nas obras que minha mãe e minha avó leram quando tiveram filhos. Minha mãe era fã do livro do Dr. Benjamin Spock, *Meu filho, meu tesouro*, escrito na década de 1940 e atualizado periodicamente; ainda tenho a versão que ela leu, publicada em meados dos anos 1980.

O Dr. Spock sugere que as mães experimentem amamentar para ver se gostam. Ele diz algo breve sobre a possível proteção contra infecções nos bebês e, em seguida, afirma: "A evidência mais convincente sobre o valor da amamentação vem de mães que amamentaram. Elas relatam uma tremenda satisfação por saber que estavam fornecendo ao filho algo que ninguém mais poderia lhe dar [...], por sentir essa proximidade."

Pelo menos em mim, isso teve um efeito imenso. Sou feliz por ter amamentado meus filhos porque gostei da experiência, apesar das dificuldades iniciais. A amamentação me proporcionou muitos momentos lindos: era algo que só nós podíamos fazer juntos, antes de eles adormecerem no meu colo. Essa é uma ótima razão para amamentar e uma boa razão para tentar. Também é um bom motivo para apoiar outras mulheres nessa decisão e não as constranger quando amamentarem em público. Mas não é um bom motivo para ficar se culpando se você decidir que amamentar não é para você.

Benefícios imediatos para o bebê	Benefícios de longo prazo para o bebê (saúde)	Benefícios de longo prazo para o bebê (cognição)	Benefícios para a mãe	Benefícios para o mundo
• Menos alergia de pele • Menos distúrbios gastrointestinais • Menor risco de enterocolite necrosante • Menos infecções de ouvido (talvez)			• Menor risco de câncer de mama	• Menos produção de metano pelas vacas

Resumindo

- A amamentação proporciona alguns benefícios iniciais para a saúde, embora as evidências que os sustentem sejam mais limitadas do que se costuma afirmar.

- A longo prazo, é provável que existam alguns benefícios para a mãe relacionados ao câncer de mama.

- Os dados não mostram fortes evidências de que a amamentação proporcione benefícios para a saúde ou para a inteligência do seu filho a longo prazo.

CAPÍTULO 5

Amamentação: um guia prático

Minhas lembranças das primeiras semanas de amamentação de Penelope são cercadas por uma névoa de frustração.

Na época, eu acreditava ter problemas para amamentar. Ela não pegava o peito. A quantidade de leite era pouca. Eu a amamentava o tempo todo, mas toda noite tínhamos que dar mamadeira, que ela sugava alucinadamente enquanto me julgava (talvez essa parte seja imaginação). Depois veio o problema da bomba: quando e com que frequência tirar o leite? Será que eu daria conta de fazer isso depois de voltar a trabalhar? Dá para tirar leite durante uma chamada de vídeo?

Você talvez se sinta a única pessoa a ter problemas assim, principalmente no começo, quando é mais difícil amamentar. As horas passadas num quarto tentando alimentar um recém-nascido podem ser muito solitárias. Acrescente-se a isso o fato de que todas as mães que amamentam parecem não ter dificuldade alguma de carregar a sacola do mercado, arrastar o filho mais velho que parou diante da prateleira de biscoitos e amamentar o bebê, tudo ao mesmo tempo. Talvez você pense que só acontece com você.

Mas você não está sozinha. Para escrever este capítulo, recorri ao X, antigo Twitter: "Amigas mães, vocês tiveram alguma dificuldade para amamentar?"

O que elas me contaram não foi pouca coisa.

Recebi relatos sobre bebês que não pegaram o peito de jeito nenhum. Relatos de "mamilos minúsculos" e de técnicas para aliviar o desconforto e fazer o leite descer. Relatos de dor na mama e nos mamilos – sangrando, rachados e até um caso especialmente desagradável de um mamilo que praticamente "caiu".

Falaram sobre problemas de quantidade. Pouco leite – mulheres que recorriam a chás milagrosos, ou amamentavam e tiravam o leite com bomba doze vezes ao dia, após cada mamada, para tentar aumentar a produção. Leite demais – peito vazando, roupas sujas e lençol com cheiro de queijo talhado. Uma mulher me disse que tinha pouco leite, mas, sempre que saía de casa e ouvia um bebê chorando, o leite começava a jorrar dos seios dela.

E havia também a bomba. E-mails falando do horror de tirar leite lotaram minha caixa de entrada. Uma mulher disse que perdeu as impressões digitais de tanto esterilizar a bomba. Outras relataram solidão e problemas no trabalho por causa das horas que passavam trancadas no escritório tirando leite. Falaram do constrangimento de ter que pedir um tempo para tirar leite em viagens de negócios ou ter que fazer isso no banheiro, já que não havia outro lugar. E lamentaram a frustração de não conseguir produzir leite suficiente, por mais que se esforçassem.

Não sou psicóloga, mas tudo isso me parece particularmente frustrante porque o esforço – que em geral culmina em sucesso – nem sempre funciona com a amamentação. Você deu tudo de si para conseguir um emprego ou para entrar na faculdade – e até para engravidar – e chegou lá! Mas pode ser que tudo desande quando você acrescentar à equação uma nova pessoinha e algumas outras restrições da biologia. Talvez seja preciso aceitar, como eu aceitei, que não importa o quanto tente, você não vai produzir leite o bastante.

Só que infelizmente isso pega muitas mulheres de surpresa. Afinal, se bilhões de mães amamentam, por que eu não conseguiria? Muitas mulheres me relataram ter desejado saber com antecedência que a amamentação poderia ser *muito* difícil; também queriam não ter sentido tanta vergonha nem pressão para continuar tentando. Se você for uma delas, releia o capítulo anterior. E sejamos francas: muitas mulheres têm dificuldade de amamentar, e muitas se cobram, especialmente no primeiro filho. Se for o seu caso, saiba que não está sozinha. Nas próximas páginas, vou apresentar algumas evidências que podem ser úteis – tão úteis quanto relaxar e não se cobrar tanto.

INTERVENÇÕES GERAIS

Se, como muitas mulheres que amamentam, você já deparou com esses desafios, já deve ter ouvido falar sobre inúmeras estratégias para enfrentá-los. Algumas parecem razoáveis, outras nem tanto. Mas o que dizem os dados?

As evidências sobre o que determina o sucesso do aleitamento materno podem ser divididas em duas categorias. Existem algumas perguntas específicas: protetores de mamilo funcionam? O alho e o feno-grego aumentam a produção de leite? E há perguntas mais gerais: há algo que possamos planejar antes do parto para aumentar as chances de amamentação?

A resposta geral para a última pergunta é sim, há duas coisas que podemos fazer, ambas apoiadas em evidências. Comecemos por elas.

Primeiro, há algumas evidências randomizadas sobre a relação entre contato pele a pele e amamentação. O contato pele a pele ocorre quando a mãe segura o bebê nu ou de fralda contra os seios descobertos, em geral logo após o nascimento. A ideia é que o cheiro e a proximidade incentivem o bebê a sugar o peito de imediato. Grande parte dessas evidências vem de países em desenvolvimento, onde as taxas gerais de aleitamento materno são diferentes, assim como as tecnologias relacionadas ao parto. No entanto, a amamentação é uma experiência humana universal, e não há razão que nos impeça de aprender com a experiência das mulheres nesses países. Um estudo realizado com duzentas mães na Índia as dividiu aleatoriamente em dois grupos: num grupo, elas ficavam segurando o bebê no colo, pele a pele, durante 45 minutos após o nascimento; no outro, os bebês eram levados para a incubadora, onde ficavam aquecidos.[1] No grupo das mães que tiveram contato pele a pele com os bebês, a probabilidade de amamentação na sexta semana de vida do bebê foi maior (72% contra 57%). As mulheres desse grupo também relataram menos dor durante a sutura após o parto.

A revisão de um grande número de pequenos estudos corrobora esses resultados.[2] Juntos, indicam que a amamentação é mais bem-sucedida e começa com mais facilidade quando há contato pele a pele, inclusive após uma cesariana.

Em segundo lugar, existem evidências (embora mais limitadas) de que o apoio ao aleitamento – seja pela médica, pela enfermeira ou pela consultora de lactação – pode aumentar a probabilidade de a mãe amamentar e continuar amamentando.³ Essas evidências vêm de inúmeros estudos sobre diferentes tipos de intervenção. Como nem todas as intervenções são iguais, é difícil identificar claramente o que é útil ou não. O princípio básico é que às vezes a mãe demora um pouco a aprender a amamentar, e contar com a ajuda de alguém experiente pode ajudá-la a superar alguns obstáculos mais óbvios. Pode ser muito útil ter alguém com quem elaborar estratégias, de preferência alguém que tenha dormido nos últimos dias e esteja pensando com mais clareza. (A propósito, essa parceria é valiosa em muitas outras decisões pós-parto.)

Alguns estudos de menor porte se concentram nas diferenças entre o aconselhamento no hospital e o aconselhamento em domicílio, e revelam benefícios adicionais nos casos em que a mãe tem ajuda assim que chega em casa.⁴ O hospital não é o seu ambiente natural, então pode ser extremamente útil ter alguém na sua casa avaliando o que você está fazendo.

A julgar pelos relatos, o apoio à amamentação no hospital parece ter prós e contras. Algumas mulheres dizem ter sido tratadas com antipatia e discriminação pelas consultoras. Outras adoraram. Se você não está recebendo a ajuda necessária, continue tentando até encontrar a pessoa certa – uma doula ou talvez uma consultora de lactação com quem já tenha conversado antes do parto sobre suas preferências.

Uma última intervenção geral que vale a pena mencionar é o alojamento conjunto no hospital. Como já vimos no Capítulo 1, não existe nenhuma prova de que isso aumente a probabilidade de sucesso na amamentação.⁵

A PEGA

Se você pretende amamentar, o primeiro desafio é fazer o bebê pegar o peito. Para o leite sair, o recém-nascido precisa abrir bem a boca e usar a língua e os lábios para sugar todo o mamilo. Ao contrário do que eu havia imaginado, o bebê não suga apenas a ponta do mamilo delicadamente. Nas palavras da minha amiga Jane: "Você tem que acoplar bem a criança."

A imagem a seguir mostra que, para ter uma boa pega, o bebê precisa ficar com a boquinha inteira em volta da aréola, não apenas no mamilo. Mas eu diria que é difícil visualizar sem ver na prática como funciona.

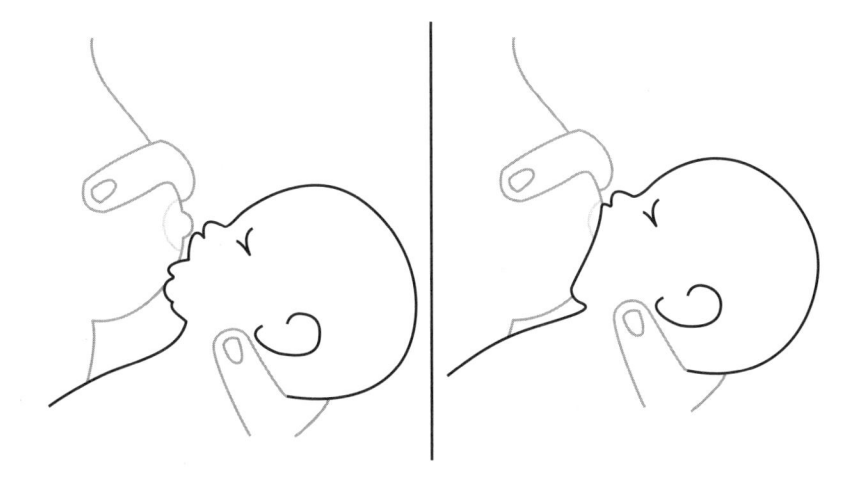

Muitos bebês têm dificuldade de pegar o peito. Sem a pega correta, eles não sugam leite suficiente, o que pode ser extremamente doloroso para a mãe. E como saber se a pega está correta? Depois de um tempo, você vai aprender a identificar esses sinais.

Você também aprenderá a reconhecer uma espécie de suspiro que muitos bebês soltam quando enfim acertam e começam a sugar. Antes disso... vale a pena pedir que outra pessoa olhe e avalie. Na internet dizem que, se houver uma boa pega, amamentar não dói. Voltaremos ao assunto depois; por enquanto, saiba que no início não é bem assim. Em muitas mulheres, a amamentação dói nas primeiras semanas, tenha o bebê uma boa pega ou não, por isso a dor não é um sinal muito confiável.

Quais as causas para uma pega malsucedida? Prematuridade, doença ou lesão no parto podem ser algumas. Às vezes, tem a ver com os mamilos da mãe – algumas mulheres têm mamilos invertidos que dificultam a pega. Por fim, existem bebês que nascem com problemas estruturais na boca – em particular, língua presa ou lábio preso.

Também pode ser que seu bebê te odeie. Brincadeira. É só a impressão que fica.

Uma solução – pelo menos até certo ponto – é continuar tentando com alguém por perto para ajudá-la. Nesses casos, pode ser útil ter o apoio de uma doula ou alguém mais experiente que você. Com paciência, a maioria das pessoas acaba pegando o jeito, e tudo vai ficando mais fácil com o tempo.

Para quem tem problemas prolongados com a pega, existem duas intervenções comuns: protetores de mamilo e um rápido procedimento cirúrgico para tratar a língua presa.

Muitas mulheres recorrem a protetores de mamilo, pelo menos no início. O nome é bem descritivo: eles têm o formato de um mamilo e normalmente são feitos de silicone, com pequenos furinhos para que o bebê possa sugar através deles. A princípio, esses protetores podem facilitar a pega, reduzindo o incômodo da amamentação para a mãe.

A principal desvantagem do protetor, além de ser chatinho de lavar, é o fato de afetar a transferência de leite materno. O silicone reduz a estimulação, levando o organismo a produzir menos leite.[6] Essa base fisiológica vem sendo demonstrada em estudos randomizados.

No entanto, isso não responde se os protetores são ou não eficazes, já que o objetivo não é aumentar a transferência de leite, mas fazer o bebê pegar o peito. Infelizmente, não há evidências muito contundentes sobre essa eficácia. O melhor estudo sobre o assunto avaliou 34 bebês prematuros e coletou informações sobre a quantidade de leite que receberam com e sem protetor de mamilo. Esse estudo revelou que os bebês receberam muito mais leite quando a mãe usava o protetor – uma quantidade mais de quatro vezes maior –, o que é encorajador. Mas não foi um estudo randomizado, a amostra foi pequena e se concentrou numa população específica.[7]

Como evidência, dispomos de inúmeros trabalhos qualitativos nos quais as mulheres foram entrevistadas sobre suas experiências de amamentação e creditaram ao protetor de mamilo a possibilidade de driblar questões como dor e dificuldade de pega e continuar amamentando.[8] Há uma dedução implícita aqui – o fato de que elas teriam desistido sem o protetor –, embora não dê para afirmar isso.

A desvantagem de experimentar o protetor de mamilo é que às vezes é difícil suspender seu uso – se você e o bebê se acostumarem com ele, pode ser complicado fazer a transição. Tudo bem se você estiver gostando de usá-lo e o bebê estiver mamando bem, mas isso acrescenta uma etapa ao processo da amamentação. Talvez não seja a abordagem ideal para todo mundo num primeiro momento. Por outro lado, se as coisas não estiverem funcionando, vale a pena tentar.

Uma intervenção mais radical é um procedimento cirúrgico para tratar a língua presa ou o lábio preso do bebê, se for o caso. Normalmente, a língua se prende ao assoalho da boca por uma membrana chamada frênulo. Em algumas pessoas, essa membrana é muito curta, o que pode limitar a mobilidade da língua. Nos bebês, isso pode afetar a capacidade de sucção. Acredita-se que a língua presa seja um problema razoavelmente comum e, em casos graves, pode comprometer a fala da criança mais tarde. Um problema semelhante (mas menos comum) é o lábio preso; nessa condição, o tecido que conecta o lábio superior à gengiva é curto, limitando a mobilidade labial.

Existe uma solução cirúrgica simples para os dois casos, que é cortar a membrana para liberar a língua ou o lábio, aumentando sua mobilidade. A cirurgia é comum e segura, e parece ser eficaz mecanicamente.[9]

No entanto, as evidências a favor do sucesso funcional do procedimento são bastante limitadas. Existem quatro ensaios randomizados sobre essa cirurgia, todos muito pequenos, e apenas três avaliaram seu impacto no sucesso do aleitamento materno.[10] Destes, dois não encontraram diferenças na alimentação e um apontou melhora. Todos os quatro estudos identificaram alívio na dor materna durante a amamentação, embora essa seja uma conclusão baseada no relato das participantes. As poucas evidências sugerem que o procedimento, ainda mais que o protetor de mamilo, não deve ser a primeira abordagem para a dificuldade de pega, mesmo que o bebê tenha língua ou lábio presos.

Para a maioria das mulheres, ainda que o bebê pegue o peito corretamente, a amamentação é pelo menos um pouco dolorosa no início. O esperado é que o incômodo desapareça sobretudo após os primeiros dois minutos de amamentação. Certas condições podem causar dor contínua – por exemplo, infecções fúngicas no mamilo –, mas são tratáveis. Se a dor persistir, consulte um médico.

Os mamilos podem ficar rachados, doloridos ou sangrar. Não há solução mágica para esses problemas. Muitas mulheres usam pomada de lanolina ou bolsas de gelo, mas não existem evidências randomizadas sugerindo que isso dê certo.[11] A única abordagem que tem algum tipo de respaldo nos ensaios randomizados é a prática de esfregar regularmente leite materno nos mamilos. Observe, porém, que esses dados são provenientes de um único estudo, de pequeno porte.[12]

Claro, não há nada que impeça você de usar pomada de lanolina ou esfregar leite materno nos mamilos; portanto, se sentir que funciona ou quiser experimentar, ótimo. Quando toquei nesse assunto com minha amiga Hilary, ela me respondeu assim: "Hidrate seus mamilos o tempo todo."

A boa notícia é que, para a maioria das mulheres, independentemente das medidas que adotam, a dor nos mamilos desaparece, ou pelo menos diminui bastante, após algumas semanas. A afirmação se baseia em evidências de ensaios clínicos em que as mulheres tiveram traumas mamilares razoavelmente graves, como sangramento e feridas abertas. Portanto, mesmo que o prognóstico pareça muito sombrio, lembre que, na maioria dos casos, o problema acaba se resolvendo.[13]

As evidências também dizem que sentir uma dor agonizante após duas semanas não é normal e deve ser investigado. Se estiver passando por isso, procure ajuda. No Brasil, uma boa fonte de orientação é o Banco de Leite Humano (BLH). Atualmente há 222 bancos, e o serviço está disponível em todos os estados. É possível verificar a localização do BLH mais próximo no site http://rblh.fiocruz.br/localizacao-dos-blhs.

Dor no mamilo é diferente de mastite, uma infecção que pode ocorrer a qualquer momento durante a amamentação. Alguns fatores aumentam o risco de mastite, entre eles não esvaziar totalmente o seio a cada mamada, ter excesso de leite ou não esvaziar as mamas com frequência suficiente – mas o surgimento da mastite é, em grande parte, aleatório. Não é difícil diagnosticar a mastite – os sintomas são mama inchada, dolorida e avermelhada e febre alta. O tratamento às vezes exige o uso de antibióticos. A mastite pode ser extremamente dolorosa e não deve ser ignorada.

CONFUSÃO DE BICOS

Se você está pensando em amamentar, já deve ter ouvido falar em confusão de bicos. Muitas pessoas lhe dirão para ter muito cuidado ao usar bicos artificiais – mamadeira ou chupeta –, pois o bebê se confunde e acaba não querendo mais pegar o peito.

Nessa discussão, é importante diferenciar chupeta (que não fornece alimento) de mamadeira (com a qual o bebê aprende que o alimento pode vir de outra fonte).

Apesar das advertências, não há evidências de que o uso da chupeta afete o sucesso da amamentação. Isso foi demonstrado em mais de um ensaio randomizado,[14] incluindo experimentos nos quais a chupeta era oferecida ao bebê assim que ele nascia. Pelo menos um desses estudos nos ajuda a entender por que algumas pessoas acham (equivocadamente) que a chupeta atrapalha a amamentação. Esse estudo avaliou 281 mulheres, parte delas encorajada a oferecer chupeta a seus filhos, parte não. O uso da chupeta foi menor no grupo que não foi encorajado.[15] A análise principal do estudo, apresentada nas duas primeiras barras do gráfico a seguir, comparou as taxas de aleitamento materno aos três meses pós-parto entre as mulheres dos dois grupos. A análise não revelou impacto da intervenção sobre os índices de aleitamento materno. Em ambos os grupos, aproximadamente 80% das mães continuavam amamentando passados três meses, embora um grupo fosse muito mais propenso a também oferecer chupeta ao bebê.

Os pesquisadores então fizeram algo inteligente, que foi comparar as taxas de aleitamento materno aos três meses entre as mães dos dois grupos, *sem* usar a randomização. Eles basicamente trataram os dados como se não houvesse um ensaio randomizado e analisaram somente as taxas de aleitamento materno e o uso de chupeta.

Os resultados dessa análise são representados pelo segundo par de barras no gráfico. Aqui, vemos que as mães que mais ofereceram chupeta ao bebê amamentaram menos aos três meses. A conclusão dos pesquisadores – após comparar os dois conjuntos de resultados – é que algum outro fator causa tanto o uso de chupeta quanto a interrupção precoce do aleitamento materno. Por exemplo, considerando o senso comum em torno da chupeta, é fácil supor que as mulheres que optam por oferecê-la têm um desejo menos intenso de amamentar.

Deveríamos basear nossas conclusões nos dados randomizados, que nos dizem que o uso de chupeta não afeta o sucesso da amamentação. Mas, como grande parte das demais evidências na literatura científica é baseada nessas correlações observacionais, não surpreende que as pessoas tenham acreditado no mito de que a chupeta causa a confusão de bicos.

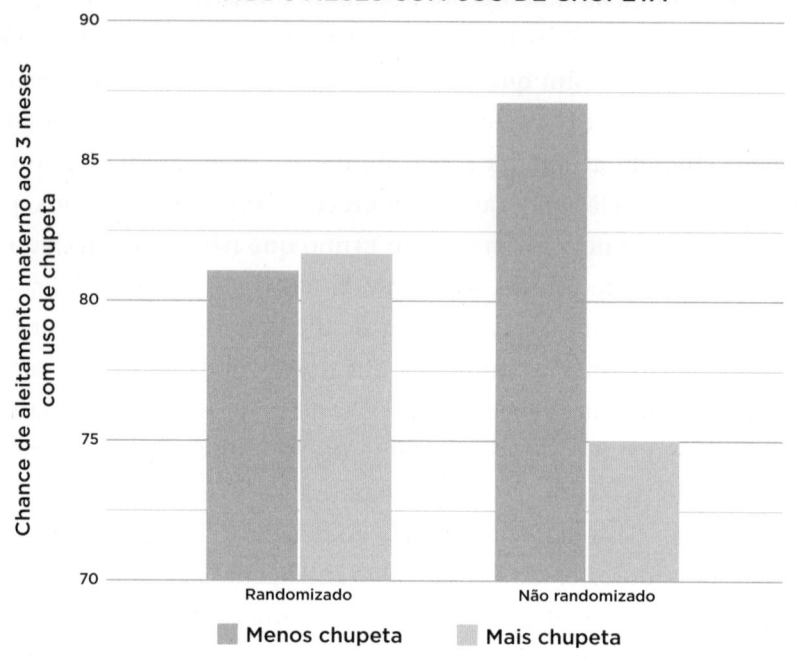

CHANCE DE ALEITAMENTO MATERNO AOS 3 MESES COM USO DE CHUPETA

Chance de aleitamento materno aos 3 meses com uso de chupeta

■ Menos chupeta   ■ Mais chupeta

Avaliar o efeito da mamadeira é mais complicado porque existem dois fatores: o papel da suplementação com fórmula e o papel da confusão de bicos. Imagine que o sucesso da amamentação esteja associado à suplementação – por exemplo, digamos que as mulheres que têm mais dificuldade de amamentar são mais propensas a suplementar com mamadeira. Nesse caso, você descobrirá que os bebês que tomam mamadeira no início são menos propensos a ser amamentados no peito a longo prazo, mas isso pode não ter nada a ver com a questão do bico.

Um estudo randomizado muito interessante sobre o assunto seguiu uma metodologia simples.[16] Os lactentes que necessitavam de suplementação foram distribuídos aleatoriamente em dois grupos: num deles se usou mamadeira e, no outro, um copinho (que não está associado a uma possível confusão de bicos).[17] Os pesquisadores verificaram que, no geral, o método de suplementação não importava. Em ambos os grupos, a mãe amamentou o bebê exclusivamente no peito durante duas a três semanas, e conciliou com a suplementação por cerca de quatro meses. Os resultados foram os mesmos para suplementações na mamadeira ou no copinho, sugerindo que a confusão de bicos não era um problema.

PRODUÇÃO DE LEITE

Mencionei antes que, na década de 1980, minha mãe contava com a ajuda daquele livro do Dr. Spock. Já minha avó seguia um guia diferente: um conjunto de seis livrinhos chamado *The Mother's Encyclopedia* (A enciclopédia da mãe), publicado originalmente em 1933. É uma ótima leitura. Fala de tudo, de sarampo a apendicite, passando pelas férias de verão – tudo isso organizado em ordem alfabética.

A seção sobre amamentação nessa obra gira em torno da produção de leite e, em particular, observa que muitas mulheres "modernas" têm dificuldade de produzir leite suficiente. O livro culpa a recomendação para que mães amamentem apenas de quatro em quatro horas e ofereçam apenas um seio. Talvez a melhor parte seja a discussão sobre mães "primitivas" (na palavra dos autores, não na minha), que "amamentam o bebê quando ele chora – sempre que ele quiser!".

Os autores observam que esse método "primitivo" é excelente para a produção de leite, mas não recomendam que os pais modernos voltem a adotá-lo. Com isso podemos ver como as coisas mudam; hoje, a recomendação geral é amamentar sob livre demanda, pelo menos no início, já que assim se obtém uma produção abundante de leite. Horário para mamar, se é que existe, só vem mais tarde.

Um mecanismo biológico associa a frequência da amamentação à produção de leite: há um ciclo de feedback no qual a produção de leite depende da necessidade do bebê. A existência desse ciclo é o motivo pelo qual, por exemplo, mulheres que tentam aumentar a produção de leite costumam usar a bomba após as mamadas para enganar o corpo, levando-o a acreditar que a demanda é maior do que realmente é.

Ainda assim, isso nem sempre funciona como planejado. Primeiro, o leite pode levar um tempo para descer. Segundo, mesmo quando há leite, a quantidade pode não ser suficiente. E terceiro, no extremo oposto, a produção de leite pode ser maior que o necessário.

Quando o bebê nasce, a mãe produz uma pequena quantidade de colostro, uma substância rica em anticorpos. (Na realidade, a mulher começa a produzir colostro já no final da gravidez.) Nos dias que se seguem ao parto, quando você amamenta o bebê, o corpo (teoricamente) acaba deixando de produzir colostro para produzir leite em quantidades mais abundantes. A expectativa é que essa mudança para uma produção mais plena de leite – chamada cientificamente lactogênese fase II, ou apojadura – ocorra nas primeiras 72 horas após o parto. Quando isso não acontece, diz-se que a mulher tem "lactogênese tardia".

Na verdade, em muitas mulheres o leite leva mais tempo do que isso para descer. O gráfico a seguir – extraído de um estudo com 2.500 mulheres – mostra a distribuição dos dias desde o nascimento do bebê até a produção de leite. Quase um quarto das mulheres tem a produção tardia, depois de três dias. Esse percentual é ainda maior – cerca de 35% – entre as mães de primeira viagem.[18]

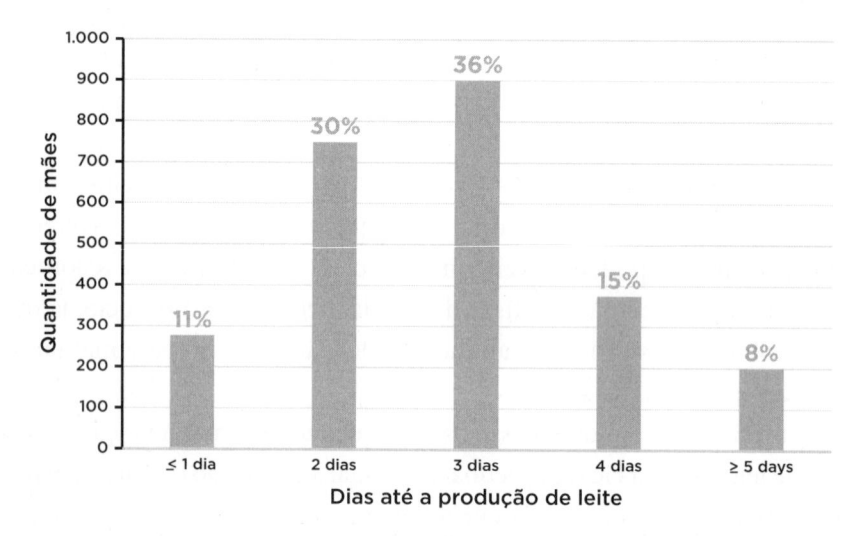

Dias até a produção de leite	Quantidade de mães (%)
≤ 1 dia	11%
2 dias	30%
3 dias	36%
4 dias	15%
≥ 5 days	8%

Os dados informam que a lactogênese tardia se correlaciona à maior probabilidade de interrupção precoce do aleitamento materno.[19] Isso porque, com o início tardio da produção de leite, o bebê perde peso, dificultando a amamentação no começo. Além disso, se a mulher já não estiver especialmente comprometida em amamentar, basta esse contratempo para desanimá-la por completo.

Seja ou não causal, o início tardio da produção de leite pode ser extremamente frustrante. E podemos estabelecer correlações com alguns fatores.[20]

Fumar durante a gravidez e obesidade podem retardar a produção de leite. Nas mulheres submetidas a cesariana, o leite pode demorar mais para descer; o mesmo se aplica a quem recebe anestesia peridural durante o parto. Em termos de comportamentos pós-parto que podem ser modificados, tanto a amamentação sob livre demanda quanto o início da amamentação até uma hora após o parto estão associados à menor probabilidade de início tardio na produção de leite. Cabe ressaltar que são correlações, não necessariamente nexos causais, e talvez não valha a pena evitar fatores como a peridural. Além disso, mesmo que você faça tudo que se sugere, seu leite ainda pode demorar a descer.

E, depois que o leite desce, talvez ainda não haja leite suficiente – ou talvez você produza leite demais.

No caso das mulheres que não têm muito leite, uma sugestão é tentar usar o ciclo de feedback "sob demanda" para aumentar a produção. Há médicos que recomendam tirar o leite com bomba após cada mamada, ou pelo menos depois de algumas, para tentar convencer seu organismo de que você precisa produzir mais leite. Nosso conhecimento geral da biologia da lactação sugere que a recomendação pode ser útil, embora eu não tenha encontrado nenhuma pesquisa capaz de oferecer qualquer orientação útil sobre como fazê-lo da melhor maneira possível.

Você também encontrará diversas sugestões na internet para aumentar a produção de leite: fitoterápicos (o feno-grego é o mais comum, além de outros, como o chá de urtiga), alimentos (como alho) e bebidas específicas (como cerveja preta) e hidratação constante.

É sempre bom se manter hidratada, mas não há evidências confiáveis de que a hidratação promova a produção de leite.[21] Já a cerveja, na verdade, piora as coisas (voltaremos ao assunto daqui a pouco).

As evidências sobre os fitoterápicos não são conclusivas.[22] Tomando o feno-grego como exemplo, um artigo de revisão de 2016 examinou dois pequenos estudos randomizados sobre o efeito do consumo de feno-grego na produção de leite materno. Num dos estudos, a produção de leite aumentou. No outro, não. Evidências sobre outros fitoterápicos nas doses recomendadas (shatavari, folhas de moringa) mostram resultados igualmente inconclusivos. Nenhuma dessas ervas parece causar quaisquer efeitos colaterais, por isso não custa experimentá-las. Mas elas não são milagrosas.

Sobre fármacos, há evidências mais positivas. Em particular, demonstrou-se em vários estudos randomizados que a domperidona aumenta a produção de leite.[23] (Infelizmente, o fármaco não está disponível em alguns países, como os Estados Unidos, mas é encontrado no Brasil.)

É possível que, não importa o que faça, você tenha pouco ou nenhum leite – não é comum, mas acontece, e pode ser surpresa, por ser um assunto pouco discutido. Em geral, a produção baixa ou insuficiente de leite se deve à escassez de tecido glandular, condição chamada hipoplasia mamária. Para algumas mulheres, é congênita – se for seu caso, você provavelmente terá que suplementar, em alguma medida.

Mulheres que passaram por cirurgias de redução das mamas também podem ter suprimento limitado de leite, dependendo do método cirúrgico. Nesses casos, também, talvez seja necessário recorrer a algum grau de suplementação.[24]

Por outro lado, há mulheres que produzem leite demais. Isso pode acontecer naturalmente ou resultar de uma tentativa exagerada de evitar a escassez de leite. A recomendação de bombear o peito após amamentar o bebê pode gerar um efeito maior que o pretendido – conheço mulheres que seguiram à risca essa recomendação e depois se viram com litros de leite extra e desconforto nas mamas.

Os principais problemas de ter leite demais são os seguintes: pode ser *muito* desconfortável; eleva o risco de mastite; os seios ingurgitados com leite ficam duros, quentes e doloridos. O uso da bomba pode aliviar o desconforto, mas contribui para o ciclo de feedback e prolonga o problema. O importante é resolver o ingurgitamento.

Diversas são as técnicas recomendadas para isso – acupuntura, acupressão, tipos específicos de massagem, compressas de água quente para fazer o leite descer e depois compressas de água fria para cessar a produção, folhas de repolho e assim por diante.[25] As evidências sobre as recomendações são pouco consistentes – existem alguns estudos randomizados, a maioria pequena e enviesada. A aplicação de compressas frias e quentes parece proporcionar algum alívio, assim como folhas de repolho frias ou em temperatura ambiente. (Sim, isso mesmo: repolho. Você coloca as folhas de repolho na geladeira e depois aplica sobre a mama. Ninguém disse que maternidade era sinônimo de glamour.)

Um estudo clínico demonstrou algum benefício da chamada terapia *gua sha*, que envolve raspar a pele para produzir leves hematomas. Gwyneth Paltrow jura que dá certo; interprete como quiser.

Além da dor, há outro problema do excesso de leite: quando o bebê começa a mamar, o leite pode descer rápido demais e dificultar a alimentação. É como tentar beber água de uma mangueira de incêndio. Bombear o leite por alguns minutos – ou mesmo massagear a mama com as mãos – antes de amamentar pode ajudar a resolver o problema, que melhora à medida que o bebê cresce e a produção de leite regula.

A ALIMENTAÇÃO DA LACTANTE

"Oi, Emily!", escreveu Humphrey. "O bebê está ótimo. Mas meus sogros dizem que minha esposa não pode comer couve-flor nem tomar café porque está amamentando. Dizem que o bebê vai chorar mais. Será que eles têm razão?"

Depois de nove meses de cuidados e restrições alimentares, é horrível pensar que a amamentação trará um conjunto semelhante de regras. Comer carne malpassada está liberado? Aqueles queijos não pasteurizados que você tanto ama ainda são proibidos? E o que dizer de uma taça de vinho – ou mais de uma? Tudo bem beber de vez em quando?

A boa notícia é: na maior parte das vezes, lactantes não têm restrições alimentares.

Comecemos pela parte alimentar. O único alimento que as mulheres são clinicamente aconselhadas a evitar durante a amamentação é peixe com alto teor de mercúrio.[26] É isso! Nada de espadarte, cavala, atum. Mas outros peixes são bons, assim como queijos não pasteurizados, sushi, carne malpassada, frios e assim por diante.

Se seu bebê tem cólica – chora excessivamente quando é novinho –, existem algumas evidências que sugerem evitar alérgenos alimentares comuns. Para relembrar, consulte a página 55.

E quanto à couve-flor? Diz a sabedoria popular que alimentos que produzem gases (couve-flor, brócolis, feijão) de fato fazem o bebê ter mais gases, o que pode piorar as cólicas. Consegui encontrar apenas um artigo a respeito, e ele se baseia numa pesquisa feita pelo correio que comparou o consumo materno de diversos alimentos entre bebês com e sem cólica.[27] Embora esse estudo alegue ter encontrado evidências mínimas de que couve-flor e brócolis aumentam as cólicas, os problemas de coleta e análise de dados são tão significativos (uso de pesquisa por correio com baixa taxa de resposta, resposta excessiva entre pessoas que estavam preocupadas demais com a amamentação, problemas de precisão estatística) que considero seguro ignorá-lo.

Coma o que quiser.

E o álcool? Muitas mulheres ouvem – de pessoas na internet, não de seus médicos – que devem evitar completamente o álcool, ou que, se beberem, é melhor "tirar o leite com bomba e jogar fora". Por outro lado, há quem diga que o álcool (cerveja, especificamente) aumenta a produção de leite. Alguém tem razão nessa história? Na verdade, não.[28]

Quando você bebe, o nível de álcool no seu leite é aproximadamente igual ao nível de álcool no sangue. O bebê consome o leite, não o álcool diretamente, então o nível de álcool ao qual está exposto é baixíssimo. Um artigo cuidadoso calcula que, mesmo que você tomasse *quatro* drinques muito depressa e depois amamentasse quando ainda estivesse com o nível máximo de álcool no sangue, o bebê ainda estaria exposto a apenas uma concentração baixíssima de álcool, cujos efeitos negativos seriam extremamente improváveis.[29] E isso numa espécie de "pior cenário". O artigo adverte que beber quatro drinques rápido demais é insalubre e prejudica sua capacidade de cuidar do bebê, por isso deve ser evitado, mas o problema não é o álcool no leite materno. Portanto, *não há necessidade de tirar o leite com bomba e jogar fora*.

Diante disso, não é surpresa que não encontremos muitas evidências sobre o impacto que o consumo de álcool pela mãe tem no bebê. Há alguns relatos de que os bebês dormem em intervalos mais curtos quando consomem leite materno depois que a mãe bebe, mas os estudos não sustentam essa alegação. E não foram identificados impactos de longo prazo.

Se você quiser ser supercautelosa e não expor o bebê a *nenhum* nível de álcool, pode tomar um drinque e esperar duas horas antes de amamentar, para o álcool ser metabolizado. Se forem dois drinques, quatro horas.[30]

Todos esses estudos alertam – corretamente – que não sabemos muito sobre o consumo excessivo de álcool (beber três ou mais drinques diariamente). Muitas mulheres que bebem de forma compulsiva também o fizeram durante a gravidez e diferem em outros aspectos das mulheres que não bebem muito. Mesmo que você não esteja grávida nem amamentando, beber em excesso não faz bem à saúde. O consumo excessivo de álcool durante a gravidez é muito arriscado para o bebê e, após o nascimento, vai prejudicar sua capacidade de cuidar da criança.

Por outro lado, lamento informar que a bebida não aumenta a produção de leite. Quando muito, pode até diminuí-la um pouco. Por isso, se você sente que está com pouco leite no início, não considere o álcool uma saída para aumentar a lactação.[31]

Muitas mulheres se preocupam também com o uso de medicamentos durante a amamentação. Abordar as interações de cada medicamento está além do escopo deste livro, mas os fármacos em geral são seguros para as lactantes, e seu médico saberá lhe informar os detalhes. Você também pode pesquisar quase todos os medicamentos no LactMed, um banco de dados on-line e em inglês, elaborado por especialistas e atualizado periodicamente.[32] Como os nomes dos fármacos são muito parecidos em inglês e português, a pesquisa vale a pena.

Dois grupos de medicamento são comuns o suficiente para merecer uma menção aqui: analgésicos e antidepressivos.

O parto é desconfortável e, depois, é provável que você sinta dor durante alguns ou muitos dias. A primeira linha de defesa é paracetamol ou ibuprofeno (este último, geralmente, em doses bastante altas). São fármacos bem tolerados e adequados para o período da amamentação.

Só que o ibuprofeno nem sempre é suficiente, em especial em mulheres que passaram por cesariana. A codeína costumava ser a alternativa mais comum, mas dados recentes sugerem que a exposição a esse fármaco durante a amamentação tem efeitos significativos no sistema nervoso do bebê, deixando-o extremamente sonolento; em alguns casos, pode haver consequências graves.[33] Resultado: recomendações mais recentes costumam desaconselhar a prescrição de codeína ou outros opioides como a oxicodona.[34]

Dito isso, a recuperação do parto, especialmente do parto cesáreo, pode ser um desafio e tanto. Por isso, seu médico talvez prescreva opioides, com a devida cautela. Quando esses medicamentos são prescritos, em geral é por um curto período e na menor dose possível. O equilíbrio entre o alívio da dor e a amamentação precisa ser construído junto com seu médico.

As notícias sobre antidepressivos são consideravelmente melhores. Todos os antidepressivos são secretados no leite materno, mas há poucas evidências de impactos negativos no bebê. A depressão pós-parto é grave, por isso é importante tratá-la. Embora a quantidade de antidepressivo que passa para o leite materno varie dependendo do medicamento usado, deve-se receitar às lactantes psicofármacos que funcionem para elas. Se você já tomou antidepressivos antes e sabe qual deles é eficaz para você, é isso que você deve usar.[35] Caso contrário, deve-se priorizar a paroxetina e a sertralina, que passam para o leite materno em níveis mais baixos.

Uma observação final: a cafeína. A maioria das pessoas acha que é bom ingerir cafeína durante a amamentação, e certamente não há nada na literatura científica que sugira riscos para o bebê. No entanto, alguns bebês são bastante sensíveis à cafeína, ficando muito agitados e irritadiços. Se você achar que isso está acontecendo, talvez seja boa ideia evitar o café.

TIRANDO O LEITE COM BOMBA

Alguns anos atrás, o Instituto de Tecnologia de Massachusetts (MIT) reuniu especialistas para desenvolver novas ideias de design para uma bomba de leite. Ainda não surgiu nenhuma novidade comercializável, mas estamos de olho, porque ninguém merece as bombas que são vendidas por aí.

Veja alguns problemas que as mulheres relatam: dor, dificuldade de usar, necessidade de limpeza constante, dispositivo barulhento, pesado e ineficaz. E esses são apenas os problemas relacionados diretamente ao aparelho! Ainda tem a questão de ter que tirar leite no trabalho ou durante uma viagem – pense no tempo que se perde e no incômodo de usar a bomba no banheiro de um aeroporto. Sem falar no pessoal da segurança, que aponta o detector de explosivos para cada garrafinha de leite que você arrumou tão cuidadosamente dentro da mala.

Lembro nitidamente a alegria que senti ao chegar ao aeroporto de Milwaukee e descobrir que eles ofereciam um espaço exclusivo para quem precisasse tirar leite com bomba: um cubículo, com uma porta com tranca e tudo, tomada e até lugar para sentar. Esse detalhe foi suficiente para me fazer ligar eufórica para Jesse e despertar meu amor pela cidade.

Nos últimos anos surgiram algumas inovações. Hoje existem várias bombas extratoras que deixam as mãos livres, como Elvie e Willow. São pequenas e muito discretas, fáceis de usar sob a roupa. Esses produtos não existiam na época em que amamentei, mas muitas mulheres elogiam sua conveniência.

Existem basicamente três razões para usar uma bomba de leite. Vamos lá.

Primeiro, se o leite demorar a descer, o médico pode sugerir que a mãe use a bomba após algumas ou todas as mamadas para aumentar a produção. Como observei antes, a teoria é boa, embora não haja muitas evidências empíricas. Se esse for o único motivo para você usar bomba, cogite alugar uma oferecida pelo hospital – será uma bomba de melhor qualidade. E você provavelmente não vai sair de casa mesmo...

Em segundo lugar, muitas mulheres bombeiam desde cedo para ter leite de sobra e, de vez em quando, oferecê-lo na mamadeira ao bebê. Claro, você vai tirar o leite com bomba enquanto a criança estiver tomando mamadeira, mas, da primeira vez, vai ter que bombear com antecedência. E talvez esteja pensando em montar um estoque de leite para quando voltar ao trabalho.

Lembro que essa logística era complicada, em especial quando eu estava amamentando Penelope e minha lactação estava abaixo do esperado. Alguns livros diziam para bombear duas horas após a mamada, mesmo que a bebê estivesse dormindo, já que então haveria um pouco de leite. Mas às vezes ela queria mamar assim que acordava e eu não tinha muito para oferecer! Pensando bem, aqueles foram alguns dos momentos mais estressantes do período pós-parto.

Não existe, de fato, nenhum conselho científico sobre o assunto, então sua melhor aposta para evitar o estresse pode ser apenas ter um plano concreto. Muitas mulheres relatam que funciona bem escolher uma mamada – provavelmente pela manhã, quando o leite é mais abundante – e bombear somente após essa mamada. Você vai conseguir tirar um pouco de leite de cada vez e, se começar desde cedo, em uma ou duas semanas terá o suficiente para dar uma mamadeira. Assim, enquanto a criança estiver tomando essa mamadeira, você poderá bombear mais durante a mamada.

Por fim, as mulheres usam bomba para terem um estoque de leite após o retorno ao trabalho. A ideia é que você tire leite do peito aproximadamente nos mesmos horários em que o bebê mamaria, para que ele tome essas ma-

madeiras no dia seguinte. Se você tiver bastante leite, pode bombear uma quantidade suficiente para deixar congelada.

De todo modo, não há como fugir: tirar leite do peito é difícil e desagradável para a maioria das mulheres. Deveria haver pausas no trabalho para você bombear, mas nem toda empresa segue essa regra. Se você tiver uma sala só sua, ótimo; mas, se não tiver, terá que bombear em lugares, digamos, inadequados. Uma médica com quem conversei disse que ela tirava leite no vestiário, à vista de todos, e usava uma toalha para se cobrir. Empresas de determinado porte são obrigadas a oferecer salas de lactação, mas isso nem sempre se aplica e não há exigência de que essas salas sejam agradáveis.

Mesmo no melhor dos cenários, é preciso lavar as peças da bomba após cada uso, o que toma tempo (lenços umedecidos podem ajudar nesse caso). Se você tirar leite durante trinta minutos três vezes ao dia – o que não é incomum –, serão noventa minutos que poderia ter dedicado a outra coisa.

Em alguns casos, é possível trabalhar enquanto bombeia, e eu sugiro veementemente que compre um sutiã especial que deixe suas mãos livres. No mínimo, você vai querer ver ou ler alguma coisa no celular. Muitas pessoas sugerem que você veja fotos do bebê e, de modo geral, relaxe enquanto tira leite. A ideia é que isso aumenta a produção, mas não há evidências diretas desse efeito. Um estudo com mães que tiravam leite com bomba para filhos internados na UTI neonatal revelou que a proximidade do bebê aumentou a produção de leite, mas essa é uma evidência bastante frágil.[36]

A questão é que não há solução perfeita. Tenho uma amiga que vivia o cenário dos sonhos: trabalhava em home office e a creche do filho era ao lado de casa; bastava ir à creche para amamentá-lo algumas vezes ao dia. Parecia incrível, até que um dia ela tentou não ir e descobriu que ele não aceitava a mamadeira.

Estamos todos ansiosos pelo surgimento de uma tecnologia de bombeamento melhor. Vamos agilizar isso, MIT!

Observação final: para algumas mulheres que têm dificuldade com a pega, bombear leite é a única opção para amamentar por mais tempo. Para quem está nessa situação – bombeando direto e jamais amamentando no peito –, não há muitas orientações baseadas em evidências para tornar o processo mais fácil. Ainda bem que na internet há muitas mães experientes para nos aconselhar.

Resumindo

- Amamentar pode ser muito difícil!

- Sobre intervenções precoces:
  - O contato pele a pele pode aumentar a probabilidade de sucesso da amamentação assim que o bebê nasce.

- Sobre a pega:
  - Os protetores de mamilo funcionam para algumas mulheres, embora possa ser difícil parar de usá-los.
  - Há evidências muito limitadas de que o procedimento cirúrgico para língua presa no bebê melhore a amamentação.

- Sobre a dor:
  - Resolver a língua presa do bebê com cirurgia pode aliviar a dor da lactante.
  - Não há muitas evidências sobre como reduzir a dor nos mamilos, mas otimizar a pega pode ajudar.
  - Se você continuar sentindo dor alguns minutos após a mamada, ou algumas semanas após ter começado a amamentar, consulte seu médico; pode ser uma infecção ou outro problema tratável.

- Sobre a confusão de bicos:
  - Não há dados que a comprovem.

- Sobre a produção de leite:
  - Na maioria das mulheres, o leite desce em até três dias após o parto, mas, para cerca de um quarto delas, demora mais.
  - O ciclo de feedback biológico faz sentido: quanto mais você amamenta, maior a produção de leite.

- As evidências sobre a eficácia de fitoterápicos (como o feno-grego) na produção de leite são limitadas.

• Sobre as bombas de tirar leite:
- Ninguém merece.

CAPÍTULO 6

Posição do bebê no berço

Meus filhos têm um livro infantil já bastante surrado, chamado *Wynken, Blynken, and Nod*. No fim do livro há uma ilustração de um bebê no berço. Toda vez que vejo a imagem, fico impressionada com a quantidade de coisas que há no berço junto com o bebê: bichinhos de pelúcia, cobertores, protetores de grade, almofadas... No berço dos meus filhos – mesmo quando eles já estavam um pouco maiores –, não havia nada além de um pequeno travesseiro e uma mamadeira com água. Quando finalmente mudamos Penelope do berço para uma caminha, aos 3 anos, ela levou meses para descobrir o conceito de cobertor.

As recomendações sobre criação de filhos mudam com o tempo, mas talvez nada tenha mudado mais desde a nossa infância do que os conselhos relacionados à posição do bebê na hora de dormir. Quando éramos crianças, não era incomum que um bebê fosse colocado para dormir de bruços, envolto num cobertor felpudo, dentro de um berço cercado por protetores acolchoados. Fazia sentido: bebês são frágeis e berços de madeira não são naturalmente aconchegantes. Um bebê minúsculo, sozinho, num berço espaçoso é uma imagem que assusta.

As últimas recomendações da Academia Americana de Pediatria (AAP) batem de frente com os berços cheios de brinquedos e panos.[1] Segundo os especialistas, os bebês devem ser colocados para dormir de costas no berço, só eles e nada mais. Não devemos usar sequer aqueles protetores de grade para evitar que as mãozinhas ou os pés fiquem presos. E eles devem dormir no berço, e não na cama dos pais – embora o berço deva ficar ao lado dos pais no mesmo quarto.

Essas recomendações fazem parte de uma campanha desenvolvida para reduzir o risco de síndrome da morte súbita do lactente (SMSL).

Inicialmente a campanha da AAP se concentrou na importância de sempre colocar o bebê para dormir de costas. Mais recentemente, tem-se enfatizado o compartilhamento do quarto.

As recomendações da AAP são de fácil compreensão, mas muitas pessoas têm dificuldade de segui-las, em especial os pais de primeira viagem, que, exaustos, dariam tudo por duas horas de sono ininterrupto. Muitos bebês dormem melhor de bruços, e a tentação de experimentar isso quando nada mais funciona é grande. Também pode ser tentador colocar o bebê na cama ao seu lado, sobretudo quando você está amamentando. Quando ele enfim adormece na sua cama, é difícil tirá-lo dali.

A orientação de manter o berço no quarto dos pais pode ser igualmente difícil. Jesse nunca conseguiu dormir no mesmo quarto que as crianças. Quando Finn nasceu, nós o colocamos no nosso quarto durante algumas semanas, enquanto Jesse dormia num colchonete no sótão. Não tinha como funcionar por muito tempo.

Essas decisões sobre o sono são, ao mesmo tempo, importantes e muito difíceis. Para refletir sobre elas, é preciso refletir com cuidado sobre os riscos.

MORTE SÚBITA E OS RISCOS

Depois das malformações congênitas, a SMSL é a causa mais comum de morte de bebês que nasceram a termo no primeiro ano de vida nos Estados Unidos. Define-se SMSL como morte inexplicada de um bebê aparentemente saudável com menos de 1 ano; 90% dessas mortes ocorrem nos primeiros quatro meses de vida.

As causas da SMSL não são totalmente compreendidas. Parece ocorrer quando o bebê para de respirar espontaneamente e não recomeça. É mais comum em recém-nascidos vulneráveis – prematuros, por exemplo – e em meninos.

Entre os aspectos mais assombrosos de se ter um filho está a vulnerabilidade associada ao fato de a pessoinha que você mais ama no mundo estar suscetível a questões fora do seu controle. Não há pai ou mãe que eu conheça que não tenha, pelo menos às vezes, o instinto de manter os filhos em casa, eternamente embaixo de suas asas.

E, mesmo assim, corremos riscos. Deixamos nosso filho andar de bicicleta, sabendo que voltará com o joelho ralado. Deixamos que brinque com outras crianças, sabendo que de vez em quando voltará para casa com um resfriado ou uma virose. Nesses casos, não é tão difícil refletir sobre riscos e benefícios. Por um lado, a virose é incômoda; por outro, brincar com outras crianças é divertido e importante para o desenvolvimento. Ponderamos e muitas vezes acabamos decidindo que socializar é bom para nosso filho, exceto quando as outras crianças estão claramente doentes.

É muito mais difícil pensar em riscos quando há a possibilidade de um desfecho trágico – doença grave ou morte.

O primeiro passo é identificar os riscos da hora de dormir e contextualizá-los à luz dos riscos que aceitamos implicitamente no dia a dia. Andamos de carro com nosso bebê, algo que não é totalmente seguro; não pensamos muito nesse risco, mas ele existe. Na escala dos níveis de risco que aceitamos implicitamente, alguns são pequenos.

Em segundo lugar, temos que reconhecer que as escolhas relacionadas ao sono têm impactos reais na qualidade de vida. Se colocar o bebê para dormir na sua cama é a única maneira de você conseguir dormir, talvez seja a melhor opção para preservar sua saúde mental e sua capacidade de tocar a vida – o que também beneficiaria seu filho. E essas escolhas cruciais podem superar um risco muito pequeno, minúsculo até, de um desfecho terrível. Nem sempre levamos a sério o autocuidado, mas cuidar de si mesma também é responsabilidade sua.

Se já não é fácil refletir sobre as escolhas parentais associadas aos riscos, fazê-las é ainda mais difícil. Pelo menos em alguns casos que abordaremos aqui, os riscos são claros e até significativos, então a escolha será fácil. Em outros, até parece que não há risco algum. Só que há dilemas mais complexos – em especial, colocar ou não o bebê para dormir na sua cama –, e precisaremos enfrentá-los.

Quando estava escrevendo este livro, conversei com minha amiga Sophie, que dividiu a cama com o filho mais novo durante muitos meses. Sophie é médica e definitivamente não ignora os riscos dessa prática. Ela me disse que não foi uma decisão trivial e que não discordava das diretrizes da AAP. No entanto, como era a única maneira de fazer o bebê dormir, ela tomou todas as precauções necessárias para minimizar os riscos associados: ela e seu par não fumavam nem bebiam, e nenhuma coberta era deixada sobre a cama. Mesmo com esses cuidados, ela aceitou a possibilidade de um pequeno risco.

Em última análise, essa é uma escolha que os pais vão ter que fazer, e é melhor que seja bem fundamentada. As recomendações médicas para evitar a SMSL têm quatro componentes. O bebê deve estar (1) de barriga para cima, (2) sozinho no berço, (3) no quarto dos pais e (4) sem nada macio por perto.

RECOMENDAÇÃO 1: "DE BARRIGA PARA CIMA"

Até o início da década de 1990, nos Estados Unidos e em outros lugares, os bebês costumavam ser colocados para dormir de bruços. A razão para isso provavelmente é que muitos bebês dormem melhor nessa posição e despertam menos vezes.[2] Só que, já na década de 1970, havia indícios de que essa posição estava associada a um maior risco de SMSL.[3] Estudos comparativos entre populações com diferentes padrões de sono revelaram desfechos piores no grupo que dormia de bruços.

Esses primeiros estudos foram amplamente ignorados e, até meados da década de 1980, a recomendação dos pediatras era que o bebê fosse colocado para dormir de barriga para baixo. A edição de *Meu filho, meu tesouro* que meus pais usaram diz: "Sugerimos acostumar o bebê a dormir de bruços desde cedo."[4]

Isso mudou no início da década seguinte com o lançamento de uma série de estudos que associavam mais diretamente essa posição a um risco muito mais elevado de SMSL.

É um desafio e tanto usar dados para analisar o problema. Felizmente, as mortes por SMSL são raras, por isso é difícil implementar algumas das técnicas-padrão de pesquisa. É provável que até um ensaio randomizado ou estudo observacional de grande porte não disponha de observações suficientes que permitam tirar conclusões estatisticamente significativas.[5] Por conta disso, os pesquisadores costumam analisar a SMSL usando estudos caso-controle.

Em 1990, o *British Medical Journal* publicou um desses estudos, com dados do Reino Unido.[6] Os pesquisadores se concentraram numa região específica (o condado de Avon) e identificaram ali 67 bebês que haviam morrido de SMSL. Em seguida, para cada um dos óbitos, buscaram dois bebês que serviriam de "controle" – com idade semelhante, e às vezes com o mesmo peso ao nascer – e avaliaram os pais de ambos os grupos.

As descobertas mais marcantes estavam relacionadas com a posição de dormir de bruços. Quase todos os bebês que morreram de SMSL estavam dormindo nessa posição (62 dos 67, ou 92%). Por outro lado, entre os bebês sobreviventes, apenas 56% dormiam de bruços. Com base nessa comparação, os autores argumentaram que bebês que dormem de bruços têm *oito vezes* mais chances de morrer de SMSL. O artigo também citou o superaquecimento como fator de risco – os bebês que faleceram eram mais propensos a estar agasalhados demais, com cobertas muito pesadas ou dormindo num cômodo quente.

Outras pesquisas com abordagens semelhantes encontraram os mesmos resultados.[7] Mas esse não é o único tipo de evidência de que dispomos. Há um mecanismo biológico que explica essa associação: os bebês tendem a dormir mais profundamente quando estão de bruços, e quanto mais profundo o sono, maior o risco de SMSL. Além disso, há estudos na Holanda que avaliaram a posição durante o sono ao longo do tempo.

Na década de 1970, uma campanha holandesa incentivou os pais a colocarem os filhos para dormir de bruços. Em 1988, a recomendação mudou: agora os bebês deveriam dormir de barriga para cima. Com essas mudanças de posição, vieram mudanças na incidência de morte súbita. As taxas de SMSL aumentaram após a recomendação da posição de bruços e diminuíram depois que essa recomendação foi invertida.[8] Isolado, esse tipo de variação não comprovaria ao longo do tempo uma relação causal entre SMSL e a posição em que o bebê dorme. Mas, associando-se essa a outras evidências, começa a surgir um quadro causal.

No início da década de 1990, parecia estar claro que dormir de bruços era arriscado. Na época, um artigo de revisão no *Journal of the American Medical Association* discutiu todas as evidências e concluiu que, apesar de não existirem estudos randomizados, os dados justificavam que os pais evitassem colocar o bebê para dormir de bruços.[9]

Em 2021, pesquisadores publicaram um artigo usando dados da Dinamarca, país onde as orientações mudaram drasticamente em dezembro de 1991: a partir daquele momento, os bebês deveriam ser colocados para dormir de costas. Os autores apontaram uma grande redução nas mortes por SMSL justamente na época da mudança nas orientações – o número de mortes caiu pela metade nos meses que se seguiram à mudança, em comparação com os meses que a antecederam. Trata-se de mais uma evidência causal da relação entre posição de sono e SMSL.[10]

A campanha hoje vigente nos Estados Unidos enfatiza a importância de colocar a criança para dormir de barriga para cima, não de lado nem de bruços. Mas as evidências só apontam a posição de bruços como de alto risco. Dormir de lado só é preocupante porque o bebê pode acabar virando de bruços.

Uma observação: se seu bebê ficar virando o tempo todo, você não precisa desvirá-lo. Depois que ele aprende a rolar sozinho no berço, já não há tanto risco de SMSL, provavelmente porque ele agora tem força suficiente para movimentar a cabeça e respirar com mais facilidade.

Efeito colateral: plagiocefalia posicional

Dormir de barriga para cima pode ter um efeito colateral significativo: a plagiocefalia posicional, ou cabeça achatada. Bebês que dormem em decúbito dorsal têm um risco maior de achatar a parte posterior da cabeça. Essa complicação tem sido mais frequente desde que a campanha em prol da barriga para cima foi implementada.[11]

A probabilidade de plagiocefalia posicional é maior quando o bebê dorme sempre com a cabeça virada para um lado só. E a literatura médica sugere que o problema é exacerbado quando o bebê já nasce com algum grau de achatamento do crânio.[12] A cabeça achatada é mais comum também em gêmeos e bebês prematuros. Não tem qualquer efeito sobre o crescimento ou a função do cérebro; trata-se puramente de uma preocupação estética. Mudar a posição do bebê no berço ao longo do dia pode ajudar a evitar isso.

Existem várias abordagens possíveis para o bebê com cabeça achatada. A primeira seria simplesmente colocá-lo para dormir com a cabeça virada para o outro lado. Também é interessante deixá-lo um pouco de bruços quando estiver acordado.

A fisioterapia também pode ajudar o bebê a fortalecer os músculos do pescoço.

Além disso, existem capacetes que o bebê pode usar por meses a fim de moldar o formato da cabeça. Há controvérsias sobre a eficácia desse método, e a literatura médica não oferece uma conclusão definitiva. Pelo menos um estudo de grande porte sugere que o uso do capacete é eficaz, mas sua metodologia não é muito confiável. Um estudo muito menor, porém mais bem fundamentado, indica que o capacete não é mais eficaz que a fisioterapia ou a conscientização dos pais.[13,14]

Se seu bebê tiver esse problema, principalmente se for muito acentuado, discuta com o pediatra a opção de usar ou não o capacete.

RECOMENDAÇÃO 2: "SOZINHO NO BERÇO"

O segundo conselho da AAP é colocar o bebê para dormir sozinho no berço. Ou seja, nada de colocá-lo para dormir na sua cama.

Trata-se de uma recomendação bastante controversa entre os pais.

Há quem seja totalmente a favor de dormir na mesma cama que o bebê. Um argumento comum é que os bebês dormem assim há milênios. É verdade: não havia berço nas cavernas, e em muitas culturas ainda é comum que bebês e crianças durmam na cama dos pais por muitos anos. No entanto, esse não é um argumento confiável a favor da segurança. Ao longo do tempo, modificamos diversas práticas para melhorar a sobrevida infantil.

Um argumento a favor do berço é o risco de o bebê ser asfixiado pelo adulto durante o sono. Também é verdade. Mas o fato de ser uma possibilidade não significa que o risco seja grande, e é possível mitigá-lo com o posicionamento adequado do bebê ao seu lado.

Portanto, a verdadeira questão é se o risco de SMSL é significativamente maior quando o bebê dorme na mesma cama que os pais e, em caso afirmativo, quão maior é esse risco. As evidências sobre isso vêm, novamente, de estudos de caso-controle semelhantes aos usados para avaliar o papel da posição do bebê durante o sono. Nesse caso, os pesquisadores coletam informações sobre um conjunto de óbitos infantis, com foco no local onde o bebê dormia habitualmente, onde estava dormindo quando faleceu, se foi amamentado no peito ou tomava mamadeira, e sobre características dos pais, inclusive quanto ao consumo de álcool e cigarro. Os pesquisadores então encontram um conjunto de controles: bebês com idade e outras características semelhantes, mas que sobreviveram. Fazem as mesmas perguntas aos pais e comparam as respostas.

Muitos dos estudos sobre o assunto são de pequeno porte, por isso é válido ter metanálises, que associam dados de vários estudos similares. Um excelente exemplo foi publicado no *British Medical Journal* em 2013.[15] Essa metanálise reuniu dados de estudos realizados na Escócia, na Nova Zelândia, na Alemanha e em outros países (mas não nos Estados Unidos). Esse tipo de análise é útil porque os autores tentam explicitamente estimar o excesso de risco em grupos com comportamentos variados. Concentram-se em saber se os pais fumavam ou bebiam mais de duas doses de álcool por dia e se a criança mamava no peito.

O gráfico a seguir, baseado nos resultados do estudo, mostra a diferença nas taxas de mortalidade entre bebês que compartilhavam e não compartilhavam a cama dos pais. Os riscos absolutos aqui supõem um bebê não prematuro de peso normal, e as barras mostram diferentes combinações de fatores de risco.

O primeiro dado que o gráfico deixa claro é que *tanto* as taxas gerais de SMSL *quanto* os riscos de colocar o bebê na mesma cama são muito maiores na presença de outros fatores de risco – tabagismo e consumo de álcool pelos pais, em particular. No exemplo mais extremo, a mortalidade prevista para um bebê alimentado com mamadeira cujos pais fumam e cuja mãe bebe mais de duas doses por dia é de 27 mortes a cada mil nascimentos – 16 vezes maior que a estimativa para um bebê comparável que não compartilha a cama dos pais.

TAXAS DE MORTALIDADE POR SMSL SEPARADAS POR COMPORTAMENTO

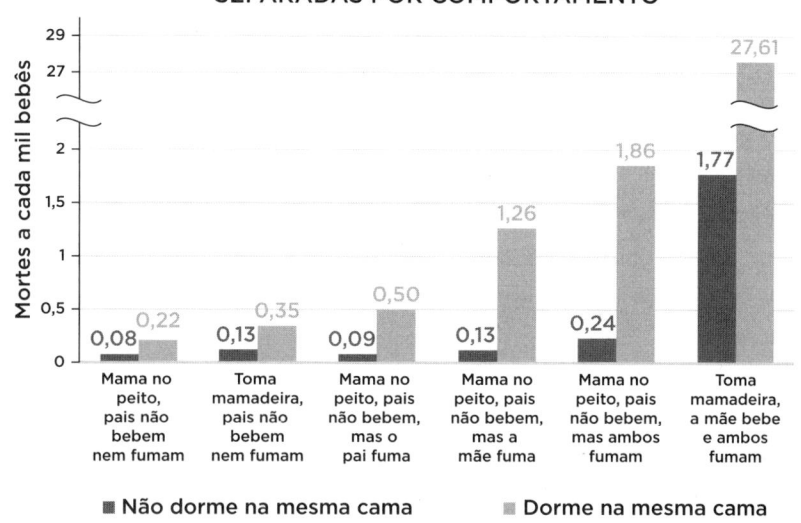

	Mama no peito, pais não bebem nem fumam	Toma mamadeira, pais não bebem nem fumam	Mama no peito, pais não bebem, mas o pai fuma	Mama no peito, pais não bebem, mas a mãe fuma	Mama no peito, pais não bebem, mas ambos fumam	Toma mamadeira, a mãe bebe e ambos fumam
Não dorme na mesma cama	0,08	0,13	0,09	0,13	0,24	1,77
Dorme na mesma cama	0,22	0,35	0,50	1,26	1,86	27,61

(Mortes a cada mil bebês)

A observação de que o tabagismo, em particular, aumenta os riscos associados ao compartilhamento da cama com o bebê é abundante na literatura científica.[16] Ainda não compreendemos totalmente os mecanismos de associação entre SMSL e tabagismo, mas parecem estar relacionados ao papel das substâncias químicas no fumo passivo e sua interferência na respiração infantil. O problema se torna mais agudo se o bebê estiver mais próximo do fumante (mesmo que esse adulto não esteja fumando ativamente).[17]

O gráfico também aborda uma questão mais fundamental para muitas famílias: será que os riscos permanecem mesmo quando a prática é realizada da maneira mais segura possível – ou seja, se o bebê mamar no peito e se nenhum dos pais fumar ou beber muito?

Os dados aqui dizem que sim. Para bebês que não dormem na mesma cama que os pais no grupo de menor risco, a estimativa é de 0,08 morte por SMSL a cada mil nascimentos. Para aqueles que dormem junto com os pais, é de 0,22. Nos Estados Unidos, a taxa geral de mortalidade infantil é de cerca de 5 mortes a cada mil nascimentos. Estamos tratando, portanto, de um aumento muito pequeno em relação à taxa de mortalidade geral. Para entender melhor essa relação, digamos que, entre as famílias que não apresentam outros fatores de risco, cerca de

7.100 delas teriam que evitar dormir na mesma cama que o bebê para que uma morte fosse evitada.

A descoberta de que essa prática acarreta um pequeno risco, mesmo quando realizada da forma mais segura possível, repete-se consistentemente em todos os estudos e, embora o tamanho exato do risco varie de um estudo para outro, todos estão numa faixa semelhante.[18] Os riscos se concentram no início da vida, e não parece haver nenhum risco elevado da prática depois que o bebê completa 3 meses e se nenhum dos pais beber ou fumar.

Juntando essas análises de risco, uma das principais conclusões que podemos extrair é que, se você vai colocar o bebê para dormir na sua cama, definitivamente não deve fumar nem beber muito, e seu par também não. Isso permitirá que você coloque o bebê para dormir ao seu lado com a maior segurança possível, embora não elimine completamente os riscos.

E pode haver benefícios também. O principal – que as mães citam com mais frequência – é que colocar o bebê para dormir na mesma cama é conveniente e, se você tentar mudá-lo de lugar, ele tende a acordar. Isso é uma grande verdade, pelo menos para alguns bebês, e provavelmente será algo que só você vai poder avaliar.

Quando o bebê desperta menos vezes, os pais podem dormir mais. Essa era a principal motivação para minha amiga Sophie e outros colegas, muitos deles médicos, dormirem com o bebê na mesma cama. Para Sophie e o marido, que trabalhavam e tinham outros dois filhos, não parecia viável ficarem acordados a noite toda, indo e voltando do berço. A questão não era onde o bebê dormiria melhor (a propósito, era na cama deles), e sim o fato de que eles simplesmente não dormiriam enquanto o bebê estivesse no berço. No fim das contas, Sophie e o marido decidiram que a melhor opção para toda a família seria colocá-lo na mesma cama.

Um segundo benefício possível, que podemos avaliar com dados, é a possibilidade de maior sucesso na amamentação. Existe com certeza uma correlação aqui: as mães que colocam o bebê para dormir na mesma cama também são mais propensas a amamentar e a continuar amamentando por mais tempo.[19] Mas isso não aponta necessariamente para causalidade. Sabemos, pelos dados, que as mulheres que têm um forte desejo de amamentar antes de dar à luz são mais propensas a colocar o bebê na mesma cama.[20] Pode ser que o desejo de amamentar as leve a fazer isso, e não o contrário. E, de fato, o único ensaio randomizado que avaliou esse tema não identificou nenhuma influência da cama compartilhada sobre a amamentação.[21]

Isso não significa que colocar o bebê para dormir na cama do casal não traga benefícios para a família, apenas que provavelmente não é uma receita mágica para amamentar melhor.

RECOMENDAÇÃO 3: "NO QUARTO DOS PAIS"

A Academia Americana de Pediatria desaconselha que o bebê durma na mesma cama dos pais, mas incentiva que ele durma no mesmo quarto durante os primeiros seis meses de vida para evitar o risco de SMSL. A justificativa é que os pais tendem a ficar mais atentos ao bebê se estiverem no mesmo cômodo.

As evidências que relacionam SMSL ao quarto compartilhado são muito menos completas do que aquelas que levam em conta o compartilhamento da cama. Os estudos têm a mesma estrutura básica, mas são menores e menos numerosos. Presta-se menos atenção a outros fatores que podem influenciar essa associação. Por exemplo, e se houver uma babá eletrônica no quarto do bebê? Isso bastaria? Não há evidências sobre isso.

Feita essa ressalva, podemos analisar os poucos estudos disponíveis.

Vejamos um exemplo concreto. Um estudo publicado no *British Medical Journal* em 1999 usou uma amostra de cerca de 320 mortes infantis e 1.300 bebês no grupo controle. Os autores argumentaram que deixar o bebê dormindo sozinho no quarto está associado a um maior risco de morte.[22] No entanto, os resultados do estudo são inconsistentes. Por exemplo, parece não haver risco quando consideram o local em que o bebê dormia com mais frequência, mas o risco é maior quando consideram o último local em que o bebê dormiu. O motivo disso não está claro e sugere que algo incomum aconteceu na última noite de vida.

Ao elaborar suas recomendações, a AAP citou esse e mais outros três estudos,[23] que mostram aumentos igualmente pequenos nas taxas de SMSL entre bebês que dormem no próprio quarto, mas os resultados não são muito convincentes. Todos eles tendem a ser muito sensíveis às variáveis para as quais os pesquisadores se ajustam e, o que é bem importante, os estudos, em sua maioria, não foram projetados para examinar especialmente o compartilhamento do quarto. Embora esses estudos sejam muito pequenos para analisar fatores atenuantes, os benefícios do compartilhamento do quarto parecem ser maiores se o bebê também dorme de bruços[24] e dependem do fato de os pais o colocarem para dormir na cama deles de vez em quando.[25]

Acho que qualquer pessoa pode debater os méritos do compartilhamento de quarto e, considerando os dados, creio que a recomendação da AAP de que isso seja feito até o primeiro ano de vida é problemática.

Por que digo isso?

A grande maioria – até 90% – das mortes por SMSL ocorre nos primeiros 4 meses de vida, portanto é muito improvável que o local de sono após essa idade impacte o risco de morte súbita. E temos respaldo nos dados. A escolha de compartilhar o quarto com o bebê, ou mesmo a cama, não parece afetar o risco de SMSL após 3 ou 4 meses de vida, pelo menos quando os pais não são fumantes.[26]

Isso significa que aparentemente não há nenhum benefício em estender o compartilhamento de quarto por tanto tempo. Há, no entanto, um custo real: o sono infantil. Num estudo de 2017, os pesquisadores avaliaram se o fato de uma criança dormir no mesmo quarto dos pais piorava o sono. Descobriram que sim. Aos 4 meses de vida, o tempo total de sono foi semelhante para todos os bebês, mas o sono teve menos despertares entre os bebês que dormiam sozinhos no próprio quarto. Isso faz sentido: um quarto exclusivo é mais silencioso.

Aos 9 meses, os bebês que dormiam sozinhos dormiam mais. Esse efeito foi maior para aqueles que já dormiam sozinhos aos 4 meses, mas também se aplicou a bebês que se mudaram para o próprio quarto depois disso. Mais notavelmente, essas diferenças ainda estavam presentes quando a criança já tinha 2 anos e meio: ela dormia 45 minutos a mais por noite se já dormisse sozinha aos 9 meses de vida. O sono é crucial para o desenvolvimento do cérebro infantil; não se trata de uma preferência egoísta dos pais. Claro, isso pode não ser causal – talvez os pais parem de dormir no mesmo quarto que o filho quando ele começa a dormir melhor –, mas é sugestivo.

Cabe dizer que, se você planeja treinar o sono do seu filho, isso será bem mais difícil se ele dormir no mesmo quarto que você. Além disso, a maioria das pessoas dorme melhor sem uma criança ao lado, e os pais estarem bem descansados também é importante.

Juntando tudo isso, acredito que as recomendações da AAP vão longe demais. Se você quiser compartilhar o quarto com o bebê, compartilhe. E talvez – *talvez* – os dados justifiquem uma leve recomendação a favor do quarto compartilhado nos primeiros meses de vida. Mas não parece razoável dizer às pessoas que elas devem manter um bebê no quarto delas por um ano, sacrificando o sucesso do sono a curto e longo prazos sem nenhum benefício claro no processo.

O sofá

Em quase todos os estudos que abordam o local onde o bebê dorme, a única coisa que se destaca pelo elevado grau de risco é colocá-lo para dormir no sofá junto com um adulto. As taxas de mortalidade resultante dessa prática são 20 a 60 vezes maiores que o risco basal. Não é difícil entender por quê: quando um adulto exausto adormece segurando um bebê no sofá, a criança pode facilmente ser sufocada por uma almofada. O mais lamentável é que, pelo menos no caso de algumas dessas mortes, o adulto só estava tentando evitar os riscos de dormirem na mesma cama. A ideia era ficar acordado, sentado no sofá, mas ele acaba dormindo sem querer. Compartilhar a cama tem seus riscos, mas é muito melhor do que pegar no sono no sofá segurando o bebê no colo.

RECOMENDAÇÃO 4: "SEM NADA MACIO POR PERTO"

A última orientação da AAP é não haver mais nada no berço além do bebê; nada de brinquedos, protetores de grade, cobertores ou travesseiros. Nada.

Essa provavelmente é a recomendação mais fácil de seguir. O berço fica lindo quando decorado, eu sei, mas não há razão para enchê-lo de brinquedinhos ou travesseiros (já os protetores de grade são outra história). A recomendação também vem a calhar para os pais que costumam viajar com o bebê. Não há quem aguente carregar o cobertor, o travesseiro preferido e uma dezena de bichinhos de pelúcia sempre que visita a casa da vovó.

Se puder limitar o número de coisas essenciais para o sono do seu filho, a logística da viagem agradece.

Quanto aos riscos, a recomendação de não colocar objetos no berço pode ser dividida em duas partes. Primeiro: não deve haver cobertor no berço. Essa conclusão se baseia nos resultados de vários estudos que já discutimos anteriormente. A probabilidade de os bebês que morreram de SMSL dormirem cobertos era maior do que a dos bebês do grupo de controle. A indústria de vestuário infantil encontrou uma solução para o dilema: o "cobertor vestível", que é basicamente uma bolsa com zíper que você veste no bebê. Uma vez que não há nenhum motivo real para ter outro tipo de cobertor, essa alternativa parece razoável.

A segunda parte da recomendação diz respeito aos protetores de grade, cujo uso é contraindicado pela AAP. Nos Estados Unidos, algumas cidades, como Chicago, proibiram sua comercialização, alegando risco de sufocamento.

Essa recomendação é um pouco mais complicada, já que os protetores têm sua função: sem eles, a criança pode ficar com as pernas e os braços presos entre as grades do berço. É muito pouco provável que isso seja fatal, mas certamente pode machucar.

É útil pensar na magnitude do risco dos protetores de grade. Um artigo de 2016 publicado no *Journal of Pediatrics* registrou todas as mortes nos Estados Unidos atribuídas a esses protetores entre 1985 e 2012.[27] Foram 48. Agora vamos contextualizar essa informação: durante esse período houve cerca de 108 milhões de nascimentos nos Estados Unidos e algo na faixa de 650 mil mortes infantis ao todo. Era de se esperar, portanto, que a eliminação dos protetores de grade nesse período reduzisse o risco de morte em cerca de 0,007%, evitando 1 a cada 13.500 mortes. Por outro lado, estimativas sugerem que a campanha incentivando os pais a colocarem o bebê para dormir de costas reduziu o risco de morte em aproximadamente 8% – evitando cerca de 1 a cada 13 mortes. Em outras palavras, a eliminação dos protetores de grade teria, na melhor das hipóteses, um efeito minúsculo sobre o risco.

Isso significa que você deva usá-los? Não necessariamente. Entre outras coisas, crianças maiores podem usar o protetor para "escalar" a grade do berço e cair, o que, por si só, já é perigoso. Significa apenas que o risco geral associado ao seu uso é pequeno.

FAZENDO ESCOLHAS

De posse dos dados, podemos fazer o que foi proposto no começo do capítulo: refletir sobre os riscos, entre eles os riscos de ocorrerem desfechos terríveis sobre os quais nem queremos pensar. No entanto, precisamos refletir sobre eles, de preferência contextualizando os efeitos e considerando o que funciona para cada família.

Examinando os resultados que vimos até agora, parece estar claro que é uma boa ideia colocar o bebê para dormir de costas, e evitar cobertores, travesseiros e outros objetos macios no berço. Evitar dormir no sofá também é altamente recomendado. Essas orientações têm as evidências mais convincentes e também são as mais fáceis de implementar.

Também parece estar evidente que o tabagismo dos pais eleva o risco de SMSL, sobretudo se o bebê dormir na mesma cama que eles.

Por fim, analisando os dados, temos que concluir que, em termos de risco de SMSL, as escolhas a respeito do lugar onde o bebê dorme – na sua cama, no seu quarto – importam muito mais nos primeiros 4 meses de vida.

Temos, portanto, um conjunto de escolhas a fazer nos primeiros meses: compartilhar a cama; compartilhar o quarto, mas não a cama; ou não compartilhar nenhum dos dois. E, como os dados sugerem que há algum risco em compartilhar a cama e, possivelmente, também em colocar o bebê para dormir sozinho no próprio quarto, podemos concluir que o mais seguro é deixar o bebê dormir no quarto dos pais, no berço dele, durante esses primeiros meses.

No entanto, essa configuração pode não funcionar para sua família. Vamos imaginar que você prefira que o bebê durma com você, na sua cama – talvez por uma questão de comodidade na hora de amamentar, ou simplesmente para tê-lo por perto.

Nesse caso, é grande a tentação de descartar as evidências sobre o risco. Há muitos pais que citam algum estudo que não mostra impactos significativos do compartilhamento da cama e que, portanto, provaria não haver riscos. Não é a forma mais racional de tomar essa decisão. Se você quiser fazer isso direito, precisa confrontar a ideia de risco, pensar em como minimizá-lo (se possível) e, em seguida, refletir se está disposto a correr esse risco minimizado.

Se for colocar o bebê para dormir ao seu lado na cama, não beba nem fume, tampouco encha a cama de cobertores e travesseiros. E pense no bebê: se ele nasceu prematuro ou com baixo peso, o risco inicial de SMSL é maior, e o aumento absoluto do risco de compartilhar a cama será maior também.

Por fim, é hora de realmente tentar refletir sobre os números.

Se analisarmos o gráfico da página 137 e imaginarmos que seu bebê nasceu a termo e que você está amamentando no peito e não fuma nem bebe (e seu par também não), as evidências vão sugerir que colocar o bebê para dormir na mesma cama aumentará o risco de morte em 0,14 a cada mil nascimentos. A taxa de mortalidade por acidentes automobilísticos no primeiro ano de vida é de cerca de 0,2 a cada mil nascimentos. Então o risco de compartilhar a cama com o bebê existe, mas é menor do que alguns riscos que você provavelmente já assume no dia a dia.

Quando tive meus filhos, dormir na mesma cama não era uma boa opção, tampouco dormir no mesmo quarto. Minha filha ficou no quartinho dela assim que chegou do hospital, e meu filho depois de algumas semanas. Fizemos o possível para limitar os riscos – nada no berço, uso de babá eletrônica –, mas, cientes de que dividir o quarto com o bebê não funcionaria para nossa família, aceitamos a possibilidade de algum aumento no risco.

Essa não é a escolha que todos farão, mas a conclusão é que *é* uma escolha. Se quiser colocar seu filho para dormir na mesma cama que você ou num quarto separado, pode tomar essa decisão pensando que os benefícios para toda a família superarão os riscos, sobre os quais você terá refletido com responsabilidade.

Resumindo

- Há evidências sólidas de que bebês que dormem de costas têm menor risco de SMSL.

- Há evidências moderadas de que é arriscado colocar o bebê para dormir ao seu lado na cama.
    - Esse risco é muito maior se você ou seu par fumarem ou beberem.

- Há algumas evidências, menores, de que é benéfico colocar o bebê para dormir no mesmo quarto que você.
    - Os benefícios dessa prática se restringem aos primeiros meses.
    - Se seu filho dormir sozinho após os primeiros meses, o sono dele pode ser melhor à medida que ele cresce.

- No berço:
    - Cobertor vestível: vale experimentar.
    - Protetores de grade: risco mínimo, embora os benefícios também sejam pequenos.

- Dormir no sofá com o bebê no colo é extremamente perigoso.

CAPÍTULO 7

Horários do bebê

Todos têm conselhos a oferecer às grávidas, principalmente se for a primeira gravidez. Uma das lembranças mais vívidas que tenho é de outra economista me explicando que é muito importante definir os horários do bebê *imediatamente* ao chegar do hospital. Você é quem deve impor os horários, decidindo quando o recém-nascido vai mamar e dormir. Os bebês adoram isso! (Foi o que ela me disse.)

Minha colega economista não era a única a acreditar nisso. Existe todo um exército de livros e métodos – sendo o *Nana, nenê* talvez o mais conhecido – sugerindo impor ao bebê horário para tudo assim que ele nasce. Especialistas recomendam que você tente aplicar uma estrutura desde cedo, enquanto é muito difícil prever quando o bebê vai dormir: a ideia é que ele adote essa estrutura e se adapte a ela. Pode ser uma ideia atraente para a mãe de primeira viagem, que ainda está tentando entender os hábitos do filho. Isso sem falar na possibilidade de os pais preverem melhor quando vão poder dormir.

Eu e meu marido não seguimos o conselho da nossa colega e, com Penelope, não impusemos nada. Quando engravidei de Finn, Jesse me enviou o print das mensagens que trocamos quando Penelope tinha mais ou menos 1 mês:

oster.emily (23:41:00): Quer fazer alguma coisa?

oster.emily (23:41:02): Qualquer coisa.

oster.emily (23:41:06): Quem sabe a gente consegue comer em algum momento?

oster.emily (23:42:08): Oi?

Observe que as mensagens foram enviadas quase à meia-noite. Não só Penelope não estava seguindo horário algum como, ao que parece, nós também não tínhamos horário para nada.

No fim das contas, ela acabou entrando num ritmo. Aliás, num ritmo bastante parecido com o das outras crianças: dormir à noite e começar tirando três sonecas durante o dia, depois duas, depois uma, até parar com as sonecas por completo. Mas cada uma dessas transições foi uma luta – não só a implementação como também a definição do horário certo. Lembro que, em algum momento dessa transição, nossa babá deixou Penelope sozinha na sala por apenas três minutos. Quando voltou, encontrou minha filha dormindo em cima da comida.

Não se trata apenas de conveniência ou de planejamento do dia. Dormir é importante! É importante para o desenvolvimento do bebê e para os pais. O humor do neném melhora muito quando ele dorme o bastante. Por outro lado, uma criança maiorzinha pode ter dificuldade de dormir à noite se cochilar muito durante o dia, o que significa que os pais não vão conseguir dormir também. Já se a soneca for muito curta, a criança pode ficar cansada demais para dormir à noite, mais uma vez comprometendo o sono dos pais.

Então qual a quantidade de sono suficiente e quando o bebê deve dormir? A pergunta parece simples, mas as respostas variam muito. Tomemos, por exemplo, dois dos principais livros sobre o assunto: *Bom sono*, do Dr. Richard Ferber, e *Healthy Sleep Habits, Happy Child* (Hábitos de sono saudáveis, criança feliz), do Dr. Marc Weissbluth. Ambos oferecem orientações sobre a quantidade de sono a ser esperada do seu filho.

O problema é que não existe consenso entre eles.

Ferber, por exemplo, diz que, aos 6 meses, um bebê deve dormir um total aproximado de 13 horas: pouco mais de 9 horas à noite e dois cochilos de 1 a 2 horas ao longo do dia. Weissbluth sugere que esse mesmo bebê de 6 meses deve dormir ao todo cerca de 14 horas: 12 horas à noite e dois cochilos de 1 hora. É uma diferença sugerida de quase 3 horas no sono noturno.

Weissbluth vai além e sugere que, se seu filho não dorme muito (por exemplo, se dorme só 9 horas à noite), isso é um problema sério. Cito aqui a passagem: "Bebês que dormiam menos não só tendiam a ser mais agitados e temperamentais, como também apresentavam um comportamento semelhante ao de crianças hiperativas. Mais tarde explicarei por que esses nenéns cansados e agitados são mais propensos a se tornar crianças gordas."[1] Pressão? Imagina!

Observe, porém, que Ferber recomenda 9 horas de sono à noite. E agora? Essa quantidade de sono é ideal ou seria o caminho para a obesidade?

Além disso, as faixas etárias para as várias transições importantes são amplas e podem ser vagas. Os livros costumam observar que, por volta das 6 semanas, os bebês começam a dormir mais à noite; aos 3 a 4 meses, os cochilos começam a se consolidar; por volta dos 9 meses, o terceiro cochilo desaparece; entre 12 e 21 meses, o segundo desaparece também; e, aos 3 a 4 anos, a criança deixa de dormir durante o dia. Nestas duas últimas transições em particular, a faixa é grande. Entre 12 e 21 meses é muito tempo!

Grosso modo, essas alegações se baseiam em médias da população como um todo. Vejamos uma metanálise sobre a duração do sono.[2] Os dois gráficos a seguir mostram, com base nessa análise, a duração esperada do período de sono mais longo (que é quase sempre noturno) e o número de cochilos, ambos plotados em relação à idade.

Podemos ver o surgimento de padrões gerais. Por volta dos 2 meses, há um grande salto no período médio de sono mais longo – é a consolidação do sono noturno. Isso aumenta mais devagar à medida que a criança cresce.

No segundo gráfico, vemos que 9 a 10 meses é o ponto em que o número médio de cochilos é 2; entre 18 e 23 meses, passa a ser 1.

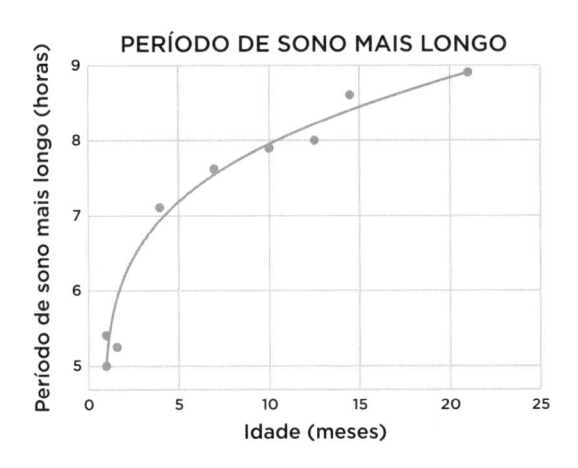

QUANTIDADE DE COCHILOS

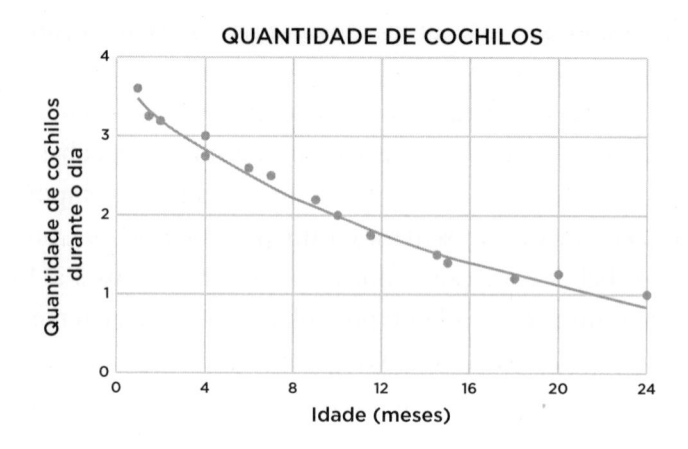

[Gráfico: Quantidade de cochilos durante o dia em função da Idade (meses), de 0 a 24 meses. A curva decresce de cerca de 3,5 cochilos para aproximadamente 1 cochilo por dia.]

O estudo também resume a duração total do sono; os recém-nascidos dormem em média 16 horas por dia, e 13 ou 14 horas por volta de 1 ano de idade.

Isso dá uma noção geral do que esperar de um bebê. É claro que seu filho provavelmente não estará na média exata, e esses gráficos não contemplam as diferenças entre um bebê e outro.

Para o mundo da pesquisa, uma das maiores inovações nos últimos anos tem sido a possibilidade de coletar dados por meio de aplicativos. Muitos pais anotam informações sobre os hábitos do filho no smartphone, incluindo hábitos de sono. Não é surpresa, portanto, que existam pesquisadores garimpando essa enorme quantidade de dados. Uma das vantagens de ter *tantos dados* é poder analisar as variações entre as pessoas.

Em 2016, cinco autores publicaram um artigo na revista *Journal of Sleep Research* usando dados de um aplicativo patrocinado pela Johnson & Johnson que permitia aos pais registrarem os padrões de sono dos bebês.[3] Os pesquisadores se concentraram nas pessoas que pareciam registrar as informações com mais exatidão e conseguiram isolar dados de 841 bebês durante um total de 156.989 sessões de sono. (Isso significa que o adulto médio no estudo registrou quase *duzentas* sessões de sono. É o que chamo de devoção aos dados.) A granularidade dos dados permite análises interessantes e, o mais importante, nos permite examinar como o sono varia de uma criança para outra.

Varia muito.

Vejamos, por exemplo, a questão da duração do sono noturno. Segundo esses dados, o bebê de 6 meses dorme, em média, 10 horas por noite. Ótimo, é mais ou menos o que vimos nos estudos que já mencionei. E o bebê no percentil 25 (ou seja, que não dorme muito)? Este dorme 9 horas. Já o bebê no percentil 75 dorme 11 horas por noite.

Bem, e se considerarmos os dados de *todos* os bebês de 6 meses? Encontraremos desde bebês que dormem pouco (cerca de 6 horas por noite) até bebês que dormem muito (15 horas).

Isso oferece um pouco mais de clareza: pelo menos parte da razão pela qual os livros são vagos é que não existe, de fato, uma resposta para a pergunta sobre a quantidade ideal de sono noturno do bebê.

Os dados sobre o sono diurno revelam variações semelhantes. Em média, a sessão de sono mais longa durante o dia aumenta de 1 hora para cerca de 2 horas nos primeiros 2 anos de vida, mas há uma enorme variação nisso: algumas crianças simplesmente não cochilam durante o dia, enquanto outras tiram uma soneca de até 3 horas ininterruptas.

Da mesma forma, o momento da transição de dois cochilos diurnos para um também apresenta grande variação. Por volta dos 11 meses, a maioria das crianças tira dois cochilos por dia, e aos 19 a 20 meses de vida a maioria tira só uma soneca diurna, mas há um longo período de transição nos dados, mostrando que a idade em que as crianças passam a tirar só um cochilo varia bastante.

Em suma, estabelecer uma rotina de sono para a criança envolve muitos aspectos subjetivos, e as tentativas de treinar o bebê provavelmente apresentarão algumas dessas variações. Mas *nem tudo* varia. Em particular, uma coisa que não mostra tanta variação é a hora de despertar. Por volta dos 5 ou 6 meses, os bebês em geral acordam entre 6h e 8h da manhã. Quando chegam aos 2 anos, o intervalo diminui – entre 6h30 e 7h30.

Associando a variação nas horas de sono noturno e a falta de variação no horário de despertar, podemos concluir naturalmente que o horário de início do sono varia muito. Se você acredita que seu filho precisa de muito sono, provavelmente deve colocá-lo para dormir mais cedo, já que não vai conseguir fazer com que ele durma até mais tarde. Colocá-lo para dormir tarde e esperar que ele durma até o meio-dia provavelmente não vai dar certo.

Há alguns complicadores quando se trata do segundo filho; o principal é a presença do irmão mais velho. Outras questões, porém, são mais fáceis e, pelo menos na minha experiência, a criação de uma rotina de horários é uma delas. Quem não tem filho segue uma rotina de adulto: acorda para trabalhar, janta tarde, talvez fique acordado até de madrugada vendo televisão, coloca o sono em dia nos fins de semana, às vezes dorme cedo, às vezes tarde.

Quando se tem um filho, quem define a rotina de horários é ele. A criança acorda entre 6h30 e 7h30, toma café da manhã, tira uma soneca, almoça, tira outra soneca, janta e dorme por volta das 19h30 (no mundo ideal). O segundo filho, quando chega, não entra nessa rotina imediatamente, é claro, mas você já conhece o caminho. As mensagens que Jesse me enviou pretendiam ser um aviso sobre o caos que nos aguardava, mas não chegou a tanto. É verdade que Finn ficava acordado durante a noite, mas eu estava ao lado dele – ou melhor, o berço dele estava bem ali ao meu lado, no nosso quarto – desde o primeiro dia. Seguimos a rotina de horários que tínhamos usado com Penelope, e ele realmente se adaptou mais rápido que ela.

A outra coisa que você percebe quando tem o segundo filho é que a loucura do primeiro ano um dia chega ao fim. Em algum momento, o bebê passa a ter uma rotina de sono mais previsível. Talvez não de imediato, talvez não como você imaginou, mas acontece. E talvez isso seja o que mais nos tranquiliza.

Resumindo

- Existem diretrizes gerais para estabelecer uma rotina de sono.

    - O sono noturno mais longo se desenvolve em torno dos 2 meses de vida.

    - As sonecas diurnas se consolidam em três cochilos regulares mais ou menos aos 4 meses.

    - Por volta dos 9 meses, passam a ser dois cochilos durante o dia.

    - Entre 15 e 18 meses, um cochilo apenas.

    - Por volta dos 3 anos, a criança já não dorme mais de dia.

- Há muitas diferenças nos padrões de sono entre uma criança e outra; na maior parte das vezes, é impossível controlar essa variação.

- A rotina mais consistente relacionada ao sono é o horário de despertar: entre 6h e 8h da manhã.

- Quanto mais cedo o bebê dormir, mais longo será o sono dele.

CAPÍTULO 8

Vacinas? Sim, por favor

Na década de 1950, cerca de 500 pessoas – a maioria crianças – morriam de sarampo a cada ano nos Estados Unidos, e 3 a 4 milhões contraíam essa infecção. Em 2016, a quantidade de óbitos infantis por sarampo foi zero nos Estados Unidos, e estima-se que tenham ocorrido 86 casos da doença.[1]

Há uma razão muito simples para essa queda tão drástica: o desenvolvimento de uma vacina contra o sarampo.

As vacinas foram uma das conquistas mais significativas dos últimos 100 anos no âmbito da saúde pública (o saneamento básico é outra conquista, menos cercada de controvérsias). Em poucas palavras, as vacinas contra males como coqueluche, sarampo, varíola e poliomielite salvaram milhões de vidas ao redor do mundo. A vacina contra catapora evitou os desconfortos da doença, como coceira intensa, e também algumas mortes. A vacina anti-hepatite B reduziu a incidência de câncer de fígado. Igualmente cruciais são as vacinas mais recentes: a do HPV tem o potencial de reduzir bastante as taxas de câncer de colo do útero.

Apesar disso, a vacinação continua sendo um dos pontos menos pacíficos entre as mães. Há quem não queira vacinar os filhos com medo de a vacina causar lesões, autismo ou outros efeitos inespecíficos. Há também quem queira adiar sua aplicação acreditando que os riscos diminuem com o espaçamento entre as vacinas.

Essas preocupações – que vêm aumentando ao longo do tempo – têm impactos visíveis nos surtos de doenças. Após a pandemia de covid-19, houve um declínio nas taxas de vacinação para enfermidades comuns, o que provocou vários surtos de sarampo nos Estados Unidos. O sarampo é uma doença altamente contagiosa – seu vírus sobrevive nas superfícies por várias horas – e pode ser grave e até fatal. Com a queda nas taxas de vacinação, os bebês com menos de 1 ano ficam muito suscetíveis, já que ainda não têm idade para ser vacinados.

Um aspecto surpreendente da oposição às vacinas é que ela tende a ser mais inflexível em regiões onde o grau de instrução dos pais é mais elevado. Em geral, pessoas com grau de instrução mais alto tendem a ser menos suscetíveis a problemas de saúde comuns, como doenças cardíacas, obesidade e diabetes. Entretanto, no caso das vacinas, a correlação muitas vezes segue o sentido inverso. As regiões onde os pais são mais escolarizados têm, em média, taxas de vacinação *mais baixas*.[2] Isso sugere que não é necessariamente a falta de informação que atrapalha a opção pela vacina.

O consenso científico sobre as vacinas é extremamente claro: elas são seguras e eficazes. Incontáveis médicos e organizações de saúde, além de entidades governamentais e não governamentais, sustentam essa conclusão. No entanto, ainda existem pais, muitos deles com alto grau de escolaridade, que optam por não vacinar os filhos, mesmo após cuidadosa reflexão. Vale a pena, portanto, pelo menos avaliar as evidências.

HISTÓRICO

As vacinas sempre despertaram desconfiança. Prerna Singh, uma colega minha na Universidade Brown, estuda a resistência que a vacinação – neste caso, contra a varíola – enfrentou ao ser introduzida na China e na Índia. Naquele contexto, as preocupações se concentravam nos danos que a vacina poderia causar e na desconfiança de sua eficácia.

Hoje, a maior preocupação com as vacinas seria uma possível associação com o autismo, embora uma onda de desconfiança já tenha sido vista na década de 1970. Naquela época, uma série de relatos de casos sugeria que a vacina contra a coqueluche – administrada como parte da tríplice bacteriana – poderia estar associada a lesões cerebrais infantis. Posteriormente se verificou que essa associação não tinha qualquer embasamento científico, mas, motivadas por tais suspeitas, várias ações judiciais foram movidas contra os fabricantes de vacinas.

A ameaça dessas ações judiciais foi suficiente para paralisar a produção da vacina quase por completo. Os preços subiram e a disponibilidade caiu. A falta de acesso à vacina representou um risco significativo para a saúde pública. Em resposta, o Congresso dos Estados Unidos aprovou, em 1986, o National Childhood Vaccine Injury Act, uma lei que protege as empresas de ações judiciais relacionadas a vacinas compulsórias. Cidadãos que alegam terem sido prejudicados pelas vacinas podem pleitear uma indenização ao governo federal, mas não podem mover ações compensatórias contra o fabricante.

Um efeito colateral infeliz dessa (sensata) solução política é que ela parece implicar que as lesões causadas pelas vacinas constituem um risco real e expressivo. (Chamá-la de "Lei Nacional de Lesões por Vacinas Infantis" não ajuda.) Na prática, o que motivou a aprovação da lei foram as ações judiciais movidas por pessoas influenciadas por pesquisas falhas, e não qualquer risco real associado às vacinas. A política continua em vigor e, infelizmente, de certa forma sustenta as alegações contemporâneas de que a vacinação é perigosa.

Outra onda de oposição às vacinas foi deflagrada por um ex-médico ("ex" porque sua licença médica acabou sendo cassada) chamado Andrew Wakefield.[3] Em 1998, Wakefield publicou um artigo no conceituado periódico *The Lancet* sugerindo uma associação entre autismo e vacinas.[4] O artigo é um resumo de 12 estudos de caso. Essas 12 crianças tinham autismo, e o artigo afirmou que, em pelo menos 8 – talvez mais – dos 12 casos, os sintomas do autismo começaram logo depois que a criança tomou a vacina tríplice viral, contra sarampo, caxumba e rubéola (SCR).

Para comprovar essa associação, Wakefield apresentou um mecanismo hipotético relacionado a problemas gastrointestinais.

O primeiro ponto que devemos considerar é o seguinte: a conclusão do artigo está errada. Outras evidências, melhores, tanto anteriores quanto posteriores à publicação do artigo, refutam essa relação (falaremos mais sobre isso nas próximas páginas). Para início de conversa, um relato vago de 12 crianças não é uma evidência forte, portanto não surpreende que não tenha se sustentado.

Mas acontece que o artigo também era fraudulento. Ao contrário do que Wakefield afirmara, as crianças incluídas na amostra foram escolhidas especificamente por ele para sustentar sua conclusão. Além disso, muitos dos fatos relatados foram falsificados, com detalhes alterados para fazer com que o surgimento dos sintomas do autismo parecesse mais próximo ao momento da vacinação. Sintomas que surgiram seis meses ou mais após a vacina foram relatados de modo a sugerir que haviam aparecido uma ou duas semanas depois.

Por que Wakefield fez isso? Ele estava planejando mover uma ação contra os fabricantes de vacinas, e o artigo seria parte das provas. Sua motivação foi uma só: dinheiro.

Em 2010, o *The Lancet* tirou o artigo de circulação e Wakefield perdeu a licença médica. Mas o estrago já estava feito, e Wakefield nunca admitiu que o artigo era fraudulento nem pediu desculpas. Ele continua viajando pelo mundo, pregando suas teorias desacreditadas.

Entre os aspectos mais insidiosos desse episódio está o fato de ter reavivado preocupações gerais de que as vacinas não são seguras. Algumas pessoas não acreditam na associação com o autismo, mas continuam acreditando que as vacinas podem causar algum outro tipo de lesão. Sites do movimento antivacina citam, por exemplo, preocupações com o alumínio nas vacinas e com o risco de que a ativação do sistema imunológico cause lesões cerebrais.

Esses sites parecem se basear em evidências; citam artigos e estudos para sustentar sua posição. Por outro lado, organizações como os Centros de Controle e Prevenção de Doenças (CDC) e a Academia Americana de Pediatria garantem que a vacinação é segura. Um dos problemas, no entanto, é que essas entidades raramente confrontam a literatura antivacina. Pouco fazem para explicar por que os artigos citados em sites antivacina são problemáticos (se são). Assim, às vezes parece que o lado antivacina é sério e baseado em evidências, enquanto o lado pró-vacina está apenas insistindo que você confie nele.

Não é o caso. As recomendações da AAP e de outras instituições de saúde se baseiam na avaliação cuidadosa e completa de todos os possíveis riscos da vacinação.

SEGURANÇA DAS VACINAS

Em 2011, o Instituto de Medicina (IOM) dos Estados Unidos publicou um relatório de 900 páginas intitulado *Adverse Effects of Vaccines: Evidence and*

Causality (Efeitos adversos das vacinas: evidências e causalidade).[5] (Sei o que você está pensando: vou ler nas férias!)

A obra é produto de anos de trabalho de muitos pesquisadores e profissionais. Sua tarefa era assustadora: avaliar as evidências de associação entre vacinas comuns e um enorme conjunto de possíveis "eventos adversos".

Eles avaliaram as evidências – de mais de 12 mil artigos – para 158 combinações de eventos adversos das vacinas. O que isso significa? Para cada vacina, os autores procuraram evidências para uma possível ligação com qualquer risco alegado. Os riscos ali foram chamados de *eventos adversos*. Assim, os autores buscaram, por exemplo, evidências para a correlação entre a vacina tríplice viral e convulsões.[6]

Que tipo de evidências eles buscaram?

Primeiro, relatos de eventos adversos: os CDC reúnem todos os relatos de eventos adversos que as pessoas (pais, médicos, etc.) atribuem à vacinação. Tente você mesmo: se buscar na internet relatos de associação entre a vacina tríplice viral e o autismo, encontrará um grande número de relatos de pais alegando que os filhos desenvolveram sintomas do espectro autista logo após tomarem a vacina. Talvez você conclua que esses relatos são suficientes para pelo menos provar alguma associação entre vacinas e autismo – mas as evidências desse tipo são tênues, na melhor das hipóteses.

Façamos uma analogia: imagine que as pessoas acreditem que cortar as unhas do bebê é clinicamente perigoso, pois poderia provocar doenças ou outras complicações. E imagine que tenhamos um sistema de registro de eventos adversos associados a cortar as unhas do bebê.

Você muito provavelmente encontraria ali todo tipo de relato. Haveria pais dizendo que, no dia seguinte ao corte das unhas, o bebê teve uma febre terrível. Outros diriam que o bebê teve diarreia líquida. Haveria relatos de crianças que não dormiram bem durante os dias que se seguiram e de bebês que choraram incontrolavelmente por horas.

Tudo isso poderia ter acontecido. Mas não haveria uma associação causal com o corte das unhas! Às vezes bebês têm febre; às vezes têm diarreia. A maioria dos bebês não dorme bem e outros choram muito. Para descobrir se houve alguma associação real, seria necessário conhecer a taxa básica geral de ocorrência desses eventos – ou seja, a probabilidade de terem acontecido sem que as unhas do bebê fossem cortadas. Mas não existe sistema de relatos para isso. Não existe um site no qual os pais possam registrar cada cocô estranho que o bebê faz.

Você teria que tentar entender se esses eventos adversos de fato parecem mais comuns entre bebês cujas unhas são cortadas. Isso é especialmente difícil para coisas que acontecem o tempo todo, como choro de bebê.

Mas você também poderia aprender algo com essa compilação de efeitos adversos. Ali você veria muitos relatos de machucados nos dedos – cortes que precisam no máximo de um curativo. Cortes no dedo *não* acontecem o tempo todo, e há uma relação óbvia entre esses machucados e o corte das unhas. Assim, você provavelmente concluiria que há uma associação entre cortar as unhas do bebê e machucar acidentalmente os dedos dele, o que é verdade (Penelope seria pelo menos um relato de caso).

Mas como saber se a febre é um efeito real da mesma forma que o machucado no dedo? Como podemos usar os relatos como evidências de associação?

No relatório do IOM, os autores usaram relatos em combinação com evidências sobre mecanismos. Existiria alguma razão biológica para acreditar na existência de determinada relação? Em alguns casos, a ligação biológica era tão plausível que os pesquisadores chegaram a conclusões com base apenas nos relatos de eventos adversos. Em outros, que careciam de um mecanismo lógico, seriam necessárias mais evidências para se chegar a uma conclusão.

A segunda grande evidência vem de "estudos epidemiológicos", que, nesse caso, comparam crianças vacinadas com crianças não vacinadas. Os estudos epidemiológicos normalmente não são randomizados, mas podem ter uma escala bem grande. Se os eventos adversos relatados forem sustentados por associações causais na população em geral, pode-se argumentar que existe tal relação, mesmo que o mecanismo não seja óbvio.

O relatório do IOM classificou as 158 possíveis associações em quatro categorias: "sustentação convincente" (há uma relação causal plausível entre a vacina e o evento adverso), "corroboração favorecida" (provavelmente há uma relação causal), "refutação favorecida" (a relação é improvável, com base nas evidências disponíveis) ou "evidência insuficiente".

A grande maioria das associações tem evidências insuficientes. Isso inclui a associação entre a vacina tríplice viral e a esclerose múltipla ou entre a tríplice bacteriana e a SMSL. Nesses casos, os autores não encontraram nenhuma boa evidência que sustentasse a correlação, mas também não encontraram evidências para refutá-la firmemente. Isso nem sempre significa que não há evidências. Na maioria dos casos, existe algum relato advindo do sistema de eventos adversos. Mas, quando os autores analisam a questão mais a fundo, parece improvável que haja uma relação de causalidade.

Chegar a uma conclusão assim é um tanto frustrante. Basicamente, aquilo em que você acreditava antes (sua "crença anterior", como se fala em estatística) continuará igual depois de examinar as evidências. Se as pessoas já acreditam que as vacinas são seguras, nada servirá de argumentação contrária. Por outro lado, se já acreditam que as vacinas são perigosas, nada refutará essa crença. Para quem de fato quer acreditar que as vacinas são prejudiciais, essa falta de evidência pode, de certa forma, servir de argumento. Por exemplo: "Não se pode descartar a existência de uma associação entre a tríplice viral e a esclerose múltipla." Com base nesse mesmo raciocínio, não se pode descartar uma associação entre cortar as unhas do bebê e esclerose múltipla. A única diferença é que ninguém acredita nesta última associação.

Em geral, é muito difícil *provar* que não existe relação entre dois eventos. Se estivermos preocupados com uma associação mínima, precisaríamos de amostras bastante numerosas para rejeitá-la estatisticamente. Não costumamos ter amostras grandes assim. Seria ótimo dispor de mais evidências, mas o IOM só pode trabalhar com o que tem.

Dos 17 casos que o IOM considerou relevantes para tirar conclusões, 14 tinham sustentação convincente ou corroboração favorecida. Pode parecer assustador, mas é importante analisar com cuidado quais são esses riscos.

Primeiro, no caso de muitas vacinas (todas, exceto a tríplice bacteriana), há o risco de reação alérgica. As reações alérgicas a vacinas são extremamente raras (cerca de 0,22 em 100 mil vacinas) e podem ser tratadas com anti-histamínico ou, em casos extremos, com uma injeção de adrenalina. Tais reações representam metade dos riscos documentados no sistema de relatos.

Em segundo lugar, às vezes ocorrem desmaios após a vacinação, principalmente entre adolescentes. Não está claro qual é o mecanismo, mas o desmaio não tem consequências a longo prazo. Esse evento adverso representa dois dos riscos com sustentação convincente.

Existem também vários casos em que as vacinas estão associadas a riscos mais graves. No entanto, nesses casos, os riscos costumam ser *extremamente pequenos*. Um exemplo é a associação entre a vacina tríplice viral e a "encefalite por corpúsculos de inclusão do sarampo". Trata-se de uma gravíssima complicação da infecção por sarampo, muito rara e quase sempre fatal, que ocorre a longo prazo em indivíduos imunocomprometidos. A pergunta do IOM era se alguém também poderia apresentar o quadro depois de tomar a vacina contra o sarampo. No relatório, os autores examinaram três casos em que exames subsequentes de crianças diagnosticadas com a doença revelaram que, muito provavelmente, elas foram expostas ao sarampo por meio da vacinação, não por meio de um caso da doença.

Diante dessas evidências – de que esse é um risco do vírus do sarampo e de que as três crianças não foram expostas à doença clínica do sarampo –, concluiu-se que, naqueles casos, a vacina provavelmente causou a doença.

Essa associação foi categorizada como "sustentação convincente". É importantíssimo deixar claro, porém, que isso não significa que seja um risco com o qual todos devam se preocupar. Afeta apenas crianças imunocomprometidas e, mesmo assim, é rara. Há apenas *três* relatos de casos na história da vacinação. Se seu filho tem um problema imunológico, você saberá disso e conversará sobre vacinação com seu médico. Para crianças saudáveis, simplesmente não é um risco que você deva considerar ao decidir se vai ou não vacinar seu filho.

Problemas semelhantes surgem em crianças imunocomprometidas que tomam a vacina contra catapora. De novo, são complicações extremamente raras. Há uma associação com a vacina, mas isso não quer dizer de modo algum que sejam cenários com os quais você deva se preocupar.

Há, por fim, um risco vacinal mais comum que, embora não seja grave, pode ser assustador. A vacina tríplice viral está associada a crises febris – convulsões que ocorrem em bebês ou crianças pequenas que apresentam febre alta. Normalmente não há consequências a longo prazo, mas as crises são muito assustadoras no momento em que ocorrem.

Esse evento adverso é comum o suficiente para que possamos estudar sua associação com as vacinas usando grandes conjuntos de dados. Cerca de 2% a 3% das crianças nos Estados Unidos terão uma crise febril antes dos 5 anos (a maioria dos casos sem relação alguma com a vacina).[7] Vários estudos constataram que a probabilidade de ocorrência dessas crises quase dobra no período de 10 dias após a vacinação com a tríplice viral.[8] Na verdade, são mais prováveis em crianças que tomam a primeira dose da tríplice viral mais tarde (ou seja, com mais de 1 ano); esse é um motivo para vacinar no tempo certo, e não adiar a vacinação.

Uma coisa que o relatório do IOM não aborda, mas que o médico provavelmente vai explicar, é que muitos bebês ficam irritáveis depois que tomam vacinas. Aprendi sobre isso da maneira mais difícil. Por algum motivo, marcamos um grande brunch para nossos alunos em nossa casa assim que Penelope tomou as primeiras vacinas. Detalhe: não tínhamos paracetamol em gotas em casa. Jesse acabou fazendo sala aos alunos sozinho, enquanto eu corria até a farmácia com Penelope berrando, histérica. Que dia. Pelo menos, na manhã seguinte, a tempestade já havia passado.

Essa irritabilidade – muitas vezes acompanhada de febre – pode ser incômoda, mas não deve ser motivo de preocupação. O organismo do bebê está se esforçando para criar anticorpos contra um vírus, e esse esforço tem seus efeitos colaterais. Mas não precisa se preocupar. Lembre-se apenas de ter paracetamol infantil na sua farmacinha (apesar do que você talvez tenha lido por aí, o uso de paracetamol não afeta a eficácia da vacina).

Esses são os riscos associados às vacinas que têm sustentação nos dados. Mas e quanto às associações que *não* têm fundamento? O relatório do IOM refuta explicitamente várias associações. Uma delas é a correlação entre a tríplice viral e o autismo, sugerida por Andrew Wakefield no artigo da *The Lancet*.

Há uma série de estudos de grande porte sobre essa associação. O maior deles incluiu 537 mil crianças – todas nascidas na Dinamarca entre 1991 e 1998. Nos dados dinamarqueses, os autores conseguiram associar as informações sobre vacinação ao diagnóstico posterior de autismo ou transtornos do espectro autista. Não encontraram evidências de que crianças vacinadas eram mais propensas ao autismo; quando muito, os resultados sugeriam que as crianças vacinadas eram *menos* propensas a receber esse diagnóstico.[9]

Há muitos estudos semelhantes, alguns deles incluídos no relatório do IOM, outros mais recentes. Um estudo se concentra em crianças que têm uma irmã ou irmão mais velho com autismo e que, portanto, são mais propensas a estar no espectro autista também. Novamente, os pesquisadores não encontraram nenhuma associação com a vacina tríplice viral.[10]

Não há nenhum mecanismo pelo qual isso ocorreria, e estudos controlados realizados com macacos também não revelaram nenhuma associação plausível.[11] *No fim das contas, simplesmente não há razão alguma para acreditarmos na associação entre autismo e vacinas.*[12]

Não é justo afirmar que as vacinas não apresentam riscos. Seu filho pode muito bem ter febre. Também é possível (embora bastante improvável) que essa febre provoque uma crise convulsiva. Também é possível (embora, de novo, muito, muito improvável) que ele possa apresentar uma reação alérgica.

Mas é sensato afirmar que não existem evidências de que as vacinas causem efeitos adversos significativos a longo prazo em crianças saudáveis.

EFICÁCIA DAS VACINAS

Quem mora nos Estados Unidos tem a sorte de viver num lugar onde a maioria das pessoas se vacinam, sendo rara a ocorrência de doenças que as vacinas podem evitar. Há poucos casos de crianças com coqueluche, e menos ainda com sarampo ou caxumba. Mas não seria assim se as pessoas parassem de se vacinar. Todas essas doenças existem ao nosso redor e, se não fossem as vacinas, as infecções seriam comuns.

A vacinação confere excelente proteção contra doenças, mas não é perfeita. No caso da coqueluche, por exemplo, com o tempo a imunidade diminui. De todo modo, vários estudos mostraram que, mesmo em lugares com alta taxa de vacinação, crianças vacinadas têm menos probabilidade de se infectar.[13] Durante um surto de sarampo originado na Disneylândia em 2015, as crianças que contraíram a doença, em sua maioria, não haviam sido vacinadas.

Se, apesar dessas evidências, você continua com receio de vacinar seu filho, talvez se sinta tentada a confiar na vacinação dos outros. É a chamada "imunidade de rebanho": se uma quantidade grande o suficiente de pessoas está vacinada, a doença acaba perdendo terreno, e toda a população – o rebanho – fica imune. E é verdade que, se seu filho for literalmente a *única* criança que não está vacinada na sua região, e você nunca for a lugares em que haja outras crianças não vacinadas, é quase certo que ele não contrairá essas doenças.

Mas até que ponto isso é viável? Por um lado, muitas regiões dos Estados Unidos têm taxas de vacinação abaixo do necessário para a imunidade de rebanho: em alguns lugares, as taxas da tríplice viral estão em torno de 80%; é preciso haver uma taxa de pelo menos 90% para se ter uma esperança de chegar à imunidade de rebanho. A coqueluche é mais comum e requer taxas de vacinação ainda mais altas para surtir esse efeito coletivo. Resultado: cerca de metade dos municípios nos Estados Unidos têm pelo menos um caso de coqueluche a cada ano. Muitos têm mais. Mesmo que você se concentre apenas nos riscos para seu filho, há boas razões para vaciná-lo.

E vale dizer que a vacinação é pró-social. Se todos tentassem fazer o que os economistas chamam de "efeito carona" e não vacinassem seus filhos, não haveria vacinação e as doenças estariam à solta. Algumas crianças não podem ser vacinadas devido a deficiências imunológicas, câncer ou outras complicações; a vacinação de crianças saudáveis protege essas crianças vulneráveis.

A maioria das pessoas nascidas nos últimos quarenta anos não viveu a época em que as doenças para as quais vacinamos nossos filhos eram comuns. Talvez você já tenha ouvido falar de uma ou duas crianças que pegaram sarampo, mas elas provavelmente melhoraram, já que a grande maioria das pessoas se recupera da doença. A maioria de nós não conhece ninguém que tenha morrido de uma doença que a vacina poderia evitar. Mas pode acontecer e, quando essas doenças são comuns, acontece mesmo.

Vale lembrar que as pessoas podem ter reações terríveis até mesmo a doenças que, em sua maioria, não são tão graves. Talvez você pense na catapora como uma doença bastante benigna, que provoca intensa coceira. Mas, antes do advento da vacina, a catapora causava cerca de 100 mortes e 9 mil hospitalizações por ano. As mortes por coqueluche – 10 a 20 por ano – continuam ocorrendo, principalmente em bebês que são muito pequenos para serem vacinados e, portanto, dependem da vacinação de outras pessoas para protegê-los.

As vacinas podem parecer uma perda de tempo principalmente para quem não testemunhou nem vivenciou uma epidemia – afinal, para que dar uma injeção na criança sem motivo? Mas a verdade é que as vacinas são cruciais. Previnem doença, sofrimento e morte.

ATRASOS NO CALENDÁRIO DE VACINAÇÃO

Alguns pais receosos optam por atrasos no calendário vacinal, espaçando as vacinas em vez de administrarem aos filhos várias de uma vez só.

Não há razão para fazer isso, dadas as evidências que já discutimos. Na verdade, o risco de haver uma crise febril aumenta se a vacina tríplice viral for adiada.[14] Atrasar as vacinas não ajuda a evitar nenhum dos poucos eventos adversos atribuídos à vacinação. Além disso, você terá o trabalho dobrado de levar seu filho ao posto de saúde ou à clínica de vacinação várias vezes; garanto que ele não vai gostar nem um pouco.

O único lado bom que vejo em atrasar as vacinas é a possibilidade de estimular alguns pais a vacinarem os filhos quando não fariam de outra forma. Antes tarde do que nunca, embora em muitos casos – como no da vacina contra rotavírus – haja bons motivos para cumprir o calendário. A primeira dose da vacina contra a hepatite B é administrada nos primeiros dias de vida da criança e, no caso improvável de hepatite B não diagnosticada na mãe, pode impedir o futuro desenvolvimento de câncer de fígado na criança.[15] Portanto, há razões para começar cedo.

Alguns médicos temem também que a opção de atrasar o calendário vacinal passe a impressão de que as pessoas têm motivo para ficar receosas. Será que isso não desestimularia a vacinação? É uma teoria interessante, mas não há muitas evidências que a sustentem.

VACINAS SAZONAIS

Até aqui abordamos as vacinas infantis mais comuns. Além delas, existem imunizações para vírus respiratórios sazonais. As vacinas da gripe e da covid-19 são recomendadas tanto para bebês quanto para crianças maiores. Para os bebês, existem opções com anticorpos (que tecnicamente não são vacinas) contra o vírus sincicial respiratório (VSR). Essas imunizações diferem das vacinas de rotina porque são atualizadas anualmente e porque não oferecem proteção completa. Alguém que tenha tomado a vacina contra o sarampo tem mais de 99% de proteção. Já a vacina da gripe, na maioria dos anos, oferece cerca de 50% de proteção, embora em geral previna complicações mais graves.

Em algum momento você terá que decidir se seu filho tomará ou não as vacinas sazonais, então vejamos cada uma delas.

Gripe

A gripe sazonal mata um grande número de norte-americanos todos os anos – segundo estimativas dos CDC, o número de vítimas letais varia de 15 a 50 mil. A mortalidade da gripe é maior em bebês e, especialmente, em idosos. No entanto, crianças em idade escolar são o grupo com maior probabilidade de pegar gripe, pois as escolas são locais de alto risco de transmissão. As vacinas da gripe são reformuladas todos os anos porque a cepa circulante muda, por isso é necessário se vacinar anualmente.

A vacina da gripe sazonal é um método eficaz de prevenção. Constatamos isso ao analisar as taxas de vacinação infantil com base no mês de nascimento. Nos Estados Unidos, crianças nascidas no outono têm maior chance de tomar a vacina da gripe, porque a data das consultas pediátricas muitas vezes coincide com a época da vacinação. Essas crianças têm menos probabilidade de contrair gripe e de transmiti-la a familiares idosos.[16] O melhor momento para vacinar o bebê contra a gripe é no início do outono. A partir dos 6 meses ele já pode ser vacinado.

Covid-19

Assim como a vacina da gripe, a da covid-19 é reformulada todos os anos para combater as variantes circulantes, além de reduzir o risco de complicações graves e hospitalizações. No entanto, parece ter apenas um pequeno impacto no risco de infecção.

Uma distinção importante entre a covid-19 e a gripe é o perfil etário: o risco de complicações graves e hospitalizações em pessoas mais jovens, principalmente crianças, é muito mais baixo na covid-19. Apesar disso, é importante notar que bebês menores de 1 ano são mais suscetíveis que crianças maiores, portanto recomenda-se fortemente vaciná-los com a primeira dose a partir dos 6 meses de vida.

VSR

De todos os vírus sazonais, o VSR é o que oferece risco mais alto ao bebê, pois está associado a um número significativo de hospitalizações e óbitos, em especial em bebês prematuros. Em geral, as pessoas contraem o VSR várias vezes ao longo da vida, e, quanto mais tarde se contrai o vírus, menor a gravidade da doença – por isso há menos necessidade de imunização em adultos e crianças maiores. Já para os bebês (e idosos), a proteção contra o VSR é crucial.

Há duas opções para proteger o bebê contra o VSR. Uma é a vacina administrada no final da gestação, que fornece anticorpos ao feto. A outra é um anticorpo monoclonal (que tecnicamente não é uma vacina, mas tem impactos semelhantes), que pode ser administrado em bebês na primeira temporada do vírus. Lembre-se apenas de que as opções são excludentes – escolha uma ou outra. Ambas se mostraram extremamente eficazes na prevenção da doença e das hospitalizações – em estudos randomizados, os riscos diminuíram 65% a 75%.[17] Converse com seu médico e decida se a melhor opção é se vacinar durante a gestação ou imunizar seu bebê depois que ele nascer. Qualquer que seja sua escolha, não deixe de implementá-la.

Resumindo

- As vacinas são seguras.
  - Um percentual muito pequeno de pessoas tem reações alérgicas, que são tratáveis.
  - Os eventos adversos são raríssimos e ocorrem basicamente em crianças imunocomprometidas.
  - Os riscos mais comuns são febre e crises febris, que também são raras e não causam danos a longo prazo.
  - Não há evidências de correlação entre vacinas e autismo, e são muitas as evidências que refutam essa associação.
- As vacinas previnem que as crianças adoeçam.
- Sugere-se vacinar todas as crianças a partir dos 6 meses contra a gripe sazonal.
- É aconselhável dar a primeira dose da vacina de covid-19 ao bebê na idade de 6 meses; a vacinação sazonal de rotina também pode ser recomendada.
- Recomenda-se veementemente à gestante e à criança a vacina contra o vírus sincicial respiratório (VSR).

CAPÍTULO 9

Ficar em casa ou trabalhar fora?

Nenhum dilema na vida das mães tem tanto peso quanto a decisão de voltar ou não a trabalhar. Tenho uma amiga cujo filho foi surpreendido com a seguinte pergunta na escola: "Que tipo de mãe você tem? A minha fica em casa." Ao que o menino respondeu: "A minha fica no trabalho."

A própria formulação da pergunta – que *tipo* de mãe você tem? – já reflete grande parte do problema. Muitas mulheres sentem que a escolha entre ficar em casa e trabalhar fora determina profundamente que tipo de mãe (e pessoa) elas são.

Além disso, ou talvez como resultado, esse é um tema que envolve muita tensão e infelicidade. Mulheres que trabalham fora (algumas, pelo menos) relatam que se sentem culpadas por não estarem com os filhos o tempo todo. As que não trabalham (ou pelo menos algumas delas) relatam que se sentem isoladas e às vezes desrespeitadas. E, mesmo quando estamos satisfeitas com nossas escolhas pessoais, surgem julgamentos de todas as direções:

"Como assim você não estava disponível para acompanhar sua filha à excursão da escola? Ah, já sei, o trabalho. Que chato... ela ficou perguntando por você o tempo todo."

"E você, o que faz? Ah, fica em casa e *só* cuida das crianças? Eu jamais faria isso. Precisam de mim no trabalho."

Isso tem que parar. Julgar os outros é inútil e contraproducente.

Em primeiro lugar, a discussão se baseia em papéis de gênero, o que não ajuda em nada. A escolha de ter ou não um dos pais em casa para cuidar dos filhos cabe à família. Mas por que tem que ser a mãe? Não precisa ser assim. As pessoas precisam aprender que "cuidar dos filhos" também é função do pai. Isso sem mencionar as famílias com duas mães, dois pais, mãe solo...

É hora de começarmos a formular a pergunta de outra maneira. Em vez de "Que tipo de mãe eu vou ser?", pergunte-se: "Qual é a configuração ideal de trabalho para os adultos na minha casa?" Não soa natural, eu sei, mas talvez seja mais útil na hora de tomar uma decisão.

Em segundo lugar, a discussão ignora o fato de que nem sempre se trata de uma escolha. Muitas famílias não conseguem sobreviver – ou seja, ter um teto e comida na mesa – sem que todos os adultos da casa trabalhem.

O objetivo deste capítulo é oferecer alguma orientação para as famílias que têm a sorte de poder escolher. E o ideal é que essa escolha seja feita com base na teoria das decisões e nos dados concretos, não nos sentimentos de culpa e vergonha.

ESTRUTURANDO A DECISÃO

Como devemos refletir sobre a escolha de trabalhar fora ou ficar em casa? Eu diria que existem três componentes:

1. O que é melhor para o seu filho? (Ou seja, o que provavelmente ajudaria a promover o sucesso e a felicidade dele a longo prazo?)
2. O que você quer fazer?
3. Quais as implicações da sua escolha para o orçamento familiar?

As pessoas costumam refletir sobre os componentes 1 e 3, e eu vou me dedicar a eles neste capítulo. Mas gostaria de encorajar você a refletir sobre o componente 2 também. Ou seja, você deve pensar se *quer* trabalhar. É comum ouvir pessoas dizendo que trabalham "porque precisam" ou ficam em casa "porque precisam". E, em ambos os casos, isso pode ser verdade. Mas acho que nem sempre é assim.

E isso é um problema. Não tenha medo de dizer que você fez determinada escolha porque queria trabalhar fora ou queria ficar em casa.

Vou ser muito sincera: tenho sorte de não *precisar* trabalhar, pois Jesse e eu poderíamos mudar nosso estilo de vida para viver só com a renda dele.

Trabalho porque gosto. Eu amo meus filhos! Eles são incríveis. Mas eu não seria feliz se ficasse o tempo todo em casa com eles. Descobri que minha configuração de felicidade envolve algo como oito horas de trabalho e três horas de filhos por dia.

Não que eu goste mais do meu trabalho do que dos meus filhos – se eu tivesse que escolher, escolheria meus filhos sem pestanejar. Mas o "valor marginal" do meu tempo com eles diminui rapidamente. Em parte, isso acontece porque cuidar de crianças é uma tarefa exaustiva. A primeira hora com eles é incrível, a segunda menos, e na quarta hora estou pronta para uma taça de vinho ou, melhor ainda, para dedicar um tempo à minha pesquisa.

Já com o trabalho eu não me sinto assim. Reconheço que a oitava hora é menos divertida que a sétima, mas os altos não são tão altos e os baixos não são tão baixos. Os desafios físicos e emocionais do trabalho são ínfimos em comparação com os desafios físicos e emocionais de ficar com as crianças o dia todo. Normalmente, minha oitava hora de trabalho é melhor que a quinta hora com meus filhos. É por isso que eu trabalho fora. Porque gosto.

Não há nada de errado em dizer isso. Assim como não há nada de errado em dizer que você fica em casa cuidando dos filhos porque é isso que quer fazer. Sei bem que muita gente não quer ser economista oito horas por dia. Não deveríamos nos sentir obrigadas a dizer que ficamos em casa para oferecer às crianças o ambiente ideal de desenvolvimento, ou, pelo menos, esse não deveria ser o único fator a pesar na decisão. "Prefiro esse estilo de vida" também é um bom motivo para fazer escolhas! Portanto, antes mesmo de começar a ler o que as evidências dizem ser "melhor" para seu filho ou pensar no orçamento familiar, você e seu parceiro – ou qualquer outro adulto da casa – devem pensar no que realmente gostariam de fazer.

Só então você poderá pensar nos dados e nas restrições.

Vou começar falando sobre a escolha de trabalhar fora – primeiro, sobre os impactos no seu filho e, depois, sobre como calcular os impactos no orçamento. Ao fim do capítulo, discutiremos a questão da licença-maternidade antecipada e se há um tempo ideal de licença para quem pretende voltar ao trabalho.

IMPACTOS DO TRABALHO DOS PAIS NO DESENVOLVIMENTO DOS FILHOS

Comecemos pela seguinte pergunta: é melhor (ou pior) para o desenvolvimento da criança ter um dos pais em casa o tempo todo?

Essa é uma pergunta extremamente difícil de responder. Por quê? Em primeiro lugar, as famílias que optam por ter um dos pais em casa são diferentes das que não o fazem. E essas diferenças provavelmente influenciam a trajetória das crianças.

Em segundo lugar, o que seu filho faz enquanto você está no trabalho provavelmente terá enorme importância. Ao crescerem um pouco, todos irão para a escola, mas, se estivermos falando de crianças pequenas, seu desenvolvimento será influenciado pelo tipo de ambiente e de cuidado que receberão (no próximo capítulo, vou falar sobre a creche para quem opta por retornar ao trabalho).

Por fim, trabalhar em geral significa ganhar dinheiro. E o dinheiro também pode ser bom para sua família, oferecendo oportunidades que de outra forma vocês não teriam. Portanto, é um desafio separar o impacto da renda do impacto do tempo dos pais.

Feitas essas ressalvas, podemos mergulhar nos dados.

Comecemos pelas evidências causais de que dispomos: o impacto de um dos pais ficar em casa nos dois primeiros anos. Nas próximas páginas, falarei mais especificamente sobre a licença-maternidade de seis semanas e de três meses, que são os cenários mais comuns nos Estados Unidos. Mas também há vários estudos que investigam se, para a criança, faz diferença os pais ficarem em casa durante um ano em vez de seis meses, ou durante 15 meses em vez de um ano. As evidências vêm de países europeus e do Canadá, onde foram implementadas políticas de ampliação da licença-maternidade.

Nesses estudos, os autores avaliam uma mudança de *política*, não uma mudança de escolha pessoal; assim, suas conclusões podem ser mais precisas. A ampliação legal da licença-maternidade faz com que as mães fiquem em casa, por exemplo, durante um ano inteiro, quando de outra forma teriam ficado durante seis meses. Ao comparar as crianças que nasceram quando a licença-maternidade era de seis meses com aquelas que nasceram quando o período era de um ano, os pesquisadores puderam identificar os efeitos da licença-maternidade sem se preocupar com as diferenças subjacentes entre as famílias.

A conclusão dos estudos é que essas extensões de licença parental não afetam a evolução da criança.[1] Não surtem nenhum efeito sobre o desempenho escolar dos filhos, sobre a renda que eles terão na idade adulta nem sobre qualquer outra variável. Esses estudos são, em muitos casos, de longuíssimo prazo e acompanham as famílias por muitos anos. Com isso, podem afirmar, por exemplo, que as notas do filho no ensino médio ou sua renda no início da vida adulta não serão afetadas se os pais tirarem um ano de licença em vez de dois.

Essas evidências se concentram nos pais que voltam a trabalhar nos primeiros anos de vida da criança. Se quisermos examinar o impacto do trabalho dos pais quando os filhos já são mais velhos, estaremos limitados a estudos que estimam correlações, não impactos causais. No entanto, existem alguns, e, quando buscamos evidências sobre escolaridade – notas nas provas, conclusão dos estudos –, essas correlações tendem a ser cerca de zero.[2] O efeito de dois progenitores que trabalham fora de casa em período integral é semelhante ao de um progenitor que trabalha e o outro não.

Às vezes, há certa nuance nos resultados. Uma coisa que costumamos observar é que, quando um dos pais trabalha meio período e o outro trabalha em tempo integral, as crianças tendem a ter melhor desempenho escolar, se comparadas àquelas cujos pais trabalham em tempo integral ou àquelas que têm um pai ou mãe que não trabalha.[3] Esse pode ser um efeito da configuração de trabalho, mas acredito que se deva mais às diferenças entre as famílias.[4]

Além disso, os estudos tendem a revelar que os impactos de ambos os pais trabalharem são positivos (ou seja, trabalhar é melhor) para crianças de famílias mais pobres, e menos positivos (ou até ligeiramente negativos) para crianças de famílias mais ricas.[5] Refiro-me aqui a resultados que vão desde desempenho escolar até obesidade.

Os pesquisadores tendem a interpretar esses resultados afirmando que, em famílias pobres, a renda do trabalho é importante para a trajetória dos filhos. Por outro lado, nas famílias mais ricas, o tempo de qualidade que se passa com um dos pais é mais importante. Pode ser isso mesmo, mas, como essas estimativas ainda são apenas correlações, é difícil interpretar tanta coisa a partir dos dados. E, mesmo admitindo essa interpretação, ela destaca a importância das atividades da criança, não a configuração da licença parental.

Uma última observação: há quem argumente que, se ambos os pais trabalharem – e, especificamente, se a mãe trabalhar –, as filhas terão maior probabilidade de trabalhar no futuro e desafiar papéis de gênero.[6] São ideias interessantes, e certamente é bom sentir que estamos servindo de modelo para nossas filhas. Mas a maioria desses dados provém da comparação dos Estados Unidos com a Europa, por isso é difícil saber se os efeitos podem ser atribuídos ao fato de a mãe trabalhar fora ou a outras diferenças.

Juntando tudo isso, o peso das evidências sugere que os efeitos do trabalho dos pais no desenvolvimento infantil são pequenos ou nulos. Dependendo da configuração de trabalho na sua família, esses efeitos podem ser um pouco positivos ou um pouco negativos. Mas não será essa a decisão que vai definir o sucesso ou o fracasso dos seus filhos no futuro (se é que existe alguma decisão capaz de fazê-lo).

LICENÇA-MATERNIDADE

Os Estados Unidos têm políticas de licença-maternidade que não condizem com o esperado. Muitos países europeus dão vários meses – até um ou dois anos – de licença remunerada, ou parcialmente remunerada, com garantia de segurança no emprego. Por outro lado, muitas americanas não têm licença remunerada, e mesmo a licença não remunerada normalmente se limita a 12 semanas e só está disponível para cerca de 60% das trabalhadoras.

Aos poucos, isso vem mudando. Alguns estados norte-americanos – como Califórnia, Nova York, Rhode Island (até que enfim!), Nova Jersey e Washington, além da capital do país – aprovaram dispositivos legais que determinam a licença remunerada. Esses benefícios costumam variar de 6 a 12 semanas, mas já é um progresso. E há discussões sobre licença remunerada em nível federal, embora nada de concreto tenha surgido até o momento.

Se você trabalhar nos Estados Unidos, engravidar e tiver sorte, seu empregador lhe oferecerá licença remunerada, que pode ser de até três ou quatro meses. As empresas de tecnologia têm se esforçado para dar o exemplo, oferecendo até quatro meses de licença remunerada para mulheres *e* homens que esperam um filho. Mas é claro que nem todo mundo trabalha no Facebook.

A licença parental parece ser benéfica. Cada vez mais evidências sugerem que os bebês se saem melhor quando a mãe tem algum tempo de licença-maternidade. Nos Estados Unidos, por exemplo, pesquisas mostraram que, quando a Lei de Licença Médica e Familiar foi implementada, os bebês se desenvolveram melhor. A incidência de parto prematuro diminuiu, assim como a mortalidade infantil.[7] Talvez isso ocorra porque, quando estão de licença, as mães podem cuidar melhor de um bebê doente. Essa política, que permite, por exemplo, que uma funcionária tire licença em caso de gravidez ou doença na família, pode ter incentivado mães com gestações difíceis a iniciar a licença antes do parto, o que poderia explicar o efeito sobre a redução de parto prematuro.

Outros trabalhos sobre esse tema revelam resultados semelhantes. Quando analisam tudo em conjunto, os pesquisadores geralmente concluem que a licença-maternidade antecipada é benéfica.[8]

Esses benefícios parecem se concentrar na primeira infância, e não mais tarde na vida.[9] No entanto, um estudo norueguês revelou que a licença-maternidade remunerada de quatro meses resultou em escolaridade mais alta e em salários ainda mais altos para os filhos quando eles cresceram. Esses efeitos foram maiores entre as famílias de menor poder aquisitivo.[10]

Isso tudo para dizer que, se você tiver direito à licença parental, aproveite. Se não tiver, cogite tirar um período de licença não remunerada.

No Brasil, a licença-maternidade se estende por 120 dias a contar do primeiro dia de afastamento, que pode ocorrer até 28 dias antes da data prevista do parto. Em 2008 foi criado o Programa Empresa Cidadã, que concede incentivos fiscais às empresas privadas que ampliem a licença para 180 dias. Às vezes, é possível tirar férias logo após o retorno da licença-maternidade para usufruir de um período mais longo em casa. Mesmo que o acréscimo seja de poucas semanas, os benefícios para seu filho podem ser enormes.

ORÇAMENTO

Na decisão de trabalhar fora ou não, o último ponto a ser considerado é o impacto dessa escolha no orçamento familiar. É uma questão complicada, que envolve pensar na renda de cada adulto da casa e no custo de uma babá ou creche. E o ideal é que você avalie tudo isso a curto e longo prazo.

Creches particulares são caras. Isso significa que, para compensar, seu salário precisa ser consideravelmente maior que a mensalidade.

Para ver como isso funciona, pense numa renda familiar de 100 mil dólares ao ano (cada um dos pais ganhando 50 mil). Essa família tem um rendimento líquido anual de 85 mil dólares.[11] Se ambos os pais trabalharem e a família pagar uma creche cuja mensalidade seja de 1.500 dólares, a renda disponível restante será de 67 mil ao ano. Se um dos pais não trabalhar para poder ficar em casa com o filho, a família vai ganhar menos (cerca de 46 mil líquidos), mas não terá que pagar pela creche. Os cuidados com a criança custariam quase metade da renda que o casal tinha antes de ter filho.

Esse cálculo se torna mais complicado se o serviço de creche ou babá for mais caro. Nos Estados Unidos, o custo de uma babá em tempo integral, incluindo os encargos exigidos por lei, pode ser de 40 a 50 mil dólares ao ano. No caso da família que usamos como exemplo, isso eliminaria completamente a renda de um dos pais. Financeiramente, seria melhor que um deles ficasse em casa.

O mesmo pode acontecer se um ganhar mais que o outro. No exemplo anterior, imaginemos que a renda total seja a mesma, mas agora um dos pais ganhe 70 mil dólares ao ano e o outro, 30 mil. O adulto que ganha 30 mil tem uma renda líquida anual de 25.500 ao ano; se ele decidir não trabalhar para cuidar do filho, a diferença na renda anual da família será de apenas 7.500 dólares.

Esses são apenas exemplos: sua situação financeira pode ser bem diferente. Mas um primeiro passo é botar tudo na ponta do lápis. Qual seria a renda da família se você ou seu par ficasse em casa cuidando da criança? Quanto custa uma boa creche? Quanto desse valor você poderá abater do seu imposto de renda?

Essa é a primeira parte do cálculo. Mas não a última. É preciso avaliar pelo menos mais dois fatores.

Primeiro, o cálculo muda à medida que seu filho cresce, pois o custo tende a diminuir. Nos Estados Unidos, os gastos com crianças em idade escolar costumam ser menores – há escolas públicas no país, por exemplo.

E, se você continuar no mercado de trabalho, sua renda provavelmente vai aumentar com o tempo (apesar de isso não ser uma regra). Ou seja, mesmo que trabalhar não pareça um bom negócio nos primeiros anos, pode ser vantajoso a longo prazo. É claro que você pode parar de trabalhar enquanto as crianças forem pequenas e voltar ao trabalho mais tarde – muitas pessoas o fazem –, mas isso não é fácil para todo mundo. E talvez isso impacte bastante o seu salário quando voltar a trabalhar – sem falar no tempo que ficou sem contribuir para a aposentadoria.

Não há uma regra geral para avaliar os impactos de curto e longo prazo; o importante é não limitar o raciocínio orçamentário às idades de 0 a 3 anos.

Em segundo lugar, é importante avaliar o que os economistas chamam de "valor marginal do dinheiro". Digamos que sua família teria uma renda maior se você e seu par trabalhassem e pagassem uma creche para as crianças. É fácil calcular um valor monetário, mas o cálculo não diz necessariamente que você seria mais feliz. É importante avaliar quanto sua família valoriza esse dinheiro em termos do que os economistas chamam de "utilidade", outro nome para felicidade. Que diferença isso faria na sua vida? O que você compraria com esse dinheiro? Se não te deixar mais feliz, talvez não valha tanto a pena.

HORA DE ESCOLHER

Para a maioria dos pais, não é fácil decidir se ambos trabalharão fora ou se um deles ficará em casa cuidando da criança, e é quase impossível oferecer conselhos que se apliquem a todo mundo. Com exceção da licença-maternidade antecipada, que tem alguns benefícios significativos, não há muitas evidências de que a presença de um dos pais em casa afete positiva ou negativamente o desenvolvimento infantil.

Isso significa que o mais importante é ver o que funciona para sua família, avaliando seu orçamento e aquilo que você de fato quer. Um dos pais deseja ficar em casa com a criança? De certa forma, esse provavelmente é o principal fator a ser considerado, mas também é o mais complexo e imprevisível. Antes de ter filhos, é muito difícil dizer se você vai querer estar com eles o tempo todo.

Há quem adore passar cada minuto com o bebê e não consegue se imaginar longe dele. Por outro lado, há quem ame igualmente o filho, mas não veja a hora de voltar ao trabalho na segunda-feira de manhã.

E isso pode mudar à medida que as crianças crescem. Tem gente que ama cuidar de um bebê o tempo inteiro, mas eu descobri que gosto mais de estar com meus filhos quando eles já estão um pouco maiores. Continuo não querendo ficar em casa cuidando exclusivamente deles, mas acho que hoje isso me agradaria mais do que quando eles eram menores. Pais e mães precisam ser sinceros consigo mesmos.

Nada disso é muito útil para a escolha que você precisa fazer. Sinto muito, mas, no fim das contas, a decisão tem que ser sua.

Ao reconhecermos que a escolha de ficar ou não em casa é apenas isso – uma escolha, com fatores que levam a várias direções –, talvez possamos combater o julgamento que parece surgir em ambos os lados. Quero poder dizer sem medo que eu trabalho por escolha minha, e quero que minhas amigas admitam sem constrangimento que escolheram largar o emprego para cuidar dos filhos. E quero que tudo isso seja dito sem dedos apontados para mulheres que abdicam da carreira ou para aquelas que deixam o filho na creche.

É pedir muito? Acho que não.

Resumindo

- A licença-maternidade beneficia o bebê. No entanto, há poucas evidências sugerindo que haverá consequências boas ou ruins para a criança se um dos pais ficar em casa após o período de licença.

- A decisão de ficar ou não em casa cuidando dos filhos deve levar em conta as suas preferências pessoais e o impacto no orçamento familiar a curto e longo prazo.

- Pare de julgar as pessoas!

CAPÍTULO 10
Com quem o bebê vai ficar?

Se você decidir que todos os adultos da casa vão trabalhar fora, não terá como escapar da próxima pergunta: o que fazer com o bebê?

Assim que engravidei de Penelope, Jesse e eu fizemos uma viagem à Suécia a trabalho. Entre um enjoo e outro no apartamento em que ficamos, totalmente mobiliado e decorado com itens da IKEA (sabia que a IKEA faz xampu?), não pude deixar de notar, com certa inveja, as opções que os pais suecos tinham na hora de cuidar dos filhos.

A licença parental sueca é uma coisa extraordinária, mas, além disso, quando eles voltam ao trabalho, o governo oferece excelentes opções de creche. Passeando por Estocolmo, vimos vários grupos de crianças pequenas caminhando nos parques, de mãos dadas umas às outras para não se perderem do grupo. Impressionante! Se os suecos tivessem nos oferecido um emprego, era bem provável que eu montasse acampamento ali mesmo, pelo menos até Penelope estar pronta para entrar na escola. Mas eles não ofereceram.

Nos Estados Unidos, por outro lado, não é tão simples cuidar de crianças. Há muitas opções, mas nenhuma opção-padrão oferecida pelo governo, como existe em vários países europeus. Os motivos são muitos, mas a política é o principal deles. Alguns países da Europa oferecem mais assistência de todos os tipos – na área da saúde, por exemplo –, e as creches fazem parte do pacote. E também tem a questão do costume. Os cidadãos suecos esperam que o governo ofereça bons cuidados às crianças. Já os norte-americanos podem até desejar esses serviços, mas não têm a expectativa de que o governo os ofereça.

Se você não mora num país com uma oferta de cuidados infantis bem estruturada, vai ter que procurar sozinho. Creche ou babá são as opções mais comuns, mas talvez haja alguém na sua família que se disponha a ficar com a criança. Mesmo quando se trata dessas opções básicas, as variações são muitas. Por exemplo, que tipo de creche é mais adequado para você? Uma creche pequena que funcione na casa de alguém? Ou uma creche profissional? Se contratar uma babá, qual deve ser o perfil dela? Quando estávamos procurando nossa primeira babá, uma candidata se apresentou como "uma babá que não se encontra por aí". Não sei o que isso quer dizer. Era isso que eu queria?

Bem, acredito que dê para simplificar o processo, e isso envolve usar a teoria das decisões. Mais especificamente, usar uma árvore de decisões, como a figura a seguir. Para os objetivos deste capítulo, vamos nos concentrar nas opções de creche profissional e babá, mas você pode acrescentar outro ramo à árvore se houver alguém na sua família que possa ficar com seu filho, por exemplo.

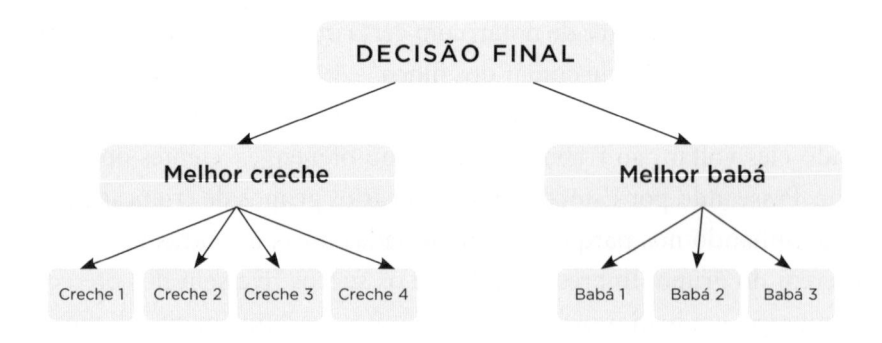

```
                    DECISÃO FINAL
                   /            \
            Melhor creche      Melhor babá
           / / | \ \          / | \
     Creche 1 Creche 2 Creche 3 Creche 4   Babá 1 Babá 2 Babá 3
```

Em economia, ensinamos a "resolver a árvore". Para isso, trabalha-se de trás para a frente, partindo da base. Primeiro, decida qual babá você gostaria de contratar se *tivesse* que contratar uma (neste caso, você tem três opções). Pronto, essa folha da árvore está resolvida. Depois decida em qual creche você gostaria de colocar seu filho se *tivesse* que fazer isso (são quatro opções). Agora compare os dois cenários.

Em vez de comparar um monte de opções em cada categoria, você só precisa fazer uma escolha muito específica: creche "ideal" ou babá "ideal"?

Essa é a teoria. É claro que a teoria não nos dá a resposta certa, mas ensina a refletir sobre o problema. Para chegar à resposta, você precisa associar a teoria às evidências – especificamente, às evidências sobre diferentes opções de cuidados infantis e sobre como compará-las.

A OPÇÃO CRECHE

Imagine que estejamos avaliando o lado esquerdo da árvore: a creche. Como escolher a melhor?

Os dados que podem ajudar nessa escolha vêm de estudos como o Nichd (sigla em inglês para Estudo sobre Cuidados na Primeira Infância e Desenvolvimento Juvenil, do Instituto Nacional de Saúde Infantil e Desenvolvimento Humano).

O Nichd é um estudo longitudinal (ou seja, acompanha as crianças ao longo do tempo) com mais de mil crianças e foi desenvolvido para avaliar os impactos de vários tipos de cuidados (creche, babá, parente cuidador) no desenvolvimento infantil. Os pesquisadores do Nichd estavam interessados em resultados como desenvolvimento de linguagem e problemas de comportamento. Esse estudo também será útil para compararmos creche com babá, mas por enquanto vamos nos concentrar na comparação entre as opções de creche.

Os pesquisadores foram até as creches que as crianças do estudo frequentavam. Sentaram-se na sala de aula, observaram professores e fizeram anotações. Em seguida, classificaram as creches determinando quais tinham melhor "qualidade".

Eles estavam em busca de características muito específicas numa creche de alta qualidade, as quais discutiremos em breve. Mas, antes, vamos analisar o quanto a qualidade é importante.

O primeiro artigo a usar esses dados analisou a relação entre creche, capacidade cognitiva e problemas de comportamento aos 4 anos de idade.[1] Para isso, os autores compararam crianças que frequentavam creches melhores com aquelas que frequentavam creches piores. As crianças da amostra tinham até 4 anos de idade (e não necessariamente passaram esses quatro anos na mesma creche).

Os autores verificaram que havia uma forte correlação entre creches de maior qualidade e melhor desenvolvimento da linguagem infantil: crianças que frequentavam creches melhores pareciam falar mais.

Quando analisaram os problemas de comportamento, no entanto, não detectaram qualquer relação com a qualidade da creche – o efeito foi praticamente zero.

Os pesquisadores do estudo acompanharam as crianças até o sexto ano escolar e continuaram constatando que a qualidade da creche estava associada a melhor evolução no vocabulário, mas não ao comportamento.[2]

A esta altura do livro, já deve estar claro que há aqui uma questão óbvia: a qualidade da creche também está relacionada a outras características da família. Em média, creches melhores são mais caras e, portanto, as crianças que elas atendem são diferentes – crianças que, por exemplo, vêm de famílias mais abastadas. Por isso, é difícil saber quais desfechos atribuir à família e quais à creche.

Uma vantagem desse estudo específico é a capacidade de controlar extensivamente a base familiar. Os autores realizaram visitas domiciliares para avaliar também aspectos da qualidade da criação. A criação importa muito – muito mais que a creche –, mas os resultados da creche se mantiveram mesmo depois que o estudo foi ajustado para as diferenças familiares. De todo modo, é claro que ainda pode ter havido uma influência familiar que os pesquisadores não detectaram.

Com essas ressalvas em mente, as evidências reforçam o bom senso: se for mandar seu filho para a creche, que seja uma boa creche. O que nos leva a uma pergunta óbvia: como saber se a creche é boa? Um caminho é analisar como os pesquisadores avaliaram a qualidade no estudo do Nichd. Você pode não conseguir reproduzir exatamente os mesmos métodos, mas pode pelo menos ter uma noção do que os pesquisadores buscavam.

Vamos começar pelo que eles *não* buscavam, ou seja, recursos "sofisticados": nada de "exposição precoce ao mandarim" ou "lanchinhos orgânicos". Eles também não se concentraram em saber, por exemplo, se a creche tentava ensinar às crianças fatos sobre pinguins. A avaliação da qualidade da creche centrou-se esmagadoramente nas interações entre profissionais e crianças.

A avaliação da qualidade teve várias etapas. Primeiro, fizeram um checklist sobre segurança, diversão e "individualização". Aqui está uma versão simplificada:

Segurança	Diversão	Individualização
• Ausência de tomadas, cabos e ventiladores expostos	• Brinquedos de fácil acesso às crianças	• Cada criança tem seu berço
• Berços seguros	• Espaço disponível para crianças engatinharem	• Cada criança recebe atenção de um dos professores
• Plano de emergência documentado	• 3 tipos diferentes de brinquedos de movimento (bolas, cavalinho de balanço...)	• O desenvolvimento da criança é avaliado formalmente pelo menos a cada 6 meses
• Toalhas descartáveis		
• Área de alimentação longe da área de fraldas	• 3 tipos de brinquedos musicais	• Há brinquedos adequados ao nível de desenvolvimento de cada criança
• Brinquedos higienizados todos os dias	• "Atividades especiais" (jogos aquáticos, pintura com esponja)	• Os professores têm pelo menos 1 hora por semana para fazer o planejamento com a equipe
• Professores com conhecimento sobre doenças infantis	• 3 tipos de material para brincadeiras ao ar livre	

A maioria desses aspectos pode ser observada e registrada facilmente numa visita à creche, e o checklist é o mesmo para creches domiciliares ou profissionais.

Além disso, os pesquisadores também avaliaram a qualidade observando a criança na creche várias vezes. Os períodos de observação foram bastante curtos – 4 períodos de 10 minutos ao longo da manhã ou da tarde. Isso deve ser mais difícil de reproduzir, mas, se você está pensando em colocar seu filho na creche, não seria descabido perguntar se pode observar as atividades por 10 ou 15 minutos. Eu não levaria um caderninho de anotações, mas você que sabe.

O que os observadores *estavam* buscando? Primeiro, algumas coisas básicas. O adulto estava disponível e interagindo com as crianças (ou seja, estava no chão, brincando com elas, ou falando no celular)? Havia contato físico positivo com as crianças (a equipe pegava os bebês no colo e reforçava o bom comportamento com um abraço, por exemplo)?

Em seguida, observaram a estimulação do desenvolvimento. O adulto lia para as crianças? Conversava com elas? Reagia quando um bebê fazia barulho? ("Gostou desse brinquedo? É um pato. Pa-to. Quer segurar?")

Em terceiro lugar, analisaram o comportamento. Crianças e bebês se comportam mal em alguns momentos. Como o adulto reagia às birras? Ele reagia contendo fisicamente a criança? (Os pesquisadores perguntavam se os professores usavam algum tipo de contenção física.) Batia nela? Gritava? Em caso afirmativo, esses seriam péssimos sinais.

Por fim, observaram o que as crianças estavam fazendo. Elas aparentavam estar fisicamente bem (alimentadas, de fralda trocada, etc.)? Interagiam com os adultos? Ou estavam vendo TV? (Que pecado!)

Ao final da observação, os pesquisadores também registraram as impressões gerais. A creche era centrada na criança? Os adultos pareciam estar realmente focados no que as crianças queriam fazer, ouvindo-as e atendendo a suas demandas? Ou estavam no piloto automático, focados basicamente uns nos outros? As crianças e os adultos pareciam ter uma relação positiva e amorosa? As crianças pareciam adaptadas e felizes, ou demonstravam medo e faziam birra ao ver o adulto?

Imagino que você não seja um observador de creche treinado. Mesmo assim, conseguiria analisar muitos desses aspectos por conta própria. É bastante improvável que um cuidador bata numa criança na sua frente, mas não é muito difícil captar falta de afeto e descaso. Difícil é fingir o contrário.

Talvez você esteja pensando que tudo isso é um jeito de dizer que você deve escolher a creche mais cara que puder pagar. Sim, existe uma correlação entre qualidade e preço: creches mais caras são, em média, de maior qualidade. Mas o principal componente da qualidade – a interação dos cuidadores com as crianças – não tem a ver com o preço.

A OPÇÃO BABÁ

Bem, resolvemos a questão da creche (ou pelo menos fizemos nosso melhor) e identificamos a melhor candidata. Agora é a vez da babá.

O estudo NICHD também avaliou babás e parentes cuidadores e encontrou os mesmos resultados. No entanto, foi ainda mais difícil avaliar a qualidade do cuidador do que no caso das creches.

Com período de avaliação e checklist semelhantes, os pesquisadores verificaram se o cuidador reagia adequadamente à criança, se havia brinquedos e livros por perto, se o cuidador gritava ou era agressivo (o que é péssimo, é claro). Infelizmente, deve ser muito mais difícil fazer uma avaliação confiável nesse caso, observando um único cuidador e uma única criança, pois a presença do observador terá mais impacto. Numa creche, o observador passa quase despercebido.

Além disso, mais ainda do que no caso da creche, é provável que o nível socioeconômico superdimensione a importância da qualidade do cuidador. Uma das perguntas, por exemplo, era se a criança tinha pelo menos três livros. Essa é uma característica da família, não da babá.

Como se não bastasse, há pouquíssimas orientações concretas para encontrar e avaliar uma babá. Talvez o conselho mais útil que eu tenha recebido foi buscar indicações entre amigos (é claro) e tentar avaliar não apenas se eles gostavam da babá, mas também se tinham necessidades semelhantes às minhas.

Talvez também seja útil pedir que as candidatas respondam, por escrito, a algumas perguntas básicas. Quando entrevistamos alguém, às vezes é difícil lembrar tudo que queríamos perguntar. Agências costumam oferecer questionários-padrão, e eles também podem ser encontrados na internet.

Contratar uma babá é um salto no escuro; às vezes é preciso confiar no seu instinto. Quando minha filha tinha 3 anos, tivemos que nos mudar de Chicago para Providence de uma hora para a outra. Nossa amada babá, Madu, ficou em Chicago, e tivemos que procurar outra pessoa em pouco tempo. Acabamos contratando Becky antes mesmo de vê-la pessoalmente: foram apenas dois telefonemas seguidos de um encontro presencial com meu irmão. O instinto falou mais alto e, no fim das contas, foi a escolha certa. Mas reconheço que foi difícil deixar de lado meu eterno desejo de basear minhas escolhas nos dados.

CRECHE OU BABÁ

Agora que você já escolheu o tipo de creche e de babá que deseja para seu filho, chegou a hora de compará-los. Uma das opções é necessariamente melhor?

Um problema dos dados é que muitos estudos comparam as creches implícita ou explicitamente com a opção de ser cuidado em casa pela mãe. A comparação é interessante – e vimos isso no capítulo anterior –, mas não é exatamente o mesmo que comparar creche com babá.

Para isso, o estudo NICHD é nossa melhor opção. Ele de fato compara babá com creche e faz uma tentativa, embora obviamente imperfeita, de ajustar as diferenças no contexto familiar.

O artigo que resume a evolução de crianças até os 4 anos e meio analisa o desenvolvimento cognitivo e linguístico e os problemas de comportamento.[3] No quesito cognição, os resultados são inconclusivos. Existe uma correlação entre um tempo mais prolongado na creche antes dos 18 meses e escores cognitivos ligeiramente mais baixos aos 4 anos e meio; no entanto, existe também uma correlação entre um tempo mais prolongado *após* os 18 meses e *melhor* desempenho cognitivo.

É difícil saber por que isso acontece. Pode ser que, quando o bebê é muito novinho, a atenção de um único cuidador melhore o desenvolvimento precoce da linguagem, mas, à medida que crescem, crianças que frequentam a creche provavelmente vão dedicar mais tempo a habilidades que envolvem letras, números e interação social do que as crianças cuidadas por babás ou por pais que ficam em casa. Mas isso é especulação. É possível também que sejam apenas correlações – que não haja nenhuma relação causal entre elas.

Estudos que estabelecem essa associação sugerem que, de maneira geral, o efeito é positivo: crianças que frequentam a creche por mais tempo durante todo esse período têm melhor desempenho cognitivo e linguístico aos 4 anos e meio.[4]

No que diz respeito ao comportamento, existe alguma associação entre problemas comportamentais e maior tempo na creche em todas as idades, embora os autores alertem que esses efeitos são mínimos e que todas as crianças se encontravam na faixa de comportamento "normal".

Esses efeitos – tanto os cognitivos (ligeiramente) positivos quanto os comportamentais (ligeiramente) negativos – parecem persistir por alguns anos, embora desapareçam substancialmente no terceiro ou quinto ano escolar.[5]

Estamos falando de apenas um estudo, mas os efeitos se reproduzem em outros contextos. A creche está associada a melhor desempenho cognitivo[6] e a comportamentos ligeiramente piores.[7] Os efeitos cognitivos da creche parecem estar concentrados em crianças com idade um pouco mais avançada. Há diversas evidências para este último ponto – por exemplo, a eficácia do Head Start (um programa federal de assistência à infância nos Estados Unidos) é comprovada por estudos que mostram que o tempo de creche e pré-escola aumenta a prontidão escolar.

Tais estudos avaliam diversos outros aspectos. Um deles é o "apego infantil". Crianças de creche são menos apegadas à mãe? Não, não são. A qualidade da criação é importante para isso, mas o tempo que passam na creche não faz diferença.[8]

Uma última comparação baseada em dados diz respeito às doenças. Crianças que frequentam creche são mais propensas a adoecer.[9] Não são doenças graves, e sim resfriados e febres, viroses, etc. O lado positivo é que a exposição precoce parece conferir alguma imunidade: crianças que frequentaram creche durante mais tempo gripavam *menos* no início do ensino fundamental.[10]

Tudo isso nos traz de volta a duas conclusões fundamentais: primeiro, a criação importa. Nesses estudos, a associação entre criação e desenvolvimento infantil é muito mais consistente do que qualquer outra. O fato de haver livros em casa e de os pais lerem para seus filhos vai importar muito mais que os livros que existem na creche. Isso parece se aplicar mesmo que seu filho passe na creche o mesmo número de horas que passa com você. Não sabemos exatamente por que isso acontece, mas talvez seja porque você, como mãe ou pai, seja a influência mais consistente para o seu filho. A segunda conclusão é que a qualidade do serviço importa muito mais que o tipo, ou seja, uma creche boa provavelmente será melhor para o seu filho que uma babá ruim, e vice-versa.

Qualquer que seja a opção, a criança não é o *único* fator em jogo. Em última análise, é preciso descobrir o que funciona para a sua família. Isso envolve outras considerações, além do desenvolvimento cognitivo.

Primeiro, há o custo. Ter uma babá, em média, é mais caro que colocar seu filho na creche (embora isso nem sempre seja verdade). Tudo vai depender do seu orçamento.

Quanto do seu orçamento pode ser destinado ao cuidado infantil? Não existe resposta certa. Nosso ponto de vista voltado para os conceitos da economia nos leva de volta ao "valor marginal do dinheiro".

Sim, é muito dinheiro (cuidar de criança é MUITO CARO). Mas essa não é a questão relevante. A questão é o que você faria com essa quantia. Qual é a próxima melhor utilização desses recursos, se não forem usados para cuidar do seu filho? Trata-se da mesma pergunta que propus em relação à opção de um dos pais ficar em casa cuidando da criança.

Pode ser que a diferença esteja na tão sonhada mudança para uma casa maior. Pode significar viajar ou não nas férias. Pode significar poupar menos – você vai trocar seus planos de aposentadoria por algo mais imediato. Não existe escolha fácil. Mas, ao ser claro e direto sobre o que faria com o dinheiro, você pode pelo menos avaliar a decisão de maneira um pouco mais concreta: você prefere ter uma babá, ou viajar de férias duas vezes ao ano, ou juntar mais dinheiro para a aposentadoria?

Além do orçamento, tem a questão da conveniência. Existe alguma creche perto da sua casa ou do trabalho ou você vai ter que pegar o carro e dar a volta ao mundo para levar e buscar a criança? E quais são as suas opções se seu filho ficar doente? Em casa, é possível cuidar dele (aliás, crianças adoecem menos em casa), mas na creche não.

Um dos melhores conselhos que recebi da minha amiga Nancy foi o seguinte: seja qual for o esquema que você escolher, tenha um plano B para quando a babá ou a criança adoecer. Deixar para decidir na hora quem vai faltar ao trabalho é uma péssima ideia.

Por fim, talvez você simplesmente se sinta mais à vontade com uma ou outra dessas opções. A escolha é sua! Talvez você não curta a ideia de alguém na sua casa, o dia todo, cuidando do seu filho. Essa relação pode ser complexa. Se um dia seu filho chamar você pelo nome da babá, você vai ficar mal? Não existe resposta simples para isso, mas é algo a se pensar.

Essa é uma decisão que precisa ser tomada em família. Se todos os adultos da casa optarem por trabalhar fora, precisam estar satisfeitos com o esquema. Vocês vão acabar pensando na criança enquanto estiverem no trabalho; é inevitável. Mas, se ficarem preocupados o dia todo, não vão conseguir fazer nada. Encontrar um esquema que funcione para vocês é quase tão importante quanto encontrar um que funcione para seu filho.

Por último, gostaria de alertar que a dicotomia inerente à árvore de decisões talvez leve a conclusões equivocadas. Não precisa haver uma escolha entre uma coisa e outra. Analisando os dados disponíveis sobre a opção creche, concluímos que a creche parece ser pior quando o bebê é muito novinho – digamos, no primeiro ano ou nos primeiros 18 meses –, mas pode ser melhor depois disso. Então talvez valha a pena ter uma babá (ou um parente cuidador, ou ambos) logo no início da vida do bebê, e colocá-lo na creche numa idade um pouco maior.

Resumindo

- Qualquer que seja sua opção entre creche e babá, saiba que a qualidade tem grande peso. No caso da creche, em particular, é importante que você avalie a qualidade pessoalmente.

- Em média, frequentar a creche por mais tempo parece acarretar desfechos ligeiramente melhores na cognição e ligeiramente piores no comportamento.

- Os efeitos positivos da creche se apresentam mais em crianças maiores; os negativos, em crianças menores.

- Crianças que frequentam creche adoecem mais, mas desenvolvem mais imunidade.

- A qualidade da criação é muito mais importante que a escolha entre creche e babá, então opte por um esquema que funcione também para os pais.

CAPÍTULO 11

Treinamento do sono

Dormir. O sonho místico e fugidio de pais novos (ou não).

Em geral, quando o bebê nasce, as pessoas estão preparadas para as primeiras semanas insones. Nesse momento talvez haja um parente por perto para ajudar, e você ainda não chegou à fase da exaustão. Mas aí vem o segundo mês, e o bebê só dorme duas horas seguidas por dia. Em determinado momento, a pediatra diz: "Nessa idade o bebê pode dormir até seis horas seguidas." Você se segura na cadeira para não explodir de raiva.

Chega o quarto mês. Numa noite incrível, o bebê dormiu quatro horas seguidas, mas isso nunca mais se repetiu. Você leva duas horas para fazê-lo dormir, pois não pode colocá-lo no berço sem que ele esteja dormindo há pelo menos uma hora no colo. Lá se foi uma hora de sono potencial para você. Chega o sexto mês. E o oitavo. Agora até parece que o bebê quer ficar acordado a noite toda. E você sente que nunca mais vai descansar na vida.

Claro, nem todo mundo tem essa experiência. Há quem diga que desde a terceira semana o bebê já dormia a noite toda. Na minha opinião, essas pessoas estão mentindo, mas é possível que algumas não estejam. E com certeza alguns bebês dormem melhor que outros. Mas o fato é que a maioria acorda muito à noite, para desespero dos pais.

Essa questão não passou despercebida pelo mercado. Existem vários livros sobre estratégias para fazer seu filho dormir melhor. Um artigo acadêmico enumerou quarenta livros sobre o tema.[1] E, numa breve visita ao site da Amazon, encontrei pelo menos vinte, entre eles:

- *Bom sono*, de Richard Ferber
- *Nana, nenê*, de Gary Ezzo e Robert Bucknam
- *Soluções para noites sem choro*, de Elizabeth Pantley
- *Os segredos de uma encantadora de bebês*, de Tracy Hogg
- *12 horas de sono com 12 semanas de vida*, de Suzy Giordano
- *Healthy Sleep Habits, Happy Child*, de Marc Weissbluth

Esses livros podem chamar a atenção. Todos adotam uma fórmula semelhante: descrevem a ciência do sono (alguns melhor que outros), sugerem algum procedimento para aumentar a duração do sono e apresentam casos de sucesso. Os casos podem ser muito persuasivos. As pessoas normalmente têm problemas *muito* piores que os seus. E olhe para elas! Bastam alguns dias no novo sistema e o bebê passa a dormir 12 horas e acordar revigorado!

Cada um desses livros tem uma abordagem específica. Por exemplo, o livro do Dr. Marc Weissbluth, que mencionei anteriormente, descreve um sistema que envolve alimentar o bebê, trocar a fralda e deixá-lo bem confortável antes de colocá-lo no berço, deixando-o chorar até cansar.

Boa parte dos livros descreve pesquisas que justificam o treinamento do sono, e alguns dos métodos são mais complexos que outros. Com Finn, experimentei, por um breve período, um procedimento que envolvia pegá-lo no colo quando ele chorava, esperar que ele parasse de chorar, e colocá-lo imediatamente de volta no berço. Em seguida, repetir o processo. Desisti depois de três dias; definitivamente não consegui ter o mesmo sucesso dos casos narrados no livro. Devo ter feito algo errado, de tão cansada que estava.

A principal diferença entre esses livros é se eles são ou não adeptos de deixar o bebê chorar no berço até dormir. Trata-se basicamente de qualquer método que envolva deixar o bebê no berço sozinho no início da noite e deixá-lo voltar a dormir sozinho se porventura acordar antes da hora, mesmo que fique chorando. E esse método tem variáveis: o tempo que você pretende deixá-lo chorando; a duração de sono que está tentando alcançar; se você vai ou não ficar no quarto com ele (sem pegar no colo); se vai entrar no quarto de vez em quando para ver como ele está...

Ferber é o mais conhecido defensor desse sistema – existe até uma palavra para a prática, *ferberização*, embora o método de Weissbluth seja cada vez mais popular e também defenda deixar o bebê chorando até dormir.

Alternativas como a de Elizabeth Pantley optam por ensinar a criança a dormir sozinha sem chorar tanto. Mas, em geral, não se pode eliminar o choro totalmente (afinal, bebês choram).

Claro, existe ainda uma terceira solução, defendida pelos adeptos da "parentalidade com apego", que não envolve a prática de deixar o bebê chorar no berço. É uma filosofia associada a William Sears, médico californiano que escreveu mais de trinta livros sobre criação de filhos.

Os defensores dessa filosofia argumentam, basicamente, que o bebê chora porque precisa de você, e deixá-lo chorar é crueldade. E vão além: o ideal é que você durma na mesma cama que ele, o que eliminaria a necessidade de treinamento do sono, já que ele não precisaria dormir sozinho. Os defensores da filosofia apontam que, se seu filho dorme na sua cama, você não precisa se levantar para cuidar dele – basta virar para o lado, dar o peito e voltar a dormir.

Se você decidiu colocar seu bebê para dormir na sua cama (reveja a discussão sobre o assunto no Capítulo 6), o treinamento do sono provavelmente não será uma opção viável, pelo menos no início. Há, sim, quem experimente o treinamento do sono com crianças um pouco maiores dormindo na mesma cama, mas isso não vem ao caso. Se seu bebê dorme num quarto separado e você se levanta a cada duas horas para amamentá-lo, niná-lo ou implorar que ele durma, o treinamento do sono pode começar a parecer uma boa ideia.

Mas basta uma breve pesquisa na internet para encontrar uma variedade de artigos detalhando os enormes danos que o treinamento do sono a longo prazo causará ao seu filho. Pesquise no Google o tópico "deixar a criança chorar até dormir" e logo encontrará um artigo de uma psicóloga, a Dra. Darcia Narvaez, intitulado "Dangers of 'Crying It Out': Damaging Children and Their Relationships for the Long Term" (Os riscos de deixar o bebê chorar até dormir: danos às crianças e aos seus relacionamentos a longo prazo).[2] O artigo argumenta o que diz o título, detalhando as razões egoístas pelas quais as pessoas optam por adotar a prática e os muitos problemas psicológicos que isso pode criar ao longo do tempo.

Em essência, a preocupação é que o bebê se sinta abandonado e, assim, tenha dificuldade de formar vínculos com você e, em última análise, com qualquer outra pessoa. Vale uma breve digressão sobre a origem dessa ideia.

Em duas palavras: orfanatos romenos.

Na década de 1980, um enorme fracasso de política pública relegou milhares de bebês e crianças a orfanatos romenos. Essas crianças sofreram todo tipo de privação, inclusive restrições alimentares e abuso físico e sexual. Além disso, quase não tiveram contato com adultos durante a primeira infância. Foram abandonadas no berço por anos, quase sem contato humano, o que ocasionou atrasos no desenvolvimento físico e sérios prejuízos mentais e psicológicos. Os pesquisadores que as visitaram constataram que elas não conseguiam formar vínculos com outras pessoas, algo que as acompanhou pelo resto da vida.

Isso influenciou a filosofia da parentalidade com apego, incluindo o combate ao método de deixar a criança chorando no berço até dormir. Uma das características que os psicólogos observaram nesses orfanatos foi o silêncio assustador nos quartos em que as crianças ficavam. Nem os bebês nem as crianças maiores choravam, pois sabiam que ninguém viria. O argumento é que o método de deixar a criança chorando tem o mesmo efeito: o bebê vai parar de chorar porque sabe que você não vai aparecer, assim como as crianças daqueles orfanatos. Isso vai prejudicar para sempre a capacidade do seu filho de formar vínculos com você e com outras pessoas.

O caso romeno foi um episódio terrível e vergonhoso que nunca deveria ter acontecido. Mas também não é comparável à experiência da maioria dos bebês cujos pais escolhem deixá-los chorando até dormir. Nenhum método sugere deixar o bebê meses a fio sem qualquer contato humano, tampouco sugere submeter as crianças a outros tipos de abuso físico e emocional comuns naqueles orfanatos.

Obviamente, os acadêmicos que criticam o método entendem isso, mas, na opinião deles, o método cria uma reação em cadeia. As crianças largadas nos orfanatos romenos sofreram consequências extremas a longo prazo. Crianças que vivenciaram outros tipos de estresse crônico – como abuso físico e negligência grave – em geral têm problemas que se mantêm ao longo da vida. Algumas noites de treinamento do sono provavelmente não farão isso, mas quem sabe quais serão os danos permanentes mais sutis?

Felizmente, a literatura científica sabe – pelo menos até certo ponto –, e podemos recorrer aos dados para descobrir se o treinamento do sono é prejudicial ao bebê. Antes de entrar no assunto propriamente dito, é útil começar com uma questão básica: o treinamento do sono funciona? Mesmo que você acredite não haver consequências a longo prazo, trata-se de algo desagradável de fazer – os pais não gostam de ouvir o filho chorar. Se não funciona, deveria ser evitado. Então vamos começar por aí. Se o método funcionar e houver benefícios, podemos então passar para os possíveis riscos.

FUNCIONA?

Boa notícia: sim, o método funciona e melhora o sono.

Há inúmeros estudos sobre o assunto, muitos deles ensaios randomizados, que empregaram uma variedade de procedimentos similares. Uma revisão de 2006 analisou 19 estudos sobre o método "Extinção", que envolve deixar o bebê chorando no berço, sair do quarto e não voltar mais; 17 mostraram melhorias no sono.[3] Outros 14 estudos usaram a "Extinção Gradativa" – que envolve voltar ao quarto do bebê em intervalos cada vez mais longos para ver como ele está – e todos mostraram melhoras. Um número menor de estudos abordou a "Extinção com Presença Parental" – que envolve ficar no quarto enquanto a criança chora – e eles também mostraram efeitos positivos.

Esses efeitos persistiram por seis meses ou um ano segundo estudos que abrangeram períodos mais longos. Isso significa que as crianças que são treinadas para dormir continuam dormindo melhor (em média) mesmo um ano após o treinamento.

Esses métodos não resolvem completamente todos os problemas de sono desde o primeiro dia. E algumas crianças, assim como alguns pais, respondem melhor que outras. Por exemplo, num estudo realizado na década de 1980, os autores descobriram que, em média, os bebês do grupo controle acordavam de madrugada quatro noites por semana – o dobro de vezes dos bebês que eram treinados para dormir.[4] Estes últimos também tinham menos despertares nas noites em que dormiam mal.

A magnitude desses resultados é semelhante à de outros estudos. Nem todo bebê que é treinado para dormir vai dormir a noite toda, todas as noites, mas em média dorme melhor. Antes duas noites maldormidas por semana do que quatro.

A conclusão é que há uma enorme quantidade de evidências sugerindo que o método de deixar a criança chorar até dormir é eficaz e melhora o sono.

Vale notar que a maioria desses estudos – e quase todos os livros sobre o sono – recomendam uma rotina na hora de dormir, seja qual for o método. Não há muitas evidências diretas sobre o assunto – a revisão atribui essa recomendação ao "bom senso" –, mas em geral a rotina faz parte de todas as abordagens de intervenção. A ideia é ter algumas atividades que sinalizem ao bebê que é hora de dormir: você veste o pijaminha nele, lê um livro, canta uma música, apaga as luzes. Basicamente, ninguém recomenda colocar o bebê no berço sem trocar de roupa, com as luzes acesas, dizer que é hora de dormir, fechar a porta e ir embora.

BENEFÍCIOS

Embora a discussão popular sobre o treinamento do sono se concentre em seus possíveis malefícios, a literatura acadêmica se concentra nos benefícios, que incluem não apenas melhorias no sono infantil, mas também na vida dos pais.

Mais importante, as intervenções parecem ser muito bem-sucedidas na redução da depressão materna. Por exemplo, um estudo australiano com 328 crianças atribuiu aleatoriamente metade delas a um regime de treinamento do sono e a outra metade a um grupo controle. Dois e quatro meses depois, os autores descobriram que as mães dos bebês treinados tiveram menos depressão e mais saúde física. Elas também precisaram usar os serviços de saúde com menos frequência.[5]

Outros estudos chegaram a conclusões semelhantes. Os métodos de treinamento do sono melhoram a saúde mental dos pais, diminuindo a incidência de depressão e de estresse e aumentando a satisfação conjugal.[6] Em alguns casos, os efeitos foram enormes. Um pequeno estudo (não randomizado) relatou que, antes do treinamento do sono, 70% das mães se encaixavam nos critérios para depressão clínica; esse percentual caiu para apenas 10% ao fim do estudo.[7]

Obviamente, é preciso refletir com cautela sobre quaisquer possíveis riscos para os bebês, mas o fato de o treinamento do sono fazer bem aos pais não deve ser ignorado. E o sono também é benéfico para o desenvolvimento de bebês e crianças. Estabelecer uma boa rotina de sono – garantindo um sono mais longo e de maior qualidade – pode ter efeitos duradouros na vida do seu filho.

FAZ MAL DEIXAR A CRIANÇA CHORANDO NO BERÇO?

O método funciona, ajuda o sono de pais e filhos e melhora o humor e a felicidade dos pais. Mas será que faz mal ao bebê?

Há uma série de bons ensaios randomizados que abordam essa questão. Um estudo sueco representativo, publicado em 2004, distribuiu aleatoriamente 95 famílias numa análise que envolvia deixar alguns bebês chorando no berço até dormir.[8] O foco dos autores era saber se o comportamento durante o dia era afetado pelo que acontecia à noite – especificamente, eles queriam saber se os bebês eram menos apegados aos pais durante o dia por terem ficado chorando no berço na noite anterior.

Esse estudo descobriu que, na realidade, a segurança e o apego infantil pareceram *aumentar* após a intervenção. Também detectou melhoras no comportamento diurno e na alimentação, segundo relatos dos pais. Note que esse cenário vai na contramão das preocupações relacionadas ao método.

E esse estudo não foi o único. Em 2006, uma revisão avaliou 13 pesquisas sobre treinamento do sono e observou o seguinte: "Não se identificou nenhum efeito secundário adverso resultante da participação em programas comportamentais de sono. Ao contrário, os bebês que participaram desses programas mostraram-se mais seguros, previsíveis, menos irritadiços e passaram a chorar com menos frequência e ficar menos agitados após o tratamento."[9] (Traduzindo: nada de ruim aconteceu em nenhum dos experimentos e, na maioria dos casos, os bebês parecem ter ficado mais felizes após o treinamento do sono.) Estudos mais recentes chegaram à mesma conclusão.[10]

Uma explicação para isso é que os bebês treinados ficavam mais descansados, assim como seus pais, o que melhorava o humor de todo mundo. Mas isso os dados não dizem; os dados falam apenas dos efeitos.

Essas evidências se concentram nos impactos imediatos sobre a criança. Mas essa não é necessariamente a principal preocupação entre os críticos do método. Ao contrário, a preocupação é com impactos a longo prazo. Sim, a criança chora menos após o treinamento do sono – inclusive durante o dia –, mas talvez isso aconteça porque ela desistiu de chorar, não porque esteja mais feliz.

Para abordar isso de forma mais completa, precisamos acompanhar as crianças que passaram pelo treinamento do sono até idades mais avançadas e observar se há riscos a longo prazo. Isso aumenta a dificuldade de executar um estudo randomizado, é claro, uma vez que o acompanhamento de longo prazo é difícil e caro. No entanto, temos um exemplo: o estudo que citei na seção anterior.

O estudo foi realizado na Austrália com 328 famílias que foram recrutadas quando os bebês tinham 8 meses de vida. Primeiro os autores observaram que a intervenção melhorou o sono e reduziu a depressão entre os pais.[11] Mas não pararam por aí. Voltaram a avaliar as crianças um ano depois e, o mais notável, cinco anos depois, quando elas tinham quase 6 anos. Nesse acompanhamento posterior, que incluiu um subconjunto das famílias originais, os pesquisadores não encontraram nenhuma diferença entre os resultados dos dois grupos, incluindo quesitos como estabilidade emocional, comportamento, estresse, conflito, apego aos pais e apego em geral. Basicamente, as crianças que receberam treinamento do sono eram iguais às que não tinham recebido.[12]

O estudo – assim como os outros que citei anteriormente e vários artigos de revisão – não aponta danos a longo ou curto prazo decorrentes do método. Além disso, a abordagem funciona e faz bem aos pais. Tudo isso é bastante favorável. Mas nem todo mundo concorda.

Vários artigos acadêmicos se opõem ao método de uma perspectiva teórica. Um bom exemplo é um artigo publicado em 2011 no periódico *Sleep Medicine Reviews*.[13] Os autores criticaram o método em grande parte com base na ideia de que o choro infantil é um sinal de angústia e, portanto, não se deve estimular os pais a ignorá-lo. Os autores se basearam nas teorias de apego que já citei (ou seja, nos estudos sobre os orfanatos romenos) e argumentaram que os pais que seguem esse método estão ignorando as tentativas do filho de começar a se comunicar com eles.

O fato de o método funcionar não é convincente para esses pesquisadores; na verdade, é um indício de dano. Como questiona um artigo na revista

Sleep: "A cessação do choro é uma 'cura' ou indica que a criança 'desistiu' e agora está deprimida e parcialmente distante na dinâmica do apego?"[14]

O principal argumento desse e de outros trabalhos semelhantes é que o choro infantil é um sinal de estresse (provavelmente verdadeiro) e que o estresse, mesmo num curto período de dias ou semanas, pode ter consequências duradouras para os bebês (isso é especulação). Esses autores com frequência apontam um estudo específico para sustentar as alegações de estresse. Trata-se de um trabalho publicado em 2012, que acompanhou 25 bebês e suas mães na Nova Zelândia durante um experimento de cinco dias num laboratório do sono.[15] O objetivo da permanência no laboratório era treinar o sono dos bebês. As enfermeiras do estudo coletaram dados sobre o cortisol (hormônio do estresse) tanto nos bebês quanto nas mães, e também foram responsáveis por colocar os bebês para dormir e monitorá-los.

Todos os dias, antes do treinamento do sono, os níveis de cortisol nos bebês e nas mães eram medidos e registrados. Depois que a criança adormecia, media-se novamente o cortisol. No primeiro dia, todos os bebês choraram. Seus níveis de cortisol eram os mesmos antes do treinamento e depois que adormeciam, assim como os níveis de cortisol das mães. O padrão se repetiu no segundo dia.

No terceiro dia, nenhum bebê chorou (já vimos que o treinamento funciona). No entanto, os mesmos padrões de cortisol se repetiram: iguais antes e depois de adormecer. Mas, entre as mães, isso mudou: elas apresentaram níveis mais baixos de cortisol no período posterior, quando os bebês já não estavam chorando.

Na opinião dos autores, isso é um problema relacionado ao método. Após o treinamento do sono, os níveis de estresse da mãe ficam fora de sincronia com os do bebê, uma possível evidência de que o vínculo entre eles está enfraquecendo.

Vários outros acadêmicos argumentaram que se trata de uma interpretação exagerada do estudo. Em primeiro lugar, não se estabeleceu um nível basal de cortisol, por isso não temos como saber se os bebês de fato apresentavam altos níveis de estresse. Por outro lado, o estudo (ou pelo menos o relatório) foi interrompido após três dias, então não sabemos o que aconteceu depois.

Além disso, não está claro por que a diferença nos níveis de cortisol entre mãe e bebê após o treinamento do sono seria problemática. O que o estudo mostrou foi que as mães ficaram mais relaxadas após o treinamento e não houve outras alterações nos bebês. Parece ser um resultado positivo, não negativo.

Os argumentos contra o treinamento do sono são fundamentalmente teóricos. Sabemos que o abuso e a negligência têm consequências duradouras, mas como podemos ter certeza de que deixar um bebê chorando no berço não tem? Com a análise dos dados, poderíamos avaliar os impactos de longo prazo e talvez concluir que tudo parece ter transcorrido bem, mas o contra-argumento teórico é que, para algumas crianças, a prática faz muito mal, e não sabemos que crianças são essas.

É quase impossível refutar esse argumento. Não há como prová-lo nem refutá-lo. Precisaríamos ter uma amostra enorme e, mesmo assim, a maioria dos estudos não seria projetada para captar esse tipo de heterogeneidade.

Um argumento similar é que, embora as crianças possam parecer bem aos 5 ou 6 anos, os danos do treinamento do sono podem se manifestar apenas na idade adulta. Mais uma vez, é algo muito difícil de avaliar.

Seria bom ter mais dados – é sempre bom ter mais dados! E, sim, com mais dados talvez encontrássemos alguns pequenos efeitos negativos. Os estudos que temos não são perfeitos.

No entanto, a ideia de que essa incerteza deve nos levar a evitar o treinamento do sono é equivocada. Entre outras coisas, você poderia facilmente argumentar o contrário: talvez o treinamento do sono seja muito *bom* para algumas crianças – elas de fato precisam do sono ininterrupto – e você pode acabar prejudicando seu filho ao evitar o método. Não há nada nos dados que comprove isso, mas também não há nada que comprove que o treinamento do sono seja ruim.

Poderíamos argumentar também que os efeitos da depressão materna nas crianças são duradouros e, portanto, essa intervenção pode ter efeitos benéficos a longo prazo. Isso parece ser mais plausível em vários aspectos.

No fim das contas, você terá que fazer uma escolha sem dispor de dados perfeitos. (Isso se aplica a praticamente todas as escolhas parentais. Culpe os pesquisadores!) Mas seria um erro dizer, por exemplo, que evitar o treinamento do sono é a "opção mais segura".

Então isso quer dizer que você precisa experimentá-lo? Claro que não. Cada família é diferente e talvez você deteste a ideia de deixar seu filho chorando até dormir. Mas, se você optar por treinar o sono do bebê, não sinta vergonha nem constrangimento. Os dados, por mais imperfeitos que sejam, estão do seu lado.

QUAL MÉTODO E QUANDO?

Geralmente o treinamento do sono envolve uma destas três abordagens: Extinção (sair do quarto e não voltar mais, deixando o bebê chorar até dormir), Extinção Gradativa (voltar em intervalos cada vez mais longos) e Extinção com Presença Parental (ficar no quarto, mas não fazer nada). Ferber é um defensor da segunda abordagem, enquanto Weissbluth é mais a favor da primeira.

Há evidências de que todas as três funcionam – e talvez as duas primeiras estejam mais bem documentadas –, mas há relativamente poucas evidências sobre qual delas funciona melhor. Por um lado, alguns relatórios parecem considerar que a Extinção Gradativa é mais fácil para os pais e favorece a persistência; outros concluíram que prolonga o choro.[16]

O único princípio geral de todas as três abordagens é que a coerência é fundamental. Escolher um método – seja ele qual for – e mantê-lo aumenta a chance de sucesso. Portanto, a consideração mais importante aqui é provavelmente o que *você* acha que pode fazer. Saber que pode dar uma olhadinha no bebê de vez em quando faz você se sentir melhor? Ou você prefere apenas fechar a porta e ir embora sem olhar para trás?

Isso também destaca a importância de ter um plano. O treinamento do sono não deve ser uma decisão por capricho, porque seu bebê está dando muito trabalho hoje. É preciso que seja algo planejado – de preferência pelos pais e cuidadores, e talvez com ajuda do pediatra. Uma vez definido o plano, cumpra-o.

Há relativamente poucos dados sobre a idade apropriada para se iniciar o treinamento. A maioria dos estudos se concentra em bebês com 4 a 15 meses de vida, embora também tendam a recrutar famílias com bebês que foram diagnosticados com problemas de sono, que serão, em média, mais velhos. Em geral, é mais fácil treinar o sono de um bebê de 6 meses do que o de um de 3, e provavelmente é mais difícil treinar uma criança de 2 anos. Mas esses métodos parecem funcionar em idades variadas.

É fundamental observar que os objetivos do treinamento do sono podem diferir de acordo com a idade. Weissbluth, por exemplo, sugere que você comece quando o bebê tiver 8 a 10 semanas. Nessa idade, a maioria dos bebês *não* é capaz de dormir durante a noite sem mamar. Não espere que um bebê de 2 meses durma 12 horas seguidas, e não se frustre nem se sinta um fracasso se ele não o fizer. O objetivo de treinar um bebê de 10 semanas é incentivá-lo a pegar no sono sozinho no início da noite e só acordar quando estiver com fome, mais tarde.

Por outro lado, um bebê de 10 ou 11 meses deve ser capaz de ficar a noite inteira sem mamar, e o treinamento do sono nessa idade tende a se concentrar em fazer o bebê dormir por conta própria e continuar dormindo até de manhã.

Simplificando, o objetivo do método não é (apesar de opiniões contrárias) privar seu filho de necessidades básicas, como alimento e troca de fraldas. É tentar fazer com que ele adormeça sozinho depois que todas essas necessidades forem atendidas.

UMA OBSERVAÇÃO SOBRE AS SONECAS

Muitos livros sobre sono infantil também sugerem que você aplique durante o dia qualquer sistema que esteja usando à noite, inclusive em relação ao choro do bebê.

No entanto, não identifiquei nenhuma pesquisa focada especificamente no treinamento do sono diurno. Não há por que acreditar que deixar o bebê chorando durante o dia seja mais ou menos prejudicial do que à noite, então a falta de pesquisas sobre o tópico talvez não seja um problema. O mais complicado é saber se o treinamento do sono diurno funciona.

Sonecas são mais complicadas que o sono noturno, como vimos no Capítulo 7. Mesmo bebês que dormem muito bem à noite têm sonecas mais variáveis durante o dia. Tudo isso para dizer que, muito provavelmente, o treinamento do sono será mais aleatório no caso dos cochilos diurnos.

E ENTÃO, O QUE FIZEMOS?

Quando Penelope era bebê, morávamos em Chicago e tínhamos uma pediatra maravilhosa, a Dra. Li, que por acaso integrava a equipe médica do Dr. Marc Weissbluth, autor de *Healthy Sleep Habits, Happy Child* (Hábitos de sono saudáveis, crianças felizes). Nunca nos consultamos com o Dr. Weissbluth, mas a equipe em geral era a favor do treinamento do sono. Então treinamos Penelope nos baseando mais ou menos no conteúdo do livro escrito por ele.

Devo confessar, no entanto, que a constância não foi nosso forte. Tentamos começar com a Extinção Gradativa (deixando-a chorar no berço, mas dando uma olhada de vez em quando), o que definitivamente melhorou as coisas, mas não funcionou por completo. Ela chorou dia sim, dia não por meses, e eu e Jesse tivemos discussões intermináveis para decidir de quanto em quanto tempo deveríamos entrar no quarto dela, quem deveria fazer isso, e assim por diante.

Por fim, numa consulta, explicamos nosso sistema à Dra. Li, que nos disse, de forma simpática, mas firme, que provavelmente deveríamos parar de entrar no quarto. Quando paramos, o treinamento enfim começou a dar certo e Penelope passou a dormir muito bem (algo que segue até hoje).

Com o segundo filho, eu quis me sair melhor. Para treinar o sono de Finn, teríamos um plano de comum acordo, que colocaríamos no papel e cumpriríamos.

Para o planejamento, usamos nosso software de gerenciamento de tarefas domésticas, Asana. Jesse criou uma tarefa – "Treinar o sono do Finn" –, na qual poderíamos discutir os detalhes entre nós.

(Eu sei que você quer me perguntar: *Por que você não usa e-mail ou conversa pessoalmente com seu marido como uma pessoa normal?* Evitamos discutir tarefas domésticas por e-mail, já que a mensagem pode se perder entre assuntos de trabalho. E descobrimos que é muito mais útil, pelo menos para nós, ter discussões como essa por escrito, especialmente quando envolvem muitas opiniões e sentimentos. Por escrito, ambas as partes refletem com calma sobre o que estão dizendo. Deixamos as reuniões presenciais para tópicos interessantes como prioridades de contratação no trabalho. É tão divertido!)

Por fim, depois de debater um pouco com meu marido pelo software, concordamos com o seguinte sistema.

> **PARTE 1: HORA DE DORMIR/INÍCIO DA NOITE**
> - Preparamos Finn para dormir na mesma hora que Penelope, por volta das 18h45.
> - Vestimos o pijama nele e lemos uma historinha como parte da rotina noturna.
> - Ele mama e depois o colocamos no berço.
> - Só voltamos ao quarto dele às 22h45.
>
> **PARTE 2: PROGRAMAÇÃO AO LONGO DA NOITE**
> - Amamentamos Finn na primeira vez que ele chorar depois das 22h45.
> - Só voltamos ao quarto dele 2 horas após cada mamada.
>   **Exemplo:** Se ele terminar de mamar à 0h30, só vai mamar de novo às 2h30.
>   NOTA: O PERÍODO DE SONO MAIS LONGO ACONTECE NO INÍCIO DA NOITE, ENTÃO WEISSBLUTH DIZ QUE, DEPOIS DISSO, PODEMOS ATENDER AO BEBÊ COM MAIS FREQUÊNCIA.
>
> **PARTE 3: A MANHÃ**
> - Finn acorda entre 6h30 e 7h30.
> - Se ele estiver acordado às 6h30, nós o pegamos no colo.
> - Do contrário, pode dormir até as 7h30 no máximo. Se não despertar sozinho, nós o acordamos.

Esse plano seguia mais ou menos o modelo Weissbluth. O objetivo era incentivar Finn a adormecer sozinho à noite, sem privá-lo de se alimentar. Começamos por volta da décima semana, quando ele ainda mamava 2 ou 3 vezes por noite, mas acreditávamos que ele estava pronto para adormecer sozinho antes das 19h.

E dessa vez acertamos. Foi muito mais fácil com Finn do que com Penelope – ele ficou uns 25 minutos chorando na primeira noite, alguns minutos na segunda, e muito pouco depois disso. Só para deixar claro: ele acordava (com frequência) ao longo da noite após essa primeira etapa. Só foi dormir até de manhã quando tinha 7 ou 8 meses.

Acho que parte do nosso sucesso se deveu a termos um plano escrito. Talvez você não queira ser tão formal e, mesmo que tenha um plano, provavelmente vai desviar dele em algum momento – tudo bem! Mas ajuda muito ter uma noção geral do que você e seu par pretendem fazer.

E precisamos admitir que Finn foi um bebê mais fácil que Penelope. Também éramos pais mais experientes. Mesmo que você trate seus filhos exatamente da mesma forma, cada um pode se comportar de um jeito. Alguns reagirão melhor que outros.

Por fim, outro grande fator favorável na nossa segunda tentativa foi termos Penelope ali nos apoiando.

O maior medo de treinar o sono de um bebê é fazê-lo odiar você. Para que o método dê certo, você precisa ter em mente que isso é bom para sua família, que você e seu bebê descansarão melhor, e que não haverá prejuízos a longo prazo.

Claro, é difícil lembrar tudo isso no calor do momento. Na primeira noite de treinamento com Finn, ele estava aos prantos quando saímos do quarto. Eu estava aflita – é muito difícil ouvir seu filho chorar e não fazer nada. Mas eis que, ao colocar Penelope na cama, ela olhou para mim muito seriamente e disse: "Mãe, não entre no quarto dele de jeito nenhum. Ele precisa aprender a dormir sozinho. Temos que fazer nossa parte."

Uma criança que foi treinada para dormir e obviamente não odeia você faz qualquer medo desaparecer.

Resumindo

- Deixar a criança chorando no berço até dormir é um método eficaz para incentivar o sono noturno.

- Há evidências de que esse método faz bem aos pais, reduzindo a incidência de depressão e melhorando a saúde mental como um todo.

- Não há evidências de danos a longo ou curto prazo para o bebê; quando muito, há evidências de alguns benefícios a curto prazo.

- Os dados indicam que o treinamento do sono funciona com diversas abordagens, mas há poucas evidências indicando qual seria a melhor.
    - O mais importante é a constância: escolha uma abordagem que você consiga manter e siga o plano.

CAPÍTULO 12

Introdução alimentar

Gideon Lack é pesquisador do King's College London e estuda alergias infantis, especialmente alergia a amendoim. Em algum momento, durante uma palestra para médicos em Israel, ele começou a suspeitar que havia muito menos crianças alérgicas a amendoim naquele país do que no Reino Unido. Então, em 2008, publicou um artigo testando essa teoria. Ele aplicou um questionário para avaliar cerca de 5 mil crianças judias no Reino Unido e mais 5 mil em Israel, e descobriu que crianças em idade escolar no Reino Unido tinham cerca de dez vezes mais probabilidade de serem alérgicas a amendoim (2%, contra apenas 0,2% em Israel).[1]

O Dr. Lack e sua equipe não apenas apontaram a discrepância na prevalência de alergia, como também especularam o que motivaria essa diferença: nesse caso, a exposição precoce ao alimento. As crianças em Israel costumam ser expostas bem cedo ao amendoim (há, inclusive, uma guloseima infantil à base de amendoim muito popular por lá, chamada Bamba), e os pesquisadores argumentaram que essa exposição pode ser a causa da menor incidência de alergia.

O leitor atento já deve saber que esse tipo de alegação me deixa louca. Existem inúmeras outras diferenças entre Israel e o Reino Unido! E essas diferenças não são totalmente abordadas avaliando-se apenas crianças judias em ambas as nações. Uma diferença óbvia é a taxa de diagnóstico – e se no Reino Unido forem diagnosticadas até alergias leves ao amendoim e, em Israel, apenas as mais graves? Como os dados baseiam-se em um simples questionário, não temos como verificar o tipo e o grau da alergia de cada criança.

Se Gideon Lack parasse por aí, ficaríamos com um fato vagamente interessante e algumas especulações insatisfatórias, mas ele foi além e usou um método muito mais convincente: um ensaio clínico randomizado.

Nos anos seguintes aos achados iniciais, Lack e sua equipe recrutaram uma coorte de cerca de 700 bebês com idades entre 4 e 11 meses e os distribuíram aleatoriamente em dois grupos: alguns seriam expostos ao amendoim, outros não. Os pais do primeiro grupo foram instruídos a oferecer a seus filhos uma dose semanal de amendoim – cerca de 6 gramas – na forma de Bamba ou manteiga de amendoim comum. Os pais do outro grupo foram orientados a evitar o alimento.

Os pesquisadores selecionaram um grupo de bebês que eram mais propensos a ter alergia a amendoim do que a população geral – isso era importante para que pudessem tirar conclusões confiáveis mesmo usando uma amostra relativamente pequena – e também dividiram a amostra em bebês que não tinham qualquer sensibilidade ao amendoim e aqueles que já apresentavam alguma sensibilidade. Isso permitiu que analisassem os efeitos no grupo geral e também no grupo mais propenso a alergias. Os bebês foram monitorados de perto, é claro, em busca de quaisquer reações adversas.

Os resultados foram publicados em 2015 no *New England Journal of Medicine*,[2] e são impressionantes, como podemos ver no gráfico a seguir. Os bebês que foram expostos ao amendoim eram muito menos propensos a manifestar alergia aos 5 anos de idade: apenas 3%, contra 17% no outro grupo. (Lembre-se: esse número é maior do que seria na população em geral por causa do tipo de amostra.)

Como o estudo foi randomizado, não havia outra razão além da exposição ao amendoim para que a incidência de alergia fosse diferente. E essa diferença também apareceu nos grupos de alto e baixo risco.

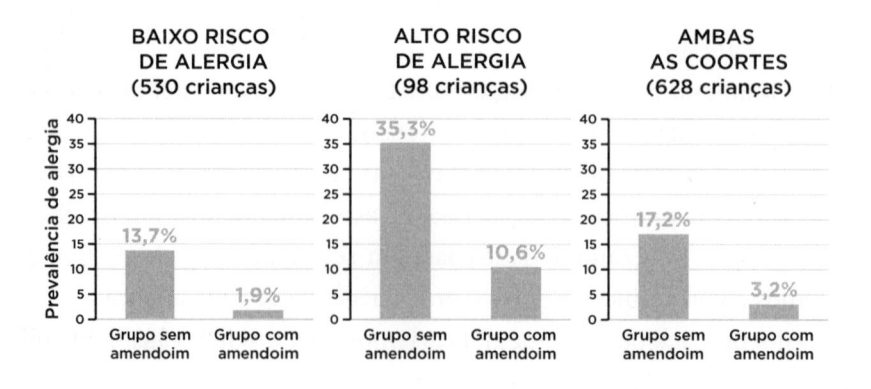

BAIXO RISCO DE ALERGIA (530 crianças)		ALTO RISCO DE ALERGIA (98 crianças)		AMBAS AS COORTES (628 crianças)	
Grupo sem amendoim	Grupo com amendoim	Grupo sem amendoim	Grupo com amendoim	Grupo sem amendoim	Grupo com amendoim
13,7%	1,9%	35,3%	10,6%	17,2%	3,2%

Prevalência de alergia

O achado sugere que a exposição precoce ao amendoim ajuda a evitar esse tipo de alergia. A descoberta é especialmente notável por indicar que o conselho-padrão oferecido aos pais estava totalmente equivocado. (Jesse e eu fomos orientados a só dar amendoim a Penelope quando ela já tivesse 1 ano.) Era um conselho voltado sobretudo para crianças sob risco mais alto de alergia.[3]

Não é exagero dizer que esse conselho piorou as coisas e, de fato, pode ter sido o grande responsável pelo aumento da alergia a amendoim nos últimos vinte anos. Hoje, porém, a recomendação usual é que as crianças sejam expostas ao amendoim desde cedo, em especial aquelas sob risco de alergia. Com essa nova diretriz (obrigada, Gideon Lack), espera-se que haja menos alergias que ameacem a vida da criança.

Isso nos faz pensar em quão nocivo é basear recomendações em pouca ou nenhuma evidência, e o amendoim é só um exemplo. A Academia Americana de Pediatria (entre outras fontes) tem sites inteiros dedicados à transição para alimentos sólidos. Na maioria das vezes, há poucas evidências reais por trás dessas recomendações.

As orientações da AAP ecoam o estilo tradicional do Ocidente: oferecer mingau de arroz ou aveia com uma colherinha quando seu filho tiver entre 4 e 6 meses. Ah, e fotografe o momento! A foto pode ser útil no casamento do seu filho. Na quinta edição do manual *Alimentação: Orientações para alimentação do lactente ao adolescente*, a Sociedade Brasileira de Pediatria (SBP) recomenda leite materno exclusivo até 6 meses de idade, seguido por alimentação complementar. Nos bebês alimentados com fórmula, a introdução de alimentos não lácteos, como papinha de legumes e frutas, pode começar aos 4 meses de idade.

Em seguida, alguns dias ou uma semana depois, você introduz frutas e hortaliças, um tipo de cada vez, a cada três dias. O conselho-padrão é oferecer hortaliças primeiro para que as crianças não aprendam que o sabor da fruta é melhor. Mais ou menos um mês depois, chega a hora da carne. Tudo isso em forma de purê, dado na colher.

Com Penelope, seguimos isso à risca. No início tentei preparar a comida, mas desisti. Lotei a despensa com papinhas orgânicas. Quando ela saiu dessa fase, sobraram potes e potes de papinha de frango com batata-doce.

Depois de um tempo, são introduzidos alimentos que a criança consegue pegar com as mãos, como os cereais matinais. Aos poucos, quando o bebê tiver cerca de 1 ano, você vai eliminando o purê.

Não há nada de errado com essas recomendações. Elas funcionaram bem para muitas pessoas durante vários anos. Antes dos 4 meses, é pouco provável que o bebê seja capaz de ingerir alimentos sólidos e não há razão para oferecer nada além de leite materno. Não há por que encher o estômago do bebê com alimentos que, ao contrário do leite materno e da fórmula, não proporcionam os nutrientes adequados para a idade.

O primeiro mingau costuma ser feito com cereal de arroz porque não tem sabor e, portanto, pode ser misturado com leite materno ou fórmula para que o bebê aceite melhor. Cereais desse tipo também são enriquecidos com ferro, o que é útil se você estiver amamentando, já que a essa altura o leite materno não fornece uma quantidade de ferro suficiente.

O intervalo entre a introdução de alimentos tem como objetivo verificar se algum deles causa alergia. Se você oferecer morango, ovo, tomate e trigo ao seu filho em um único dia e ele tiver uma reação alérgica, vai ser difícil saber qual dos alimentos a provocou.

Todos esses argumentos são lógicos, mas os detalhes não passaram por muitos testes. Então eu diria que, na melhor das hipóteses, essas recomendações são baseadas na lógica, não nas evidências.

Por exemplo, não há evidências na literatura científica para a ordem de introdução dos alimentos. Se você prefere começar com cenoura ou ameixa, em vez de cereais de arroz, não vejo por que não fazer isso. Claro, talvez seu bebê fique mais confortável com o mingau de arroz, mas as cenouras são indiscutivelmente mais saborosas. O único mingau de arroz que Finn se dignou a comer foi um *congee* no nosso restaurante chinês favorito.

Já os intervalos entre a introdução de novos alimentos fazem sentido, como vimos. As alergias costumam ser causadas por um determinado grupo de alimentos – leite, ovos, amendoim, nozes –, e é sensato não introduzir todos ao mesmo tempo. Mas nem todo mundo é alérgico às mesmas coisas. Sim, é possível ter alergia a ervilha, mas é muito incomum. Isso não significa que o plano de introduzir novos alimentos a cada três dias esteja errado. Aliás, há evidências de que as crianças precisam experimentar um alimento algumas vezes até adquirir gosto por ele, o que seria outra razão para introduzir alimentos novos aos poucos. Por outro lado, se você planeja oferecer todos os alimentos ao seu filho antes de ele completar 1 ano, vai ter que acelerar o processo em algum momento.

Até aqui falamos de pequenas modificações no plano tradicional, mas algumas pessoas vão além e questionam a ideia de começar pelas papinhas. Uma alternativa, que vem ganhando popularidade nos últimos anos, é o chamado "desmame guiado pelo bebê" (ou método BLW, na sigla em inglês). Em vez de introduzir papinhas e alimentar a criança com uma colher, você espera até ela ter idade suficiente para pegar o alimento com a própria mão e depois oferece a ela mais ou menos o que sua família come.

Usei essa abordagem com Finn. Adoraria dizer que foi porque descobri tardiamente muitas evidências a favor do método. Mas a verdade é que eu não suportava pensar em outro armário cheio de potes de papinha. Era tão mais prático simplesmente oferecer ao meu filho a mesma coisa que eu estava comendo!

Mas os defensores dessa abordagem não usam o argumento do menor esforço. O que eles citam são benefícios para o bebê: ele aprende a regular a quantidade de alimentos que come, o que diminui a incidência de sobrepeso e obesidade; passa a aceitar uma grande variedade de alimentos; e suas refeições em família ficam mais prazerosas.

As evidências que sustentam essas alegações, no entanto, são limitadas.[4] A questão principal é que os pais que tentam essa abordagem geralmente diferem daqueles que seguem a alimentação mais tradicional: adeptos do método BLW tendem a ter renda mais alta, maior grau de instrução, mais vontade de fazer refeições em família, etc. Esses fatores também se relacionam com a experiência da refeição e a qualidade da dieta, tornando difícil calcular o impacto do método em si.

A melhor evidência que temos vem de um (pequeno) ensaio randomizado realizado com 200 famílias.[5] Os resultados corroboram algumas das afirmações sobre o método BLW, mas não todas. Os pais relataram menos agitação na hora de comer, e os bebês no grupo experimental eram mais propensos a comer junto com a família. Eles também tinham mais propensão a mamar no peito durante mais tempo, e a introdução de alimentos começou mais tarde (ou seja, por volta dos 6 meses, e não aos 4).

Por outro lado, esse estudo não encontrou diferenças no sobrepeso ou na obesidade das crianças até os 2 anos de idade, nem nos nutrientes consumidos ou na taxa calórica total (cálculos difíceis de fazer, já que os bebês tendiam a espalhar comida para todo lado). Houve, sim, ligeiras diferenças entre os dois grupos – bebês que seguiram o método BLW eram mais propensos a comer carne e sal, por exemplo –, mas essas diferenças não foram sistemáticas.

Uma das principais preocupações com essa abordagem é o risco de o bebê engasgar com pedaços maiores de comida, mas, no estudo, o engasgo não foi mais comum no grupo experimental do que no grupo da papinha. De todo modo, bebês engasgam com facilidade, e os participantes do estudo foram estimulados a não introduzir alimentos que apresentassem riscos significativos de asfixia. Não se deve oferecer a um bebê de 4 meses pedaços de frutas mais duras, seja qual for o método de alimentação que você esteja seguindo.

Esse estudo acompanhou 200 famílias, uma quantidade muito pequena para responder a todas as perguntas. Se você quiser tentar o método BLW, nada nas evidências diz que é má ideia. Se não quiser, também não há evidências convincentes em contrário.

Uma observação final: ainda existem controvérsias sobre o momento certo de introduzir alimentos sólidos e, especificamente, sobre o risco de essa introdução precoce levar à obesidade. Qual a razão para esperar o bebê completar 4 meses? As razões são, em grande parte, fisiológicas – os bebês realmente não conseguem comer antes disso –, mas parece não haver motivos para prolongar essa espera. Há, sim, alguma correlação entre o momento da introdução de alimentos sólidos e a obesidade infantil, mas isso parece se dar por outros fatores, como o peso e a alimentação dos pais.[6]

O ALIMENTO QUE VOCÊ OFERECE IMPORTA?

Decidir se deve começar com papinha é uma coisa, mas há uma questão mais importante: o que exatamente oferecer ao seu filho? Quase todo ser humano come alimentos sólidos, então é provável que, cedo ou tarde, seu filho acabe mastigando alguma coisa, seja qual for o método escolhido.

Só que não há garantia de que ele vai gostar de uma grande variedade de alimentos, terá uma alimentação saudável e estará disposto a testar novos sabores. Talvez não seja difícil fazer uma criança gostar de nuggets de frango e cachorro-quente, mas como fazê-la apreciar, ou ao menos experimentar, couve e brócolis?

É preciso admitir: isso talvez não seja uma questão importante para todo mundo. Para você, pode ser importante que seu filho coma hortaliças, mas não necessariamente de vários tipos. Talvez você acredite que, se ele só comer brócolis e macarrão, tudo bem. E mais: talvez você não se incomode se ele só comer macarrão, já que pode desenvolver o gosto por brócolis com o tempo. Nesse caso, é preciso avaliar com mais cuidado de onde virão as vitaminas e os demais nutrientes necessários.

A importância que você atribui a esse tipo de coisa depende da alimentação da sua família. Houve uma época em que eu preparava dois jantares – um para Penelope e outro para nós – e percebi que não estava dando certo. Acabamos modificando nossa alimentação e a dela para jantarmos juntos. Mas o esquema de alimentar primeiro a criança e depois os adultos funciona para muita gente.

Vamos supor que você se preocupe em promover uma "alimentação saudável". A boa notícia é que há várias pesquisas sobre o assunto. A má notícia é que muitas delas não são boas.

Vejamos um artigo de 2017 que teve grande destaque na mídia.[7] Os autores acompanharam 911 crianças dos 9 meses aos 6 anos de idade e relacionaram a alimentação inicial com a dieta posterior. Descobriram que as crianças que tinham uma alimentação mais balanceada aos 9 meses – em particular as que consumiam grande variedade de frutas e hortaliças – também eram mais propensas a ter uma alimentação balanceada aos 6 anos.

Os pesquisadores concluíram que o paladar é definido desde cedo, portanto é importante expor o bebê a alimentos variados.

Essa é uma possível explicação para os resultados do estudo, mas não é, de maneira alguma, a mais provável. Uma explicação muito mais plausível é que os pais que alimentam os filhos de 1 ano com hortaliças também tendem a alimentá-los com hortaliças aos 6. Trata-se de uma questão muito básica de causalidade, e é difícil chegar a qualquer conclusão significativa com esses dados.

No entanto, estudos de menor porte e mais indiretos podem nos oferecer algumas pistas.

Vejamos o exemplo a seguir, bem interessante. Os pesquisadores recrutaram algumas mães e as distribuíram aleatoriamente em dois grupos: a alimentação de um grupo era "rica em cenoura" e a do outro era "pobre em cenoura" durante a gravidez e a lactação. As mães do primeiro grupo tomavam muito suco de cenoura.

Quando os bebês já estavam na idade de comer mingau de arroz, os pesquisadores lhes ofereceram mingau preparado com água ou misturado com cenoura. Os bebês cujas mães tinham comido mais cenoura eram mais propensos a preferir o mingau com cenoura (isso foi avaliado pelo consumo e pelas expressões faciais dos bebês, e provavelmente também pelos pratos arremessados no chão).[8] Isso sugere que a exposição ao sabor – nesse caso, através da placenta e do leite materno – afeta a receptividade dos bebês a novos sabores.

Uma vez que o bebê começa a comer, há evidências randomizadas de que a exposição repetida aumenta a predileção por determinado alimento – por exemplo, seu filho pode passar a gostar de pera se você oferecer a fruta todo dia durante uma semana. É algo que também funciona com hortaliças, mesmo as amargas.[9] Isso reforça a ideia de que as crianças podem se acostumar com gostos diferentes e preferem sabores familiares.

É algo óbvio. A alimentação varia muito em cada cultura, e sabemos que as pessoas continuam preferindo os alimentos que comiam quando crianças, mesmo depois que se mudam para um país distante.[10]

Por um lado, da perspectiva da saúde pública, eu ficaria extremamente hesitante em concluir que a falta de exposição a hortaliças no primeiro ano de vida seja o maior problema da alimentação de crianças maiores. É mais provável que o problema esteja relacionado aos alimentos que são oferecidos a elas em todas as idades. Por outro lado, do ponto de vista dos pais, se você quiser que seu filho tenha uma alimentação balanceada, parece benéfico expô-lo repetidamente a novos sabores.

No entanto, mesmo que você coma de tudo durante a amamentação e tenha o cuidado de expor seu filho à couve-de-bruxelas durante semanas a fio, ele pode acabar sendo exigente na hora de comer. Nesse caso, os pesquisadores apontam duas condições diferentes: neofobia alimentar (medo de novos alimentos) e seletividade alimentar (rejeição a certos grupos alimentares).

Antes de entrar no assunto e abordar como resolvê-lo (o que é difícil), saiba que as crianças costumam se tornar mais exigentes por volta dos 2 anos e vão ficando mais flexíveis depois que entram na escola. Isso às vezes é uma surpresa para os pais – seu filho de 1 ano e meio come que nem um boi e, de uma hora para a outra, por volta dos 2 anos, começa a ser muito seletivo e comer pouco. Em várias ocasiões, um dos meus filhos deu uma mordida e declarou: "Acabei!"

Essa mudança pode gerar expectativas irreais sobre a quantidade que seu filho vai comer. Um artigo de revisão de 2012 observa que "a maioria das crianças entre 1 e 5 anos que são levadas pelos pais ao pediatra por se recusarem a comer é saudável e tem um apetite apropriado para sua idade e taxa de crescimento".[11] O artigo observa, ainda, que o tratamento mais útil para o problema é o aconselhamento dos pais, e não nada relacionado à criança. Obrigada pelo julgamento, pesquisadores.

Isso sugere que, mesmo que seu filho não coma tanto em algum momento, você não deve se preocupar demais; no entanto, não diz como tratar ou evitar a seletividade alimentar de modo geral. Esse é um tópico interessante para pesquisas. Um estudo que adoro acompanhou 60 famílias que tentavam oferecer um novo alimento a crianças de 12 a 36 meses. Os adultos filmaram essas interações com a criança durante o jantar num determinado dia para que os pesquisadores pudessem estudar o que influenciava a adoção do alimento novo.[12]

O estudo relatou o que os pais de fato faziam, não o que afirmavam fazer. Isso é bom, já que ninguém tende a relatar o próprio comportamento com objetividade. O principal achado diz respeito à forma como os pais falavam sobre o novo alimento. As crianças eram mais propensas a experimentá-lo se ouvissem o que os pesquisadores chamaram de "frases de apoio e autonomia" – coisas como "Experimente esse cachorro-quente" ou "Você vai gostar dessa ameixa; parece uva-passa". Por outro lado, eram menos propensas a experimentá-lo se os pais usassem "frases de coerção e controle" – por exemplo, "Se comer tudo, deixo você tomar sorvete" ou "Se não comer, vai ficar sem tablet".

Outros estudos mostram que a pressão dos pais para que os filhos experimentem novos alimentos ou comam em geral está associada a mais, e não menos, recusa alimentar.[13] Também mostram que a recusa alimentar é mais comum em famílias em que os pais oferecem uma alternativa. Ou seja, se seu filho não come brócolis e você oferece nuggets, ele pode acabar aprendendo que essa é sempre a recompensa por não experimentar um alimento novo. O problema piora quando os pais começam a achar que a criança não está comendo bem (o que, como vimos, provavelmente não é verdade).

Tudo isso leva a um conselho geral: ofereça ao seu bebê uma grande variedade de alimentos e continue oferecendo, mesmo que ele recuse no início. À medida que ele for crescendo, não surte se ele não comer tanto quanto você espera, e continue oferecendo alimentos novos e variados. Se ele não quiser comê-los, não os substitua por outro alimento da preferência dele. E não use ameaças ou recompensas para coagi-lo.

Falar é fácil, difícil é colocar em prática. É frustrante sentar-se à mesa diante de uma refeição que você sabe ser deliciosa com uma criança de 4 anos que grita, esperneia e diz que não vai comer nada. Eu não tenho solução para isso, a não ser tampões de ouvido.

Também tentei treinar Finn a dizer "Não gosto de carne assada" em vez de "Odeio carne assada", já que pelo menos soa mais educado, ainda que ele continue fazendo careta e empurrando o prato para longe. (Quem disse que criar um filho seria fácil?)

Toda essa discussão se baseia no pressuposto de que seu filho não tem um problema nutricional ou dificuldade para ganhar peso. Se você está em dúvida, é para isso que o pediatra serve – ele pode avaliar o ganho de peso, as vitaminas e assim por diante. Para crianças desnutridas, as orientações para aumentar a ingesta de alimentos são outras, mais intensas e complexas.

ALÉRGENOS

Toda essa história sobre alergia a amendoim mostra como as recomendações alimentares mudaram com o tempo: agora se sabe que o amendoim deve ser introduzido desde cedo, não mais tarde. O que ainda não sabemos é se isso se aplica a outros alimentos alergênicos nem exatamente como eles devem ser oferecidos aos nossos filhos.

Sobre a primeira questão, a resposta provavelmente é sim. As alergias, em sua grande maioria, são provocadas por oito tipos de alimento: laticínios, amendoim, ovos, soja, trigo, nozes, peixes e moluscos/crustáceos. A incidência de alergias alimentares tem aumentado ao longo do tempo, talvez em decorrência de uma melhor higiene (e, portanto, menor exposição a alérgenos na primeira infância) e, em parte, devido à não introdução desses alimentos na dieta do bebê.

Laticínios, ovos e amendoim compõem uma grande parcela dos casos de alergia. Já falamos sobre as evidências relacionadas ao amendoim, mas outras pesquisas sugerem que existe um mecanismo semelhante no caso do ovo e dos laticínios.[14] As evidências sobre os laticínios não são tão convincentes, mas talvez seja apenas porque grandes estudos ainda não foram divulgados.

Tudo isso aponta para a possível importância da introdução precoce de todos esses alérgenos, provavelmente a partir dos 4 meses. (Os laticínios podem ser introduzidos na forma de iogurte ou queijo.)

É importante ressaltar que, embora estejamos falando de "introdução", os estudos também incluem a exposição regular. Não basta que seu filho experimente manteiga de amendoim ou ovos uma única vez. Você precisa continuar oferecendo esses alimentos.

O que nos leva à próxima pergunta: como?

Nesse caso, é bom ir com calma. Comece oferecendo só um pouco no início – apenas um alimento alergênico por dia – e veja como o bebê reage. Se não acontecer nada, ofereça um pouco mais. E assim sucessivamente, até chegar a uma quantidade normal.

Em seguida, faça um rodízio desses alimentos.

Isso é muito importante, sobretudo porque, em geral, bebês não comem muito. Expô-los com regularidade a amendoim, iogurte e ovos além de todo o resto (não esqueça as ervilhas) requer certa logística. Mas não precisa se desesperar: é possível encontrar esses alimentos em pó para serem misturados com leite materno, fórmula ou papa.

OUTROS ALIMENTOS PROIBIDOS

Além dos alérgenos, existem outros alimentos na lista de "proibidos": leite de vaca, mel, alimentos que ofereçam risco de asfixia e bebidas açucaradas. Mas será que são mesmo proibidos?

É claro que a proibição de bebidas açucaradas não se aplica apenas à primeira infância. O consumo de refrigerantes por bebês e crianças (e também por adultos) é fortemente desencorajado. Seu filho de 6 meses não precisa de Coca-Cola. A questão dos sucos é mais controversa (minha infância foi regada a suco de laranja), mas, de modo geral, bebês devem tomar leite materno, fórmula ou (assim que começarem a comer alimentos sólidos) água. Prefira a fruta e as papinhas de fruta ao suco.

Por motivos óbvios, deve-se evitar também alimentos que ofereçam risco de asfixia: nozes, uvas inteiras, doces duros. Bebês e crianças pequenas engasgam com facilidade, e a probabilidade de esses alimentos provocarem engasgos é maior. Tudo bem se as uvas forem cortadas em pedaços pequenos; já os doces duros devem ser evitados inclusive por outros motivos.

O leite de vaca é provavelmente a recomendação mais complicada, em parte porque interage com as questões de alergia que já mencionamos. É importante introduzir alguns alimentos à base de leite – como iogurte e queijo – para evitar alergias. Mas o leite, em si, não é indicado.

A preocupação se justifica porque o leite de vaca não é um sistema completo de nutrição infantil e, se o bebê tomar muito leite, vai acabar bebendo menos fórmula ou leite materno. Aliás, bebês alimentados principalmente com leite de vaca têm maior probabilidade de apresentar deficiência de ferro.[15] As evidências dizem apenas que não se deve substituir a fórmula ou o leite materno pelo leite de vaca. Mas como um complemento ao mingau, por exemplo, não seria um problema.

Por fim, o mel. A preocupação é que ele possa causar botulismo infantil, doença grave em que uma toxina interfere nas funções neurológicas, afetando inclusive a respiração. É mais comum antes dos 6 meses e tratável, com taxa de sucesso muito alta. Ainda assim, o tratamento não é fácil: o bebê precisa ficar conectado a um respirador durante alguns dias até conseguir respirar sozinho de novo.

A toxina causadora do botulismo é produzida pela bactéria *Clostridium botulinum*, encontrada, entre outros lugares, no solo e no mel. Nas décadas de 1970 e 1980, houve vários relatos de bebês que apresentaram botulismo depois de terem consumido mel, o que levou à recomendação de só oferecer esse alimento a crianças com mais de 1 ano (às vezes até 2 ou 3).

No entanto, a questão do mel como fonte de botulismo é cercada de controvérsias. Embora a proibição do mel tenha sido amplamente divulgada nas últimas décadas, não houve mudança na incidência de botulismo infantil.[16] Isso sugere que, na prática, outras fontes de contaminação são mais relevantes. Portanto, talvez seja exagero incluir o mel na lista de alimentos proibidos, embora não custe evitá-lo.

SUPLEMENTAÇÃO DE VITAMINAS

As pessoas insistem em afirmar que o leite materno é perfeito: o alimento mais completo do planeta, que contém tudo que seu bebê necessita! E quase em seguida recomendam vitamina D em gotas porque o leite materno não tem vitamina D suficiente, então é melhor você dar umas gotinhas ao seu filho todos os dias ou ele pode ter raquitismo.

Aqui em casa nos atrapalhamos com essa questão da vitamina D. Nunca sabíamos se as gotinhas já tinham sido dadas naquele dia. Tudo era tão confuso que não lembrávamos se a última dose tinha sido aplicada no dia anterior ou três semanas atrás.

Acho que Penelope e Finn não desenvolveram raquitismo por pura sorte. Ou talvez o risco não seja tão grande assim.

A questão da suplementação de vitaminas (em qualquer idade) é complicada. É verdade que a falta de vitaminas específicas pode causar sérios problemas. Deficiência de vitamina D causa raquitismo. Deficiência de vitamina C causa escorbuto (que o digam os marinheiros que passaram meses sem comer hortaliças ou frutas frescas). No entanto, se sua alimentação for variada – mesmo que seja bastante insalubre para muitos padrões –, é pouco provável que você apresente deficiência de alguma dessas vitaminas.

Uma criança pequena geralmente não precisa de um multivitamínico, a menos que tenha uma alimentação *muito* limitada, o que é incomum. Mesmo uma criança seletiva na hora de comer vai obter vitaminas suficientes. O bebê que mama no peito também recebe a maioria das vitaminas.

As duas possíveis exceções são vitamina D e ferro.

A vitamina D não é encontrada em muitos alimentos e não está presente em altas concentrações no leite materno. É obtida sobretudo através da exposição solar, mas, como muitas pessoas vivem em climas frios e pouco ensolarados, essa exposição nem sempre é suficiente.

Assim, muitos bebês e crianças apresentam deficiência de vitamina D (concentração sanguínea abaixo de algum nível de corte). A parcela pode chegar a um quarto ou mais das crianças brancas e a uma proporção ainda maior entre as não brancas (peles mais escuras absorvem menos vitamina D através da exposição solar).[17]

Entretanto, não está muito claro se isso tem impacto real na saúde. Relativamente poucos estudos analisaram os *desfechos* reais associados à vitamina D, como o crescimento ósseo. Dois estudos que o fizeram – ambos ensaios randomizados de pequeno porte – não encontraram impactos no crescimento ósseo nem na saúde óssea, embora a suplementação tenha aumentado as concentrações de vitamina D em bebês.[18]

Isso não quer dizer que não se deva usar suplementos de vitamina D. O raquitismo é um problema real, principalmente em países em desenvolvimento com graves limitações nutricionais. Mas, se de vez em quando você se esquecer de administrar a vitamina ao seu filho, tudo indica que não precisa entrar em pânico.

Caso não goste da ideia de oferecer o suplemento diretamente ao bebê, saiba que há evidências de que taxas semelhantes são alcançadas quando a mãe toma vitamina D em altos níveis durante a amamentação.[19]

Bebês que mamam no peito também apresentam deficiência de ferro, o que pode causar anemia. O leite materno é pobre em ferro, mas a suplementação não costuma ser recomendada, a menos que a criança esteja mesmo anêmica. O ferro está presente no cereal de arroz, então o problema diminui depois que seu filho começa a comer mingau. Além disso, o clampeamento tardio do cordão umbilical (ver Capítulo 1) reduz a incidência de anemia, o que é muito mais fácil do que a suplementação.

Esses suplementos se aplicam a bebês que mamam no peito. Se seu bebê toma fórmula (que contém ferro, vitamina D e outros componentes essenciais), mesmo que apenas para complementar o peito, há poucos motivos para pensar em suplementação.

Resumindo

- A exposição precoce a alérgenos reduz a incidência de alergias alimentares.

- As crianças levam tempo para se acostumar a novos sabores, por isso é importante continuar oferecendo determinando alimento, mesmo que elas rejeitem no início. A exposição precoce a sabores variados aumenta a aceitação.

- Não há muitas evidências que justifiquem as recomendações tradicionais para introdução de alimentos sólidos. Se você não quiser, não precisa começar pelo mingau de arroz.

- O método BLW não tem nenhum efeito milagroso (pelo menos é o que diz a ciência atual), mas também não é contraindicado.

- A suplementação de vitamina D faz sentido, mas não entre em pânico caso se esqueça de administrá-la de vez em quando.

PARTE III
De bebê a criança

PARTIE III

De bébé à enfant

BEBÊS SÃO EXAUSTIVOS EM MUITOS aspectos: não dormem, não sabem dizer o que querem, mamam o tempo todo, não têm hora certa para nada. A mãe de um bebê de 4 meses talvez anseie pelo momento em que ele consiga se sentar à mesa e se expressar.

Doce ilusão. Exemplo disso é a batalha das meias. É difícil manter um bebê calçado, mas colocar meias nele é moleza! Ele fica quietinho e não esperneia. Já com crianças maiores, a coisa muda de figura.

– Hora de calçar a meia e o sapato! – você diz, 11 minutos antes de precisar sair de casa.

– Não! Não quero meia! Não quero. – Pés firmes no chão, carinha fechada. Talvez braços cruzados, com raiva.

– Vamos lá, vamos colocar a meia...

– NÃÃÃO!!!

– Se você não deixar, vou ter que chamar o papai.

– Não! Não quero meia! Não quero!!!

– Querido, pode me ajudar aqui?

Chega o pai e segura a criança. Meias calçadas, pronto. Ótimo! Você sai em busca dos sapatos. Quando volta, a criança já arrancou as meias. E tirou as calças. E está sorrindo.

No segundo ano de vida, o jogo muda. As crianças são engraçadas, brincalhonas, fofinhas. Mas também oferecem resistência, e justo numa fase em que elas mais precisam cooperar. O desfralde, por exemplo. Você pode montar um sistema, oferecer recompensas, mostrar vídeos divertidos, mas é a criança quem vai ter que decidir usar o banheiro. É fato: não se pode forçar ninguém a fazer o número dois.

Criar uma criança pequena também parece, de certa forma, mais complexo que criar um bebê. À medida que vê a personalidade do seu filho se formando, você também começa a perceber quais serão as dificuldades dele. E, de uma hora para a outra, se vê diante de escolhas – como o tempo de tela ou o tipo de pré-escola – que talvez acompanhem seu filho para sempre. Some-se a isso a questão da disciplina, que, de repente, você terá que impor.

À medida que a criança cresce, as abordagens baseadas em evidências se tornam mais desafiadoras. Quanto mais variação entre as crianças, mais difícil é tirar conclusões precisas dos dados. Essa heterogeneidade significa que o que funciona para uma criança pode não funcionar para outra, e pode não funcionar justamente para seu filho.

No entanto, existem alguns princípios gerais para nos guiar. Nesta parte do livro, abordarei também alguns marcos – físicos, que você vai observar no primeiro ano, e linguísticos, que virão depois. Às vezes nos perguntamos se nossos filhos estão se desenvolvendo normalmente. *Por que minha filha ainda não está engatinhando, andando ou correndo? Por que meu filho de 1 ano e 4 meses chama tudo de "da-da"?* Não há decisões a tomar nesses casos, mas os dados podem tranquilizar até mesmo os pais mais neuróticos.

Infelizmente não encontrei nada na literatura científica para resolver o problema das meias. Sigo esperando que inventem uma meia capaz de se calçar sozinha.

CAPÍTULO 13

Hora de andar: os marcos físicos

O filho da minha amiga Jane nasceu três meses depois de Penelope. À medida que foram crescendo – 5, 6, 7 meses –, mal se notava a diferença de idade, mas no início a discrepância era enorme. Quando Benjamin nasceu, Penelope parecia uma giganta perto dele. Quando ele era um bebê delicado de 6 semanas, ela já estava toda robusta com 4 meses e meio.

Aí o tempo foi passando. Com 1 ano, Benjamin ficou em pé e deu os primeiros passinhos, dentro da média esperada. Penelope não. Ele já andava com firmeza quando ela completou 15 meses sem dar sinais de que começaria a andar. Às vezes sabemos que nossos filhos diferem da média e lidamos bem com isso, mas é muito mais difícil quando são comparados a outras crianças o tempo todo.

Aos 15 meses, numa consulta de rotina, a Dra. Li me disse, com a tranquilidade de sempre, que eu não precisava me preocupar. "Se aos 18 meses ela ainda não estiver andando, aí sim podemos começar a intervenção precoce. Mas fique tranquila! Ela vai chegar lá." Os programas de intervenção precoce visam ajudar crianças com atrasos do desenvolvimento físico ou mental. É maravilhoso ter acesso a um programa assim, mas, de todo modo, fiquei apreensiva.

Tentei ensinar Penelope a andar; ela não deu a mínima. Tentei oferecer incentivos, já na base do desespero.

Foi então que, umas duas semanas após a consulta com a pediatra, Penelope andou. Do nada. Talvez por ter começado a andar tarde, ela não caiu muito; só deixou de engatinhar e começou a andar normalmente em um ou dois dias. Na mesma hora passou meu medo de que ela nunca andaria e desenvolvi, é claro, outras neuroses. (Mães têm sempre uma neurose à espreita.)

Não acho que minha experiência tenha sido única. Na hora em que devem acontecer, os marcos físicos (sentar, engatinhar, andar, correr) assumem uma importância descomunal. Tenho diversas anotações dos primeiros meses de Penelope sobre rolar: "Rolou desde cedo para a esquerda, mas pouco para a direita." A capacidade de sustentar a cabeça é uma das primeiras habilidades que observamos para garantir que nossos filhos estão dentro da normalidade.

Não alcançar esses marcos no momento esperado, portanto, tende a ser motivo de preocupação para os pais. Acho que parte do problema é o foco excessivo na média, por exemplo: "A maioria das crianças começa a andar por volta de 1 ano." Isso é verdade, mas não considera o fato de que há uma ampla *distribuição* no que é normal.

Estamos acostumados a pensar nessas distribuições no peso corporal, por exemplo. Com 1 ano, o peso médio é 10 quilos, mas há crianças que pesam bem mais, outras bem menos. O pediatra, na consulta de 1 ano, diz algo como: "Sua filha está no percentil 25 de peso."

No caso dos marcos do desenvolvimento motor e linguístico, não se fala em distribuição. Não sei por que não; pode ser por falta de dados ou de vontade de atribuir percentis nessas áreas. Mas a verdade é que as distribuições existem, e só de saber disso já relaxamos um pouco. Sim, a criança começa a andar, em média, ao completar 1 ano, mas não há nada de errado em começar um pouco antes ou depois, assim como não há nada de errado em estar no percentil 25 (ou 75) de peso.

Mas, então, por que nos preocupamos com isso? Por que os pediatras avaliam as habilidades motoras da criança? Existem boas razões, e a principal é detectar crianças que estejam fora da faixa normal de distribuição. Aquelas que apresentam atraso nos marcos iniciais – sustentar a cabeça, rolar – são mais propensas (não muito mais propensas, apenas *mais* propensas) a apresentar problemas graves do desenvolvimento.

Alguns desses atrasos também estão associados a problemas cognitivos ou comportamentais, mas essas evidências só se manifestam em crianças muito maiores. Estudos mostraram que crianças com atrasos motores graves também apresentam alguma dificuldade nas habilidades espaciais mais adiante na infância[1] e talvez até tenham pontuações mais baixas em testes de leitura na meia-idade.[2] Por essa razão, os atrasos motores estão no radar dos pediatras.[3]

Atrasos motores podem sinalizar também algumas doenças ou condições importantes. A principal delas é a paralisia cerebral (PC), que não é uma doença – como virose ou câncer – nem uma malformação genética; é um termo usado para designar problemas do desenvolvimento causados por danos muito precoces ao sistema nervoso. Em cada mil crianças, a paralisia cerebral afeta entre 1,5 e 3, o que significa que é rara, mas comum o suficiente para ser detectada pelos pediatras na prática diária (essas taxas são muito menores para bebês que nascem de partos não traumáticos na época esperada). No passado, acreditava-se que a PC era provocada exclusivamente por lesões ocorridas no parto, mas evidências mais recentes também sugerem a influência de distúrbios pré-natais.[4]

Os problemas resultantes da PC variam muito – pode afetar diferentes membros ou partes do corpo e ser mais ou menos grave. Assim que o bebê nasce, os médicos provavelmente saberão se ele corre mais risco – devido a trauma no parto, prematuridade ou outros fatores de risco –, mas o diagnóstico definitivo não pode ser feito tão cedo. Pelo contrário, a PC costuma ser reconhecida mais tarde, quando a criança apresenta desenvolvimento motor anormal. Casos mais graves podem ser detectados cedo, entre 4 e 6 meses, enquanto os mais leves podem levar um ano ou mais para aparecer. A avaliação cuidadosa do bebê à procura de atrasos motores é útil para aumentar a chance de detecção precoce, o que, por sua vez, pode levar a uma intervenção mais rápida.

O outro grupo de condições que podem ser detectadas dessa forma são as doenças neurológicas progressivas, que são extremamente raras. A mais comum delas, distrofia muscular, afeta apenas 0,2 em cada mil nascimentos. É mais difícil detectar essas doenças precocemente, mas os pediatras tentam.

Atrasos motores também são comuns em algumas condições detectáveis ao nascimento, como espinha bífida (malformação congênita no fechamento da coluna vertebral) ou síndrome de Down. O desenvolvimento motor é cuidadosamente monitorado nas crianças desse grupo, embora as condições em si sejam diagnosticadas por outros critérios.

Quando você leva seu filho ao pediatra para uma consulta de rotina (o que acontecerá muitas vezes nos primeiros três anos), ele vai pesquisar possíveis sinais desses atrasos motores graves. Mas quais sinais exatamente, e como?

Primeiro, em todas as consultas, seu médico vai examinar o bebê, avaliar o desenvolvimento muscular e realizar várias manobras (o bebê não vai gostar nada disso). Ele verifica se os reflexos são bons e se a "qualidade" dos movimentos é boa. Trata-se de uma parte importante da avaliação, embora bastante difícil de quantificar (e extremamente difícil de avaliar por conta própria).

Além disso, o médico vai analisar alguns marcos básicos do desenvolvimento em cada consulta. Aqui estão alguns exemplos das consultas aos 9, 18 e 30 meses.

Consulta	Marcos
9 meses	Rolar para os dois lados; sentar com apoio; ter simetria motora; agarrar e transferir objetos de uma mão para a outra.
18 meses	Sentar, levantar e andar de forma independente; agarrar e manipular pequenos objetos.
30 meses	Erros sutis da coordenação motora grossa (avalia-se se há perda de habilidades prévias, um indício de doença progressiva).

Os marcos de 9 e 18 meses são os mais importantes; aos 30 meses, os principais problemas em geral já foram identificados, e os médicos estão em busca de coisas menores.

Quase todas as crianças terão alcançado esses marcos nas idades indicadas. Normalmente, os bebês começam a rolar entre 3 e 5 meses; se até os 9 meses ainda não rolarem, tem alguma coisa fora do normal. Da mesma forma, um bebê com desenvolvimento típico vai andar entre os 8 e os 17 meses – a média é 1 ano –, então crianças que aos 18 meses ainda não andam estão fora da faixa de normalidade.[5]

Estabelecer momentos formais de avaliação é valioso para não deixar passar possíveis atrasos do desenvolvimento, mas um bom pediatra avaliará o desenvolvimento motor do seu filho em todas as consultas, em busca de marcos (especialmente dois ou mais) que estejam fora da faixa normal.

Quais são essas faixas normais? Vamos aos dados. A Organização Mundial da Saúde, usando dados de 6 países, calculou o intervalo dos percentis 1 ao 99 para vários desfechos em crianças saudáveis. As crianças analisadas não tinham problemas motores diagnosticados, por isso os marcos estabelecidos foram considerados a faixa de desenvolvimento normal.[6]

Marco	Faixa normal
Sentar sem apoio	3,8 a 9,2 meses
Ficar em pé com ajuda	4,8 a 11,4 meses
Engatinhar (5% das crianças nunca engatinham)	5,2 a 13,5 meses
Andar com ajuda	5,9 a 13,7 meses
Ficar em pé sozinho	6,9 a 16,9 meses
Andar sozinho	8,2 a 17,6 meses

Agora entendemos por que a Dra. Li sugeriu que eu esperasse Penelope completar 18 meses antes de entrar em pânico. Os intervalos normais são muito amplos para quase todos os marcos. A habilidade de ficar em pé sozinho, por exemplo, ocorre a qualquer momento entre 7 e 17 meses. Para um bebê, isso é uma eternidade!

O pediatra vai se concentrar – corretamente – nos limites superiores dessas faixas. Mas e se seu filho começar a andar sozinho muito cedo, tipo aos 7 meses? Isso significa que vai ser um atleta incrível? E se ele se desenvolver no tempo normal, mas no limite superior? Sempre vai ser escolhido por último na educação física?

Há pouquíssimas evidências sobre os impactos do andar tardio. Praticamente todas as crianças acabam andando e correndo cedo ou tarde.

Quanto a ser um atleta de elite, não há nada que prove a associação com andar cedo. Não sei se isso se deve apenas ao fato de os pesquisadores não estarem interessados no assunto. De todo modo, mesmo que houvesse alguma relação, o desfecho excepcional seria tão improvável que nunca apareceria nos dados. As Olimpíadas comprovam que ser um atleta de elite não é para meros mortais.

Simplesmente não há nada nos dados que sugira que andar, ficar em pé, rolar ou firmar a cabeça desde muito cedo garanta algum desfecho mais tarde na vida. Tentar identificar atrasos é uma boa ideia; buscar a excepcionalidade querendo que seu filho seja precoce provavelmente não é.

DOENÇAS

Embora não seja tecnicamente um marco, o primeiro resfriado do bebê é definitivamente marcante para os pais, e não é no bom sentido. Depois vem o segundo, o terceiro, o quarto...

Pais de crianças pequenas sofrem do outono à primavera. Muitos acham que a criança está resfriada o tempo todo, ou possivelmente com outra doença. Se você tem dois ou mais filhos, os meses de inverno serão uma névoa de doenças repetidas: você, criança 1, criança 2, seu par, criança 2 de novo, criança 1... Tudo isso com uma gastroenterite no meio do caminho (que todos vão pegar, é claro).

Então é natural que você se pergunte: *Isso é normal? Será que o restante do mundo também está gastando toda a poupança em lenços de papel?*

Provavelmente, sim.

Crianças em idade pré-escolar têm em média 6 a 8 resfriados por ano, a maioria entre o início do outono e meados da primavera.[7] Basicamente um por mês nessa época do ano. Esses resfriados duram em média 14 dias.[8] Ou seja, no inverno seu filho passará a metade do tempo resfriado. Como se não bastasse, a maioria das crianças resfriadas apresenta uma tosse que pode durar umas semaninhas extras.

Os resfriados costumam ser leves, embora aumentem o risco de otite e outras infecções bacterianas prolongadas (bronquite, pneumonia), razão pela qual a maioria dos médicos lhe dirá para dar um pulo no consultório se a febre durar mais que alguns dias ou se seu filho piorar depois que apresentar alguma melhora. Dessas complicações, a otite é a mais comum. Cerca de um quarto das crianças terá uma infecção de ouvido antes de completar 1 ano, e 60% antes de completar 4.[9]

Se seu filho ficar doente, o pediatra será seu melhor recurso. Muitas consultas pediátricas se devem a resfriados, embora nesses casos o médico em geral não seja necessário. Invista num bom livro de pediatria geral, que com certeza fará um trabalho melhor que o meu em enumerar os sintomas infantis. No fim deste livro sugiro algumas obras de referência.

Uma coisa mudou desde que éramos crianças: antibióticos. Costumava ser comum prescrevê-los para sintomas de resfriado, pelo menos em parte do tempo. Isso acabou.

Resfriados não passam com antibióticos (já que são causados por vírus), e seu médico não deve (e provavelmente não vai) prescrevê-los. O uso excessivo de antibióticos é um problema de saúde pública no mundo inteiro, uma vez que contribui para a resistência aos medicamentos. E antibióticos não são totalmente isentos de riscos – podem provocar diarreia, por exemplo. Com certeza devemos usá-los com moderação.

Mas eles ainda podem ser prescritos para otite e outras complicações, embora talvez sejam desnecessários mesmo nesse caso. As diretrizes para a prescrição de antibióticos são complexas e dependem muito das condições do ouvido, além de outros sintomas. Se o ouvido do seu filho dói, leve-o ao médico.

Concluindo, bem-vinda ao reino do catarro! Vendo as coisas pelo lado positivo, crianças em idade escolar adoecem um pouco menos (têm 2 a 4 resfriados por ano), então seu estágio aqui não vai durar para sempre.

Resumindo

- O atraso do desenvolvimento motor pode ser um sinal de problemas mais graves. O mais comum é a paralisia cerebral.

- A variação no desenvolvimento motor dentro da faixa de normalidade (que é muito ampla) não é motivo de preocupação.

- Existem muitos métodos para avaliar as habilidades motoras. Conte com o pediatra para realizar essa avaliação.

- Crianças têm muitos, muitos resfriados – cerca de um por mês durante os meses mais frios, pelo menos até chegarem à idade escolar. Haja lenço de papel.

CAPÍTULO 14

Vídeos educativos e o tempo de tela

Quando eu era criança, tínhamos uma única TV em casa, que ficava no sótão. Meus irmãos e eu tínhamos permissão para assistir a programas educativos durante uma hora antes do jantar. No sétimo ano da escola, enfim convenci minha mãe a me deixar ver *Barrados no Baile* para eu não ser condenada de vez à exclusão social. Acho que ela cedeu por pena, na esperança de que aquilo ajudasse com a minha popularidade (não ajudou).

Então, sim, podíamos ver televisão, desde que os programas nos ensinassem letras e números. Aprendemos alguma coisa com esses programas? Não tenho certeza. Eu me lembro bem de alguns, mas não os associo a nenhum conceito matemático em particular, a não ser uma música cuja letra dizia: *Nunca se chega ao infinito. Você simplesmente continua... e continua...* Aposto que teria aprendido o conceito de infinito de uma forma ou de outra, mas acho justo dar crédito ao programa. No caso de *Vila Sésamo*, existem, de fato, boas pesquisas sugerindo que a exposição ao programa aumenta a prontidão escolar em crianças de 3 a 5 anos.

Nos últimos trinta anos, houve um enorme progresso tanto nos programas educativos quanto em outras mídias. Enquanto nossos pais tinham apenas *Vila Sésamo*, nós temos uma infinidade de jogos educativos para tablet, DVD, streaming e assim por diante. Tudo isso promete alfabetizar seu filho e iniciá-lo na matemática precocemente.

Vila Sésamo e programas semelhantes (como *Dora, a Aventureira* e *As Pistas de Blue*) são voltados em grande parte para crianças em idade pré-escolar. Para bebês, os DVDs de *Baby Einstein* reinam nos Estados Unidos. *Baby Einstein* é uma franquia extremamente popular que produz conteúdo voltado para bebês e crianças pequenas com uma combinação de músicas, palavras, formas e imagens. O objetivo dos vídeos é explicitamente educativo: ensinar novas palavras ou novas melodias, por exemplo. E é claro que a produtora afirma que eles funcionam.

Por outro lado, uma enorme quantidade de evidências sugere que a exposição à TV – e, de modo geral, a qualquer tela – está associada a um menor desenvolvimento cognitivo. Pesquisadores demonstraram que crianças que veem mais TV são menos saudáveis e tiram notas mais baixas.

E agora? Colocar um bebê de 9 meses para assistir a um DVD de *Baby Einstein* é uma forma de acelerar o desenvolvimento da fala? Ou você só está incentivando um hábito nocivo?

A Academia Americana de Pediatria concorda categoricamente com a segunda hipótese. Não recomenda nenhum tempo de tela para crianças com menos de 18 meses, e não mais que uma hora por dia para crianças maiores, de preferência ao lado de um responsável. Além disso, recomenda escolher programação de "alta qualidade", como a do canal americano PBS, o que incluiria *Vila Sésamo*, entre outros programas menos focados no aprendizado, como *Caillou*.

Há quem argumente, porém, que essas recomendações são muito conservadoras – e, de fato, a AAP as flexibilizou ao longo do tempo (até recentemente, o tempo de tela era contraindicado antes dos 2 anos). A única maneira de tirarmos uma conclusão é analisando os dados.

BABY EINSTEIN

A psicologia do desenvolvimento se interessa, entre outras coisas, pela questão do aprendizado infantil. Pesquisadores dessa área levam crianças e até bebês aos laboratórios e estudam como eles interagem com outras pessoas, com novos brinquedos, com diferentes idiomas e assim por diante.

No âmbito dessas pesquisas, podemos avaliar o potencial educativo dos vídeos para bebês e crianças pequenas. Os resultados não são muito animadores. Num exemplo, os pesquisadores apresentaram a crianças de 12, 15 e 18 meses uma pessoa ao vivo ou uma pessoa na TV demonstrando ações com fantoches.[1] Então avaliaram se as crianças conseguiriam repetir a ação logo em seguida ou 24 horas depois.

Nas três faixas etárias, quando as crianças observavam uma pessoa em carne e osso realizando a ação, algumas conseguiam reproduzi-la no dia seguinte. A demonstração em vídeo teve bem menos sucesso: as crianças de 12 meses não aprenderam nada, e as mais velhas aprenderam muito menos do que quando a mesma ação era demonstrada ao vivo.

Outro exemplo é um estudo que usou uma gravação de DVD para manter a exposição a sons não nativos. Ao nascimento, as crianças são capazes de aprender os sons de qualquer idioma, mas, à medida que crescem, especializam-se nos sons que ouvem regularmente. Os pesquisadores tentaram manter a exposição de bebês de 9 a 12 meses, nativos da língua inglesa, a sons do mandarim – em alguns casos, os bebês ouviam uma pessoa falando ao vivo; em outros, ouviam uma gravação de DVD.[2] A pessoa ao vivo funcionou bem, o DVD não.[3]

Esses resultados sugerem que seria surpreendente se a série de vídeos *Baby Einstein* funcionasse. Mas podemos ir além, já que há evidências de ensaios clínicos randomizados sobre essa questão.

Num artigo de 2009, vários pesquisadores se propuseram a testar diretamente se crianças pequenas – nesse caso, entre 12 e 15 meses – poderiam aprender palavras com DVDs.[4] Eles usaram um vídeo da série *Baby Einstein*, chamado "Baby Wordsworth", destinado a aumentar a compreensão do vocabulário. Os pais das crianças do grupo de tratamento receberam o DVD e foram instruídos a exibi-lo regularmente ao longo de seis semanas. As crianças do grupo controle não assistiram ao DVD.

A cada duas semanas, os pesquisadores chamavam as crianças de volta ao laboratório e avaliavam se haviam aprendido a falar ou compreender novas palavras. Ao longo do estudo, o número de palavras faladas e compreendidas aumentou, pois as crianças estavam crescendo. *No entanto*, não houve diferenças no aprendizado de palavras entre os dois grupos. Os autores observaram que o fator preditivo mais significativo de quantas palavras as crianças falavam, e também da velocidade de expansão do vocabulário, era o fato de os pais lerem para elas. Outros autores ampliaram as versões desse estudo a crianças de até 2 anos e encontraram resultados semelhantes.[5]

Baby Einstein não parece fazer jus à fama. Não é a chave para fazer seu filho ser o mais esperto da creche. Claro, se quiser usar vídeos como esses para distrair seu filho enquanto, digamos, você toma banho, o desenvolvimento do vocabulário talvez não seja o objetivo. (Daqui a pouco falaremos mais sobre os efeitos prejudiciais.)

Os vídeos podem ser um fracasso para o aprendizado do bebê. Mas existem outras evidências de que crianças maiores aprendem com a televisão. Se você tem filho em idade pré-escolar e ele vê TV, sabe que isso deve ser verdade. Quando Finn tinha 2 anos, desenvolveu um hábito muito chato de imitar o personagem de desenho animado Caillou ("Mas, MÃÃÃÃE, eu não QUEEEERO jantar"). Ele achava engraçadíssimo. Com certeza não aprendeu isso conosco nem com a irmã mais velha.

As crianças aprendem músicas de filmes e séries, e são capazes de aprender nomes de personagens e elementos básicos da trama. E pesquisadores já demonstraram que crianças de 3 a 5 anos são capazes de aprender palavras com a televisão.[6]

Não deve surpreender, portanto, que elas também sejam capazes de captar algumas informações de qualidade. Talvez a evidência mais forte disso venha de estudos sobre o programa *Vila Sésamo*, que estreou na década de 1970 com enorme popularidade e ampla aclamação. O objetivo de *Vila Sésamo* era explicitamente educativo. A ideia era aumentar a prontidão escolar em crianças de 3 a 5 anos. Basta assistir ao programa para perceber isso – o foco é em números, letras e bom comportamento social.

No início, os pesquisadores usaram ensaios randomizados para avaliar os efeitos de *Vila Sésamo*. Numa avaliação, pediu-se que um grupo de famílias assistisse ao programa regularmente.[7] Os pesquisadores detectaram, num período de dois anos, melhorias em vários indicadores de prontidão escolar, inclusive no vocabulário.

Os efeitos de *Vila Sésamo* parecem duradouros. Um estudo mais recente analisou os primeiros anos do programa e comparou as crianças que tiveram acesso mais cedo a ele com aquelas que tiveram acesso tardio. As crianças do primeiro grupo eram menos propensas a repetir de ano na escola em idades mais avançadas.[8] O programa teve efeitos positivos mais significativos entre crianças de pior situação socioeconômica, talvez devido às diferenças em outras atividades do dia ou a algum outro fator.

Tudo isso para dizer que, para crianças um pouco maiores, a televisão pode ser uma fonte de aprendizado; isso sugere (entre outras coisas) que devemos escolher com cuidado o que elas veem. Já a programação para crianças muito pequenas talvez importe menos, já que eles não aprendem muito com isso. De todo modo, não dá para confiar na TV para tornar seu filho um gênio.

TEMPO DIANTE DA TV

Confissão de mãe: nunca encarei a televisão como um instrumento de aprendizado. Meus filhos até assistem a alguma coisa na TV, geralmente quando estou ocupada. Nas noites de sábado e domingo, quando você precisa preparar o jantar depois de ter passado o dia inteiro cuidando das crianças, me ajuda colocá-las para ver TV durante meia hora. Aqui em casa, *Baby Einstein* não servia para ensinar alguma coisa a Finn, mas para prender sua atenção por mais tempo.

Se o objetivo for distrair a criança, a pergunta não deve ser se a TV é educativa, e sim se faz mal. Será que estraga o cérebro?

Diversas pesquisas afirmam que sim. Por exemplo, um estudo de 2014 mostra que crianças pré-escolares que assistem a mais TV têm menos "função executiva" – ou seja, menos autocontrole, foco, etc.[9] Um estudo anterior, de 2001, mostrou que a obesidade é maior entre meninas que veem mais TV.[10]

Esses são apenas exemplos – muitos, muitos artigos científicos associam mais tempo de TV a desfechos ruins. Um dos mais influentes é de 2005, de autoria de Frederick Zimmerman e Dimitri Christakis.[11] Usando um grande conjunto de dados nacionalmente representativo, o objetivo era relacionar o tempo de TV em idades menores às notas em testes aos 6 a 7 anos de idade. Os pesquisadores categorizaram as crianças em dois grupos com base no tempo que passavam diante da TV em duas faixas etárias: menores de 3 anos e de 3 a 5 anos. Passar "muito" tempo vendo TV equivalia a mais de 3 horas por dia; "pouco" era menor ou igual a 3 horas por dia.

Das crianças estudadas, 20% se enquadravam no grupo "Muito-Muito" (mais de 3 horas de TV por dia antes dos 3 anos e entre 3 e 5 anos); 25% ficaram no grupo "Pouco-Muito" (menos TV antes dos 3 anos, mais TV dos 3 aos 5); 50% estavam no grupo "Pouco-Pouco"; e apenas 5% no grupo "Muito-Pouco".

Os autores relataram as diferenças entre os grupos com base nas notas em testes de matemática, leitura e vocabulário realizados aos 6 anos de idade. Os resultados sugerem que crianças de menos de 3 anos que ficam mais tempo diante da TV saem-se pior nos testes; não muito, mas o equivalente a alguns pontos de QI. Se você está procurando nesses dados evidências de que ver TV é ruim (exatamente a conclusão dos autores), saiba que passar muito tempo diante da TV antes dos 3 anos parece ser um problema.

No entanto, para crianças maiores, o tempo de TV parece não importar. Quando os autores compararam, por exemplo, as crianças do grupo "Pouco-Muito" com as do grupo "Pouco-Pouco", descobriram que suas pontuações nos testes não eram diferentes. Quando muito, as crianças que passaram mais tempo vendo TV entre 3 e 5 anos tiveram pontuações *mais altas* nos testes.

Isso enfraquece a recomendação de evitar expor crianças maiores à TV, mas também parece sugerir que a preocupação antes dos 3 anos tem fundamento. Por outro lado, é preciso analisar a questão com cautela. Primeiro, as crianças do estudo viam muita TV. A média antes dos 3 anos era de 2,2 horas *por dia*, e o grupo que passava "muito" tempo assistia a mais de 3 horas diárias. É complicado aplicar os resultados do estudo a um cenário em que seu filho assistiria a algumas horas de TV *por semana*.

Em segundo lugar, embora os autores tenham tentado, é muito difícil ajustar a pesquisa para todas as outras diferenças entre crianças que veem muita ou pouca TV. A maioria da amostra – 75% – assistiu a "pouca" TV entre o nascimento e os 3 anos; as que assistiram a "muita" TV devem ter sido incomuns em alguns aspectos. Como saber se foi a TV e não essas outras coisas que importaram? Não temos como saber, e é por isso que esse é um resultado difícil de interpretar.

Alguns pesquisadores tentaram fazer um trabalho melhor quanto a esta segunda questão em particular. Na minha opinião, a melhor evidência causal sobre isso vem de um artigo de 2008 de autoria de dois economistas, um dos quais é meu marido (mas, sério, acho que é um bom artigo por outros motivos!).[12] Na verdade, gosto tanto desse trabalho que o citei também no meu livro *O guia da grávida bem informada*. É um bom exemplo de como refletir sobre conclusões causais para uma questão complexa. Também é útil para tomarmos decisões reais sobre o tempo de TV.

No estudo, Jesse e seu colega Matt aproveitaram o fato de a televisão ter surgido em diferentes regiões dos Estados Unidos em momentos distintos. Essa discrepância fez com que, nas décadas de 1940 e 1950, algumas crianças tivessem acesso à TV durante a primeira infância e outras não. Como o momento do acesso à TV não estava relacionado a outras características dos pais, foi possível evitar muitos erros de conclusão associados a outros artigos.

A intenção era ver como o acesso precoce à TV se relacionava com as notas dos testes escolares em idades um pouco mais avançadas. Jesse e Matt não encontraram evidências de que a maior exposição à TV numa idade precoce afetasse negativamente o futuro desempenho escolar. Isso sugere que as correlações em outros estudos são apenas isso – correlações, não efeitos causais. É claro que a TV nas décadas de 1940 e 1950 era diferente da TV de hoje, mas o tempo gasto diante dela não era muito diferente.

Todos esses estudos se concentram na TV, mas, hoje em dia, o tempo de tela aumentou. Agora seu filho pode ver TV no celular ou tablet, além de jogar videogames, usar aplicativos e fazer diversas outras coisas. Esse tipo de tempo de tela se assemelha ao tempo diante da TV? E deve ser limitado?

Não temos ideia. Existem alguns estudos sobre o assunto, mas cheios de falhas. Um exemplo é um artigo – que está mais para um resumo – que chamou muita atenção por mostrar que os atrasos na linguagem eram mais comuns em crianças mais expostas ao celular entre 6 meses e 2 anos de idade.[13] Mas essa associação apresenta um problema igual ou maior ao do artigo sobre TV que discutimos anteriormente. Que outras características da família se relacionam com o fato de um bebê de 6 meses passar muito tempo no celular? Seriam esses os fatores associados ao atraso na linguagem?

Isso não quer dizer que muito tempo de tela seja bom. A questão é que simplesmente não sabemos.

SEJAMOS BAYESIANOS

Os dados de que dispomos sobre essas questões são bastante limitados. Com base nas evidências, eu diria que podemos concluir o seguinte:

1. Crianças menores de 2 anos não aprendem muito vendo televisão.
2. Crianças de 3 a 5 anos podem aprender palavras novas, por exemplo, assistindo a programas como *Vila Sésamo*.
3. As melhores evidências sugerem que ver TV, mesmo numa idade muito precoce, não afeta o desempenho escolar.

Essas informações podem ser úteis, mas deixam muitas perguntas sem resposta. Aplicativos para tablet são bons ou ruins? Assistir a um jogo de futebol conta como tempo de TV? Há um tempo específico de TV considerado *excessivo*? E quanto aos vídeos na internet? E a publicidade?

Não há nada nos dados que nos ajude a esclarecer essas dúvidas. Mas, se diversificarmos nossa abordagem, poderemos fazer algum progresso.

A estatística pode ser dividida em dois ramos principais. O primeiro é a "estatística de frequências", ou clássica, que aborda a correlação entre os dados usando apenas os dados disponíveis. O segundo é a "estatística bayesiana", que aborda a mesma questão a partir de uma crença prévia sobre a verdade e usando dados para atualizá-la.

Vejamos um exemplo. Vamos supor que um estudo bem conduzido tenha demonstrado que crianças que assistem a *Bob Esponja* têm uma propensão muito maior a aprender a ler aos 2 anos e que esse é o único estudo sobre o tema. No mundo da estatística de frequências, você seria forçado a concluir que *Bob Esponja* é uma ótima ferramenta de aprendizado.

Para os adeptos da estatística bayesiana, essa conclusão é menos clara. Antes de examinar os dados, é muito improvável que pensemos que *Bob Esponja* pode ensinar crianças de 2 anos a ler. Observar os dados deveria nos deixar mais propensos a acreditar que essa associação é verdadeira, mas, se partirmos de um ponto de vista cético, devemos permanecer bastante céticos mesmo depois de examinar os dados.

Adotar a abordagem bayesiana significa tentar incorporar à sua conclusão, junto com os dados, outras coisas que você sabe – ou acha que sabe – sobre o mundo.

Por que isso é relevante aqui? Porque acredito que temos algumas crenças preestabelecidas. As crianças costumam passar, em média, apenas 13 horas acordadas durante o dia. Se passarem 8 dessas horas vendo TV, não terão quase tempo algum para fazer outras coisas. Parece ser muito pouco provável que isso não tenha impactos negativos.

Por outro lado, é difícil imaginar que assistir a uma hora semanal de *Vila Sésamo* ou *Dora, a Aventureira* diminua o QI do seu filho ou tenha grandes efeitos sobre ele a longo prazo.

Podemos usar uma lógica semelhante para analisar o uso do tablet. Deixar uma criança de 2 anos grudada o dia inteiro num tablet provavelmente é ruim. Mas deixá-la brincar com um aplicativo de matemática por meia hora duas vezes na semana provavelmente não faz mal.

Partindo daí, os dados – ainda que escassos – parecem ser bem mais úteis, já que na verdade fornecem muitas informações justamente sobre coisas sobre as quais temos menos intuição (o que é conhecido na abordagem bayesiana como "antecedente bayesiano fraco").

Por exemplo, não tenho forte intuição sobre a capacidade de crianças pequenas aprenderem ou não com vídeos. Os dados – que indicam que não aprendem – são, portanto, muito informativos e úteis. Da mesma forma, embora eu tenha uma boa noção de que ficar diante da TV oito horas por dia é ruim e uma hora por semana não faz mal, tenho menos intuição sobre o período de duas horas diárias, que parece ser o mais comum. Para essa questão, o trabalho de Jesse é bastante informativo, pois mostra que esse tempo específico de exposição à TV não causa prejuízos.

Se eu quiser mapear toda a associação entre o desempenho escolar e qualquer quantidade de tempo diante da TV, posso pelo menos começar usando minhas crenças prévias e combiná-las aos dados disponíveis para sanar algumas incertezas.

Isso também começa a revelar as áreas que deveriam ser mais estudadas. Muitas crianças usam aplicativos de tablet durante algum tempo todos os dias. Não temos pesquisas sobre isso nem uma intuição geral sobre o assunto. Eu poderia acreditar que faz bem – há muitos aplicativos bacanas que ensinam matemática e leitura. Mas também poderia acreditar que faz mal – a criança na realidade não está *aprendendo*; está só distraída com a tela.

Por fim, nossas intuições devem se fundamentar na ideia econômica de "custo de oportunidade do tempo". Quando está diante da TV, a criança deixa de fazer outra coisa. Dependendo do que seja essa "outra coisa", ver TV pode ser melhor ou pior. Muitos estudos sobre isso enfatizam que seu filho pode aprender letras ou vocabulário com *Vila Sésamo*, por exemplo, mas o melhor seria que aprendesse isso com você. Talvez seja verdade, mas nem sempre a alternativa é essa. Muitos pais usam a TV para fazer uma pausa, respirar, cozinhar, lavar roupa. Se a alternativa à TV for uma mãe sobrecarregada e infeliz gritando desesperadamente com a criança, há boas razões para acreditar que a TV talvez seja melhor.

Resumindo

- Uma criança de 0 a 2 anos não aprende nada vendo TV.

- Uma criança de 3 a 5 anos é capaz de aprender vendo TV.
  - Vale a pena escolher a programação com cuidado.

- As evidências são escassas. Na dúvida, use seus "antecedentes bayesianos" para complementar os dados.

CAPÍTULO 15

Hora de falar: o desenvolvimento da linguagem

Quando eu tinha 1 ano e 10 meses, meus pais (também economistas – eu sei, eu sei) estavam numa festa, e minha mãe engrenou um papo com uma professora visitante, Katherine Nelson. Sua área de atuação era o desenvolvimento da linguagem infantil, e minha mãe mencionou que tinha uma filha (eu) que falava muito, principalmente sozinha no berço antes de dormir. A professora Nelson ficou animadíssima e perguntou se minha mãe estaria disposta a gravar minha fala no berço, para pesquisa. Mas é claro que sim.

Nos 18 meses seguintes, meus pais me gravaram quase toda noite e deram as fitas para a professora Nelson e sua equipe. Logo no início, minha mãe transcreveu muitas das fitas para tentar entender minha dicção. Esse volumoso *corpus* de fitas e textos – às vezes eu falava sozinha, outras vezes conversava com meus pais – forneceu um conjunto de dados para pesquisadores que estudam a aquisição da linguagem em crianças. Eles estavam interessados em saber, por exemplo, se o conceito de futuro se desenvolvia antes do conceito de passado. Essas fitas inspiraram artigos, conferências acadêmicas e, por fim, um livro de estudos de caso. (Sim, fui tema de um livro sobre a primeira infância e acabei escrevendo um também. Reconheço a ironia.)

O livro da professora Nelson – *Narratives from the Crib* (Narrativas do berço)[1] – foi publicado quando eu tinha uns 9 anos. Certo dia, ao voltar da escola, encontrei um exemplar na mesa da varanda. Folheei o livro, ansiosa por insights sobre mim, mas infelizmente não encontrei nada muito revelador. Era um livro acadêmico comum – um compêndio de artigos escritos por linguistas analisando a forma verbal e a estrutura das frases. Lembro que vi algumas transcrições engraçadas da minha fala, mas logo me desinteressei pelo assunto.

Só voltei a pegar no livro quando Penelope estava chegando à mesma idade. Dessa vez, eu estava tomada pela típica neurose de quem tem filhos: compará-los com outras crianças. Vasculhei o livro em busca de semelhanças e diferenças entre nós duas. Uma das primeiras citações que encontrei foi: "Quando papai vem eu coloco isso lá e depois tomo meu café da manhã e papai arruma minha cama." Eu tinha 1 ano, 10 meses e 5 dias quando enunciei essa frase. Penelope dizia coisas assim nessa idade? Era difícil saber. Pressionei minha mãe: "Eu falei mesmo aquilo ou foi uma interpretação sua?" Óbvio que ela não se lembrava. (Pelo menos foi o que me respondeu.)

Nossa capacidade de comunicação – falar, gesticular, escrever – está entre as coisas que nos tornam mais humanos. Quando, em vez de chorar, seu filho aponta desesperadamente para a geladeira e diz "Quero leite" (ou apenas "Leite!"), você começa a vislumbrar a pessoinha lá dentro. A primeira palavra que nossos filhos dizem fica na memória: Penelope falou *"shoes"* (sapatos) e Finn falou "Penelope" (na verdade falou "Puh-Puh", o que dava no mesmo). A aquisição da linguagem é um marco para a família toda.

A fala também é um ponto natural de comparação – de seus filhos com outras crianças, de seus filhos uns com os outros e (no meu caso) de seus filhos com você. Antes de ter Finn, me falaram que a discrepância é maior quando se tem uma menina primeiro, e um menino depois.

"Meninos demoram mais a falar", alertaram alguns amigos. Outros, menos sutis, afirmaram: "Você vai achar que seu filho é burro." Muitos que tiveram primeiro um menino e depois uma menina chegaram a achar a menina brilhante.

Traçar comparações entre seu filho e outras crianças não é tarefa simples. Tal como acontece com os marcos físicos, os médicos tendem a se concentrar na identificação de crianças que necessitam de intervenção precoce. Na consulta médica dos 2 anos, o pediatra costuma perguntar se a criança fala regularmente pelo menos 25 palavras; do contrário, talvez seja apropriado consultar um especialista para descobrir o que há de errado. Trata-se de um ponto de corte para indicar um problema, não uma média. Uma criança de 2 anos fala mais de 25 palavras, só que mais *quanto*?

Os livros de pediatria costumam dizer quando se preocupar, mas não dão uma noção da distribuição completa. E, mesmo que dessem, ainda haveria outras perguntas: Isso importa? Falar cedo tem alguma repercussão a longo prazo? Ambas as perguntas têm respostas – a primeira um pouco mais satisfatória que a segunda –, basta recorrermos aos dados.

DISTRIBUIÇÃO DAS PALAVRAS

Em tese, seria simples coletar dados sobre quantas palavras as crianças falam: bastaria contá-las. E é verdade que, quando uma criança é muito pequena – quando seu vocabulário é composto de cinco, dez ou vinte palavras –, os pais muitas vezes se lembram da maioria delas quando perguntados. Mas, à medida que o vocabulário aumenta, as coisas vão ficando mais difíceis. Digamos que seu filho fale quatrocentas palavras, algumas com frequência e outras de vez em quando. Será que você vai conseguir se lembrar de todas?

Outro problema é que há palavras específicas de cada criança. Por exemplo: com pouco mais de 2 anos, Finn ficou obcecado por uma música chamada "Bumblebee Variety Show", da artista Jen Havens Romanat. Colocávamos a música para ele sempre que estávamos no carro. Ele adorava cantá-la bem alto – no carro, no berço, no banho. O principal verso da música é "Bumblebee Variety Show". Então, tecnicamente, ele sabia pronunciá-lo, mas falava tudo junto, como se fosse uma palavra só: *bumblebeevarietyshow*. Sendo assim, ao contar palavras, eu deveria supor que ele conhecia a palavra *variety*? Ele certamente não a usaria numa frase nem a consideraria uma palavra separada. Mas então eu deveria considerar *bumblebeevarietyshow* uma palavra só? Parecia mais plausível. Mesmo assim, não estava claro se ele pensava nisso como uma palavra ou apenas um conjunto de sons. Sem falar que *não* era uma palavra de verdade.

Os pesquisadores contornam esses dois problemas usando um formulário padronizado para calcular a extensão do vocabulário de uma criança. O mais usado é o MB-CDI, sigla em inglês para Inventário de Desenvolvimento Comunicativo de MacArthur-Bates.[2] A parte de vocabulário enumera 680 palavras em várias categorias: sons de animais, verbos, partes do corpo, etc. Os pais assinalam todas as palavras que ouvem dos filhos e, assim, se estima o tamanho do vocabulário.

No caso de crianças com mais de 1 ano e 4 meses, o formulário usa palavras e frases; para crianças menores, há uma seção específica para indicar palavras e gestos.

Essa abordagem funciona bem por dois motivos. Primeiro, enumerar um conjunto prévio de palavras é mais fácil do que contar com a memória dos pais. Posso não lembrar, por exemplo, que meu filho conhecia a palavra "pá", mas, assim que ela é mencionada, posso recordar um episódio em que ele pediu uma pá para mim. Em segundo lugar, é muito mais fácil estabelecer uma comparação entre crianças quando se tem a mesma base de palavras.

Uma desvantagem óbvia dessa abordagem é que ela subestima a capacidade de linguagem em crianças que conhecem muitas palavras incomuns, mas desconhecem outras, mais corriqueiras. Por exemplo, uma das palavras da lista é *Coca-Cola*; se seus filhos não bebem refrigerante, talvez desconheçam a palavra. Da mesma forma, no Havaí as crianças podem estar menos familiarizadas com a palavra *trenó*.

O problema é maior à medida que a criança passa a conhecer a maioria das palavras. Pode não ser viável distinguir uma criança que conhece 675 palavras de outra que conheça 680. Para as crianças que sabem menos palavras, uma pequena diferença acaba compensando a outra: enquanto uma criança conhece a palavra *trenó*, a outra conhece a palavra *praia*.

Muitas pessoas preencheram o formulário MB-CDI, a maioria no contexto de uma pesquisa. Algumas o fizeram para avaliar crianças com atrasos de desenvolvimento ou simplesmente para satisfazer sua curiosidade. Independentemente do motivo, os autores do formulário têm um site onde os resultados podem ser consultados, e deles podemos obter uma primeira resposta para a questão da distribuição das palavras. O gráfico a seguir foi criado a partir desses dados – o eixo horizontal representa a idade; o vertical, a contagem de palavras registradas na pesquisa.

As linhas no gráfico apontam "quantis" – basicamente, a distribuição das palavras por idade. Vejamos, por exemplo, a idade de 24 meses. Os dados nos dizem que, aos 24 meses, uma criança média – representada pela linha do percentil 50 – tem um vocabulário de cerca de 300 palavras. Uma criança no percentil 10 – portanto, perto da parte inferior da distribuição – conhece apenas cerca de 75 palavras nessa idade. Na outra ponta, uma criança no percentil 90 conhece cerca de 550.

TAMANHO DO VOCABULÁRIO PRODUTIVO

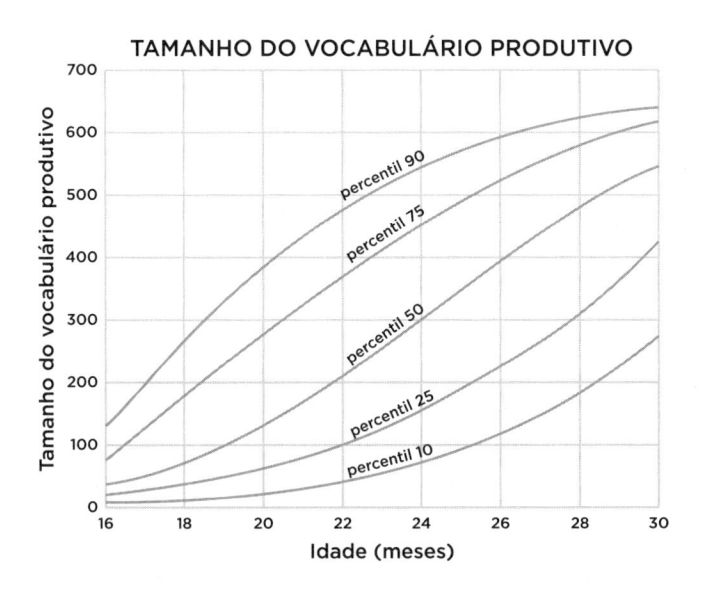

Para as crianças menores, a pesquisa se concentra em palavras e gestos (ou seja, sinais). O gráfico a seguir mostra dados semelhantes para crianças de 8 a 18 meses. Uma das principais conclusões que podemos tirar desses gráficos é a explosão da linguagem após os 14 ou 16 meses de idade. Mesmo uma criança de 1 ano que já fala tem um vocabulário restrito a apenas algumas palavras. Aos 8 meses, quase nenhuma criança tem palavras ou gestos.

Isso me interessava, pois minha sogra cismava ter ouvido Jesse dizer "*fishy*" ("suspeito") aos 6 meses.

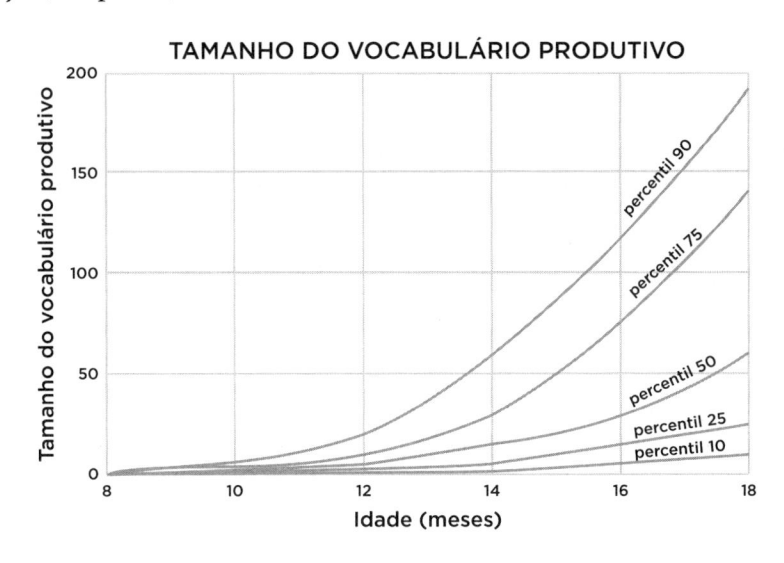

TAMANHO DO VOCABULÁRIO PRODUTIVO

O site que apresenta esses dados é de livre acesso[3] e oferece a função de gerar diversos tipos de gráficos – por grau de instrução dos pais ou por ordem de nascimento (os filhos que nascem por último demoram mais a falar), por exemplo. Também há dados semelhantes para outros idiomas, como português europeu. Vale a pena notar que crianças bilíngues – cujos pais ou cuidadores conversam com elas em dois idiomas diferentes – tendem a demorar mais a falar, embora, ao começar, falem os dois idiomas.

Talvez o filtro mais interessante seja por gênero, considerando a impressão geral de que os meninos se desenvolvem mais devagar – o que é corroborado pelos dados. Nos gráficos a seguir, que separam meninos e meninas, podemos ver que eles têm um vocabulário menor em todos os pontos de distribuição. Aos 24 meses, por exemplo, uma menina média tem cerca de 50 palavras a mais que um menino médio. Aos 30 meses, meninos e meninas mais avançados são semelhantes, mas ainda há grandes diferenças em outros pontos de distribuição.

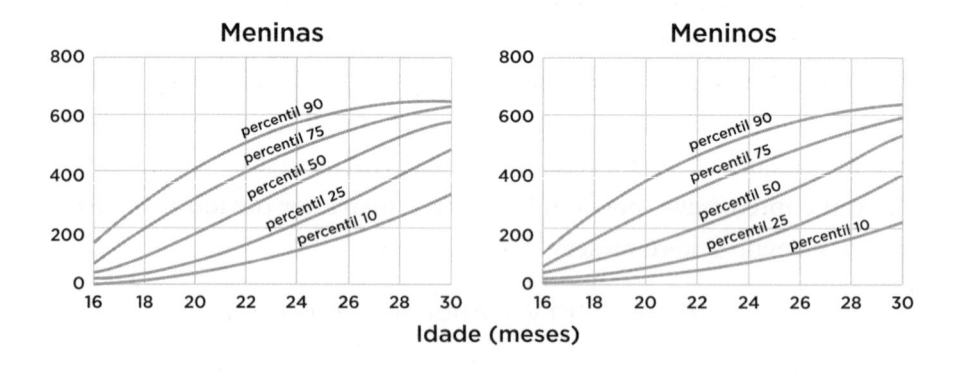

Meninas / **Meninos**

Idade (meses)

Esses dados fornecem alguns parâmetros úteis, mas é importante analisar com cautela sua origem. Não são (em sua maior parte) dados nacionalmente representativos. Há um número muito maior de pais com diploma universitário ou pós-graduação nesses pontos de dados do que podemos observar na população em geral. Isso significa que esses números provavelmente superestimam a média entre todas as crianças. Dito isso, os dados nos oferecem algo além de uma orientação geral sobre quando nos preocupar e também comprovam que há uma variação significativa entre crianças pequenas de todas as idades.

SERÁ QUE ISSO REALMENTE IMPORTA?

Saber onde seu filho fica nessa distribuição pode matar sua curiosidade, mas o fato é que quase todo mundo aprende a falar uma hora ou outra. Ainda assim, é natural se questionar se essas diferenças iniciais predizem algo a longo prazo. As crianças que falam mais cedo aprendem a ler mais rápido? Seu desempenho escolar no futuro será melhor?

Há exemplos que contrariam essa ideia: crianças extremamente precoces que demoraram muito a falar, mas que aos 18 meses já sabiam ler. E também há casos que a sustentam: crianças que falaram precocemente e se revelaram excepcionais em outros aspectos. Mas exemplos como esses, em qualquer direção, não nos dizem nada sobre o que acontece na média.

Repetindo o que venho dizendo ao longo do livro, é difícil avaliar os dados quando há outras associações possíveis. O desenvolvimento linguístico está nitidamente associado ao grau de instrução dos pais. E o grau de instrução dos pais também está associado a diversos outros desfechos, inclusive leitura precoce e desempenho escolar. O que de fato gostaríamos de saber é se o desenvolvimento precoce da linguagem é um marcador de aspectos posteriores, *condicionado* ao que sabemos sobre os pais. Mas as informações que temos sobre os pais provavelmente são incompletas. Resultado: há grandes chances de os estudos que vou citar exagerarem a relação entre fala precoce e desfechos posteriores.

Podemos fazer aqui duas perguntas básicas. É possível depreender alguma coisa do fato de a criança falar muito cedo ou muito tarde? E, supondo que seu filho esteja no meio da distribuição, importa saber onde ele está? Ou seja, haverá alguma diferença na vida adulta entre uma criança de 2 anos que está no percentil 25 e uma que esteja no 50 ou 75?

Os estudos mais minuciosos e de maior porte sobre o assunto se concentram em saber se as crianças com fala tardia também ficarão atrasadas em outros aspectos no futuro.

Numa série de estudos, uma pesquisadora chamada Leslie Rescorla recrutou 32 crianças que demoraram a falar: a maioria meninos, que falavam em média 21 palavras aos 24 a 31 meses de idade.[4] Com base nos gráficos que vimos antes, esse vocabulário estava muito abaixo da média. Ela também recrutou uma amostra de crianças com características semelhantes, mas com desenvolvimento linguístico normal, para servir de comparação.

De maneira notável, o estudo acompanhou as crianças – ou pelo menos a maioria – até os 17 anos. Em idades mais avançadas, os pesquisadores analisaram desfechos como habilidades verbais e pontuações em testes.[5]

Os resultados geraram as evidências mais diversificadas. Por um lado, o grupo com atraso na fala pareceu ter um desempenho ligeiramente pior nos testes, mesmo bem mais tarde. Aos 17 anos, seu QI era mais baixo que o dos integrantes do grupo de comparação. Por outro lado, essas crianças não eram especialmente propensas a ter um desempenho péssimo nos testes – aos 17 anos, nenhuma delas ficou entre os 10% com pontuações mais baixas de QI, por exemplo, apesar de terem ficado entre os 10% que desenvolveram a linguagem mais tardiamente.

Esse resultado básico – que aponta uma correlação, mas com capacidade preditiva limitada – é corroborado por muitos estudos, alguns de maior porte. Por exemplo, uma pesquisa com 6 mil crianças revelou que um vocabulário escasso aos 24 meses predizia o desempenho verbal até os 5 anos de idade, mas a maioria das crianças acabou se encaixando nos intervalos normais futuramente.[6]

Esses estudos se concentraram em crianças que demoraram muito a falar. Dentro da faixa de normalidade, existem menos estudos, mas há pelo menos um artigo, de 2011, que compara crianças de 2 anos que começaram a falar cedo com crianças que só começaram a falar mais tarde.[7] O grupo "tardio" tinha uma média de 230 palavras aos 2 anos, contra 460 do outro grupo. São porções diferentes da distribuição, mas na faixa normal.

Acompanhando as crianças até os 11 anos, a pesquisa mais uma vez encontrou diferenças duradouras entre os grupos, mas havia muita sobreposição. Para se ter uma ideia, numa avaliação de habilidade linguística no primeiro ano escolar, o grupo que começou a falar mais tarde teve uma pontuação média de 104, contra 110 do outro grupo. Claramente, as crianças que começaram a falar mais cedo se saíram melhor, mas também havia uma enorme variação dentro de cada grupo.

O gráfico a seguir representa esses intervalos.[8] Por um lado, observam-se as pontuações (em média) mais altas no grupo de fala precoce. Por outro lado, há uma enorme sobreposição nas distribuições. A variação individual anula completamente a diferença nas médias.

E quanto às habilidades linguísticas realmente excepcionais? Mais uma vez, vemos algumas evidências em pequena escala da correlação entre fala precoce e outras precocidades futuras.[9] Mas essa correlação não é enorme nesse nem em outros estudos, e ser um bom falante antes dos 2 anos não é de forma alguma um fator decisivo para leitura precoce ou outros feitos.[10]

É natural, provavelmente inevitável, que queiramos comparar nossos filhos com outras crianças. O desenvolvimento linguístico está entre os primeiros processos cognitivos que observamos nas crianças, por isso não surpreende que se torne um foco de comparação, e para isso podemos usar os dados. Mas é fundamental lembrar que a capacidade preditiva da linguagem precoce, embora exista, é bastante fraca. Começar a falar cedo não garante o sucesso mais adiante – mesmo aos 4 anos –, e quem começa a falar tarde, na maioria das vezes, acaba alcançando os colegas precoces em alguns anos.

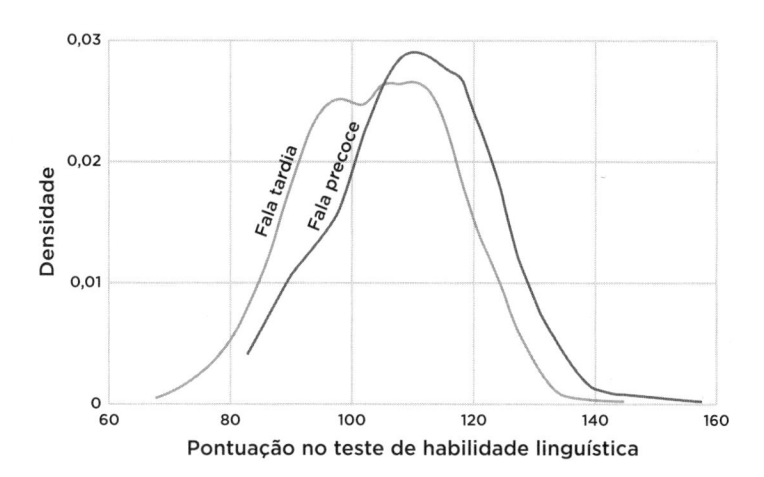

> **Resumindo**
>
> - Existem alguns instrumentos padronizados que definem a extensão do vocabulário infantil. Há também alguns parâmetros para tecer comparações.
>
> - Em média, as meninas desenvolvem a linguagem antes dos meninos, embora haja muita sobreposição entre os gêneros.
>
> - O momento de aquisição da linguagem está de alguma forma associado a desfechos posteriores (como desempenho em testes e habilidades de leitura), mas o poder preditivo é fraco para as crianças individualmente.

CAPÍTULO 16

Desfralde: induzir ou esperar?

Minha mãe adorava contar a história do meu desfralde: "Quando você tinha 1 ano e 10 meses, anunciou que passaria a usar calcinha de menina grande. Isso foi numa sexta-feira. Três dias depois, você foi para a creche sem fralda."

Essa história é implausível em vários aspectos: o anúncio que fiz, a rapidez com que tudo aconteceu... Eu também achava que era impossível pela idade: 1 ano e 10 meses? Duvido. Sem falar que, quando se trata das anotações que ela fez sobre minha infância (sim, é coisa de família), há que se considerar o fator exagero. No entanto, nesse caso, não houve exagero algum. Suas anotações da época sugerem que naquela idade eu já não usava mais fralda.

Para não sair por baixo, minha sogra insiste em dizer que Jesse já não usava fralda com 1 ano e 6 meses e fazia o número dois no peniço desde que tinha pouco mais de 1 ano.

Mas lembro nitidamente que meu irmão mais novo (desculpa, Steve) ainda usava fralda quando entrou na pré-escola, aos 3 anos. Isso era incomum na época e gerou muita ansiedade lá em casa.

O momento do desfralde continua sendo fonte de estresse para os pais. Devemos forçar nosso filho a largar a fralda? Se fizermos isso, vamos estressá-lo? Se não fizermos, ele vai ficar para trás?

A experiência dos nossos pais não parece ser necessariamente comum hoje. Meu irmão, cujo desfralde demorou, seria uma criança bastante típica agora. Hoje, aposentar a fralda de um bebê de 1 ano e 6 meses – especialmente se for menino – parece incomum.

No entanto, essa é só minha impressão, e fiquei curiosa para ver se ela se alinhava com algum dado real. Decidi ser um pouco mais sistemática: em vez de apenas perguntar sobre o assunto, elaborei uma pesquisa e a enviei para os meus amigos, para os pais dos meus amigos, para conhecidos, pessoas no Facebook e no Twitter – basicamente qualquer um que eu encontrasse. Fiz perguntas simples: "Quando seu filho nasceu? E quando largou a fralda?"

O primeiro gráfico a seguir, com dados da minha pesquisa, mostra a idade média do desfralde de acordo com a época do nascimento.[1] E, de fato, a idade média aumentou ao longo do tempo – de 30 meses para os nascidos antes de 1990 para mais de 32 meses no período mais recente. Mas talvez ainda mais notável seja o segundo gráfico, que mostra a parcela de crianças que aprendem a usar o banheiro a partir dos 3 anos: eram apenas cerca de 25% das crianças nascidas antes de 1990, contra 35% a 40% nas gerações mais jovens.

É claro que essa não é uma amostra válida cientificamente e não passaria de modo algum pela revisão por pares. Mas esses dados – e minha impressão pessoal – encontram suporte na literatura científica. Estudos realizados entre as décadas de 1960 e 1980 mostram uma idade média de 25 a 29 meses para a conclusão do treinamento de uso diurno do banheiro, e quase todas as crianças estavam treinadas (para o período diurno) aos 3 anos de idade. Por outro lado, nas coortes mais recentes, apenas 40% a 60% das crianças haviam desfraldado aos 3 anos.[2]

Isso sugere que o desfralde está ocorrendo mais tarde. Por quê?

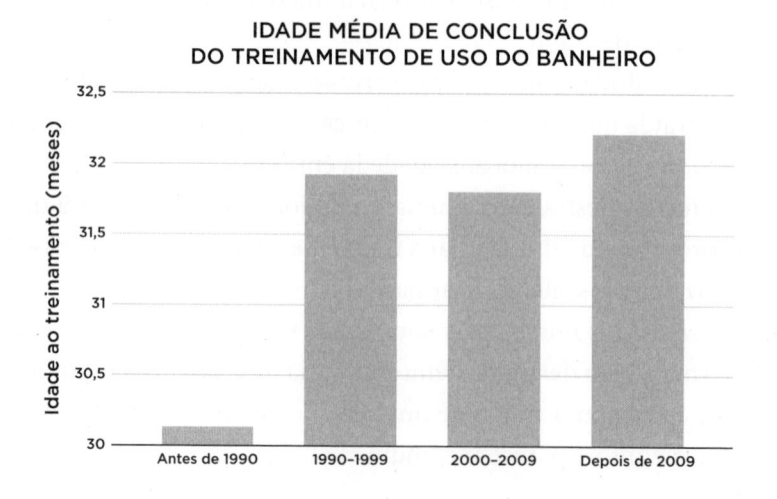

IDADE MÉDIA DE CONCLUSÃO DO TREINAMENTO DE USO DO BANHEIRO

PROPORÇÃO DE CRIANÇAS TREINADAS A PARTIR DOS 3 ANOS

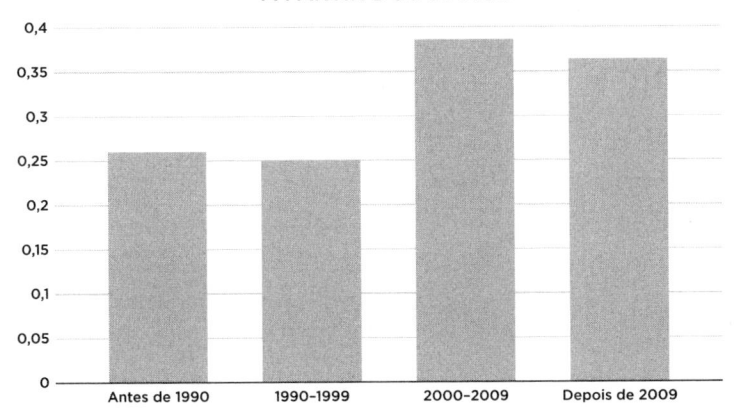

Antes de 1990	1990-1999	2000-2009	Depois de 2009
~0,26	~0,25	~0,39	~0,37

A revista *Journal of Pediatrics* publicou um estudo em 2004 fazendo essa mesma pergunta.[3] O estudo incluiu 400 crianças com cerca de 18 meses de idade e as acompanhou durante todo o treinamento. Os autores encontraram três fatores significativamente associados ao desfralde tardio. O primeiro – e provavelmente o que explica a variação ao longo do tempo – é a iniciação tardia do treinamento. As crianças que o iniciam mais tarde o concluem mais tarde.

Os outros dois fatores, menos decisivos na opinião dos autores, dizem respeito ao cocô. Crianças que sofriam de constipação intestinal ou que mostravam resistência a usar o banheiro (voltaremos ao assunto daqui a pouco) tendiam a deixar a fralda mais tarde.

É interessante pensar no motivo do desfralde tardio nos últimos anos. Minha mãe cisma que é porque as fraldas hoje têm mais qualidade – antigamente vazavam muito, o que tornava seu uso muito menos agradável. Nos Estados Unidos, a geração nascida no final da década 1970 e início da década de 1980 foi a primeira a usar fraldas descartáveis com regularidade, talvez devido a inovações que as tornaram drasticamente mais compactas.[4]

O fator financeiro também pode desempenhar um papel importante nesse caso. As pessoas ficaram, em média, mais ricas ao longo do tempo, e o preço das fraldas corrigido pela inflação caiu. Isso pode tornar mais comum usar por mais tempo, embora as fraldas ainda sejam um luxo para muitas famílias.

É provável que também haja algum efeito cascata. Se muita gente treinar o filho para usar o banheiro quando ele completar 2 anos, as outras pessoas podem se sentir pressionadas a fazer o mesmo. Se muita gente espera até os 3, isso se torna a norma, inclusive nas creches.

Seja qual for o motivo do desfralde cada vez mais tardio, os dados das gerações anteriores sugerem que, de fato, é possível desfraldar mais cedo. Mas será que você deve fazer isso?

O principal e, provavelmente, único benefício seria não precisar mais trocar fralda o tempo todo. Por outro lado, a principal razão para esperar é que, quanto mais cedo você começa a treinar seu filho, mais tempo leva para concluir o processo. É o que indica o estudo que mencionei, sobre as quatrocentas crianças que iniciaram o desfralde aos 18 meses.

O primeiro gráfico a seguir, adaptado desse estudo,[5] mostra a idade de conclusão do treinamento de acordo com a idade de início (ambas relatadas pelos pais). A idade de início é aquela em que os pais começaram a *tentar* desfraldar o filho – por exemplo, perguntando à criança pelo menos três vezes ao dia se ela precisava usar o banheiro. Já a idade de conclusão representa o momento em que os pais diziam que a criança estava totalmente treinada para ficar sem fralda durante o dia.

O que podemos constatar é que a idade de conclusão é semelhante quando o treinamento é iniciado em qualquer momento entre 21 e 30 meses de idade. O segundo gráfico mostra a duração do treinamento – quanto mais cedo você começa, mais tempo leva para concluir. Um aspecto um pouco deprimente desse gráfico é que a duração do treinamento é de cerca de um ano se você começar cedo.

Os autores sugerem que, se para você o importante é terminar logo, não faz muito sentido começar antes dos 27 meses. Mas, depois disso, começar mais cedo geralmente significa terminar mais cedo. Se você começar a treinar seu filho para usar o banheiro aos 27 ou 28 meses, talvez conclua o processo por volta dos 3 anos, mas isso levará dez meses. Se começar aos 3 anos, vai terminar mais tarde, mas provavelmente levará menos de seis meses para concluir o treinamento.

Vale a pena pensar nas diferenças entre uma criança de 2 anos e uma de 3 e naquilo que pode dificultar ou facilitar o processo. Uma criança de 3 anos tem muito mais controle esfincteriano (e também talvez sobre você, mas

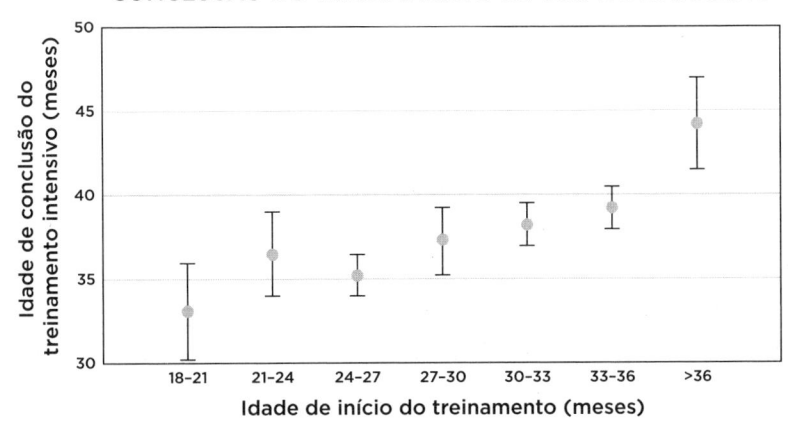

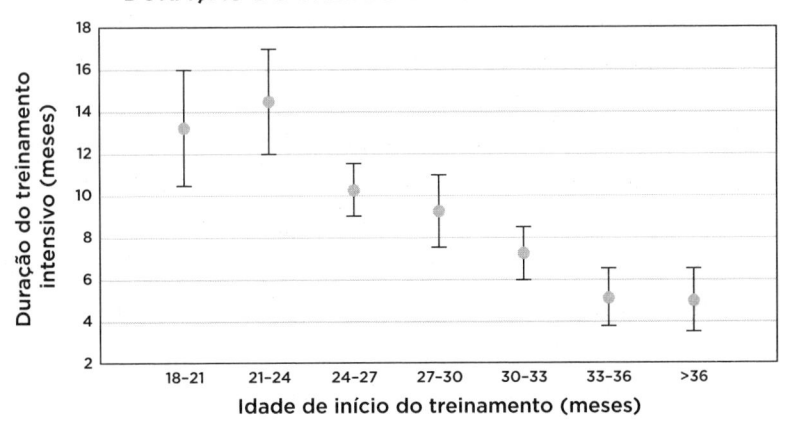

CONCLUSÃO DO TREINAMENTO DE USO DO BANHEIRO

Gráfico: Idade de conclusão do treinamento intensivo (meses) vs. Idade de início do treinamento (meses)

DURAÇÃO DO TREINAMENTO DE USO DO BANHEIRO

Gráfico: Duração do treinamento intensivo (meses) vs. Idade de início do treinamento (meses)

essa já é outra história). Essa é uma questão em parte fisiológica, em parte emocional. Já uma criança de 18 meses é muito menos propensa a simplesmente decidir que não fará cocô no banheiro. Ela tem menos vontade de desafiar você, por isso o desfralde de crianças menores pode ser mais fácil.

Por outro lado, é possível argumentar com uma criança de 3 anos e, sim, suborná-la. Ela tende a ser mais desobediente, mas você também pode aproveitar o fato de ela ter mais discernimento e autocontrole. Os dados sobre o momento do desfralde sugerem que, no fim das contas, isso facilita o processo.

MÉTODOS

Depois de escolhido o momento certo para começar sua aventura no treinamento de uso do banheiro, será hora de decidir como fazê-lo. Em linhas gerais, há duas abordagens para o desfralde.

Primeiro, há o treinamento guiado pelos pais.[6] Em geral, a ideia é apenas tirar a fralda e começar a levar a criança até o banheiro toda hora. Se tudo der certo, ela estará treinada em três dias, mais ou menos. Há versões menos e mais intensas desse método, mas todas compartilham a mesma estrutura básica: os pais decidem quando é hora de desfraldar a criança e depois tomam uma atitude para que isso aconteça. Considerando os dados que vimos anteriormente, ou a maioria das pessoas não usa essa abordagem ou a usa sem sucesso.

(Prometi aos meus filhos que não detalharia aqui a intimidade deles. Digamos apenas que usamos esse método e, em geral, fiquei satisfeita. Só que funcionou melhor para um do que para o outro, e definitivamente não concluímos o processo em três dias.)

Do outro lado está uma abordagem mais relaxada, na qual você basicamente deixa a criança fazer tudo no tempo dela. Isso envolve buscar sinais de prontidão e incentivar o uso do banheiro quando for o caso. E há uma terceira abordagem, a "higiene natural" ou "comunicação de eliminação", que tenta fazer com que as crianças usem o penico desde o nascimento. Voltaremos ao assunto mais adiante.

Essas abordagens foram desenvolvidas há muitos anos – o treinamento liderado pela criança remonta a 1962. Uma grande diferença entre elas é a idade em que parecem plausíveis – em geral, a abordagem liderada pela criança inicia-se mais tarde.

Não há quase nenhum dado sobre qual funciona melhor.[7] Os poucos estudos existentes são muito difíceis de interpretar. Vejamos, por exemplo, um estudo com vinte crianças (vinte!) numa turma de pré-escola.[8] O programa tinha três intervenções diferentes: deixar a criança sem fralda, levá-la ao banheiro com frequência ou recompensar o uso do banheiro. Parte das crianças recebeu as três intervenções ao mesmo tempo; a outra parte as recebeu em sequência.

Algumas crianças desfraldaram bem, outras não. Praticamente não houve associações consistentes. O máximo que os autores puderam afirmar foi que muitas das crianças que ficavam sem fralda pareciam se adaptar. E, talvez o mais importante, que todas elas acabaram aprendendo a usar o banheiro.

Há outros estudos de pequeno porte. Um deles, realizado com 39 crianças no Reino Unido, comparou o método de alarme de umectação (no qual as crianças são equipadas com uma fralda especial que toca um alarme quando fazem xixi) com o método de levar a criança ao banheiro em intervalos regulares. O estudo encontrou evidência de que o alarme de umectação era mais eficaz, mas, repito, era uma amostra pequena, e não um estudo abrangente de abordagem específica. Além disso, a abordagem do alarme claramente não é para todos.

Se você deseja desesperadamente alguma orientação baseada em evidências, saiba que um estudo randomizado de 1977 realizado com 71 crianças comparou uma abordagem intensiva com uma abordagem que dava mais autonomia à criança.[9] O estudo é a favor do método mais intensivo, mostrando que os acidentes por dia diminuíram mais nesse grupo. No entanto, o estudo é muito antigo e pequeno, e não analisou outros desfechos para as crianças (por exemplo, se ficaram estressadas com o treinamento).

O principal argumento da literatura acadêmica sobre isso é que não sabemos muito sobre o melhor método, se é que ele existe. Pode não haver um só método que seja o mais adequado para cada criança ou família.

Quando meus sobrinhos gêmeos estavam passando pelo desfralde, minha mãe escreveu um livro para ler para eles. Era uma colagem de fotos da minha sobrinha (irmã mais velha dos gêmeos) com um leão de pelúcia. No livro, ela tentava treinar o leão a usar o banheiro oferecendo várias recompensas: bala, chocolate, fruta... Finalmente dá certo quando ela oferece uma almôndega.

Li essa historinha para Finn várias vezes e, em muitos aspectos, ela de fato resume a experiência. Você vai tentar qualquer coisa – literalmente qualquer coisa! – para fazer seu filho usar o banheiro, mas não há como forçá-lo. E, provavelmente o mais importante, uma criança é diferente da outra. Algumas adoram ganhar estrelinhas, outras preferem ganhar doces. E há aquelas que talvez se animem com almôndegas.

A conclusão é que o treinamento de uso do banheiro depende do que funciona para sua família e seu filho. As evidências sugerem que, se você quiser, é possível treiná-lo mais cedo que o habitual. Para fazer isso, é provável que você precise adotar uma abordagem mais impositiva. Ou pode esperar seu filho decidir que está pronto, o que deve acontecer por volta dos 3 anos ou mais.

A abordagem que dá autonomia à criança pode ser mais longa, mas também mais agradável para você. Por outro lado, talvez você não aguente mais trocar fraldas do seu filho de 25 meses. Nesse caso, o melhor seria tentar um esquema intensivo e ver se ele aceita.

Não há evidências que associem a idade do desfralde a quaisquer desfechos posteriores, como QI ou escolaridade.[10] Portanto, se seu filho largar a fralda cedo, isso pode ser ótimo para você, mas irrelevante para ele a longo prazo. Se ele demorar, não se desespere: toda criança acaba aprendendo a usar o banheiro.

PROBLEMAS

Recusa em usar o banheiro

Muitas crianças se recusam a usar o vaso ou o penico para fazer número dois, um problema surpreendentemente comum (ou melhor, surpreendente para quem ainda não tem filhos). Talvez um quarto das crianças vivencie algum grau disso durante o desfralde.[11] Por mais estranho que pareça, muitas delas gostam de fazer cocô na fralda, ainda que já urinem no banheiro – e olha que até crianças pequenas têm mais controle sobre a evacuação do que sobre a urina.

Quando esse tipo de recusa continua muito depois do desfralde, passa a ser problemático. A principal questão é que segurar o cocô pode levar à prisão de ventre, o que pode causar dor para evacuar, agravando ainda mais o problema, pois a criança passa a associar o uso do banheiro a dor. A constipação crônica também pode provocar problemas de micção.

Alguns estudos analisaram essa questão em crianças maiores, em idade escolar, mas não há quase nenhum dado sistemático em idades menores.[12] Um estudo realizado com 400 crianças, publicado em 2003, mostrou que a duração da recusa (estimada em meses) diminuiu com uma intervenção focada na criança. Entre outras coisas, os pais a elogiavam diretamente quando ela fazia cocô na fralda antes do início do desfralde,[13] usando frases como: "Uau! Você fez cocô! Que coisa boa!" As crianças que receberam esse tratamento não foram menos propensas a apresentar o problema da recusa, mas a duração diminuiu.

Um conselho comum para resolver a questão é oferecer à criança uma fralda para fazer cocô, talvez no banheiro. Embora possa parecer um retrocesso, a teoria é que isso diminui a chance de constipação e seus efeitos. Não há muitas evidências contrárias ou favoráveis ao método. Em pelo menos um pequeno estudo prospectivo, quase todas as crianças que voltaram a usar fralda tiveram bons resultados em três meses. Mas repito: com o tempo, toda criança acaba largando a fralda e, sem um grupo controle, é difícil tirar conclusões.[14]

Desfralde noturno

O desfralde noturno – que envolve acordar para usar o banheiro durante a noite – é uma habilidade muito diferente do controle esfincteriano diurno. Muitas crianças continuam usando fralda à noite (e talvez durante as sonecas) muito depois de terem largado a fralda durante o dia.

A habilidade de acordar para fazer xixi se desenvolve em diferentes idades. Aos 5 anos, 80% a 85% das crianças já não precisam de fralda à noite (o que não significa que não façam xixi, mas que, se fizerem, acordarão para usar o banheiro).[15]

Os médicos geralmente só se preocupam com essa questão quando a criança tem mais de 6 anos, idade em que se costuma considerar algumas intervenções: acordar a criança para fazer xixi, limitar a ingesta de líquidos antes de dormir, usar um alarme de umectação, etc. Talvez 10% das crianças (sobretudo meninos) continuem molhando a cama após os 6 anos, um problema que quase sempre acaba se resolvendo.

HIGIENE NATURAL

Costumamos aceitar que nossos filhos vão usar fralda durante um tempo. Mas, no método conhecido como higiene natural, os pais se treinam para reconhecer os sinais de que a criança – talvez desde o nascimento – vai fazer xixi ou cocô e, em seguida, a levam depressa até o banheiro. É claro que não dá para esperar que um bebê pequeno fique sentado sozinho no vaso sanitário – é preciso segurá-lo sobre o vaso (ou sobre uma bacia, um penico, etc.) para que a associação se estabeleça.

Existem poucos estudos sobre higiene natural. Uma pesquisa entrevistou pais que adotaram essa estratégia e revelou que, de fato, muitas crianças davam sinais de que precisavam usar o banheiro mesmo em idades muito precoces.[16] As crianças do estudo foram treinadas a usar o banheiro bem cedo – aos 17 meses, em média – e não apresentaram efeitos adversos.

Vale ressaltar que a higiene natural é vista não como um método de treinamento esfincteriano, mas como um sistema destinado a incentivar o uso do banheiro. Não é uma distinção óbvia, mas acho que significa o seguinte: ao fazer um treinamento "formal" de uso do banheiro, você almeja atingir seu objetivo num tempo relativamente curto; já o processo de higiene natural leva mais tempo.

Outros estudos relatam casos de sucesso ou observam que, em comunidades que não usam fraldas, as mães parecem aprender mais cedo como detectar que a criança está prestes a urinar ou defecar.

Se você se interessa pelo método, não há razão para não testar. Mas vale notar que se trata de um estilo de vida razoavelmente impactante e é pouco provável que você receba apoio, por exemplo, da creche.

Resumindo

- A idade de desfralde aumentou ao longo do tempo, muito provavelmente por escolha dos pais.

- Em média, o desfralde que começa cedo também termina cedo, embora costume ser mais prolongado. Quando iniciado antes dos 27 meses, leva mais tempo.

- Há poucas evidências sobre o que é mais eficaz: o desfralde induzido pelos pais ou pela própria criança.

- Muitas crianças se recusam a usar o banheiro para defecar, e as soluções nesses casos são limitadas.

CAPÍTULO 17

Disciplina infantil

Quando eu era pequena, sempre que fazia malcriação, minha mãe me mandava ficar sentada na escada para "refletir" sobre o meu comportamento. Eu ficava ali, sentadinha no degrau, pensando no que havia feito de errado, depois voltava e dizia que não faria de novo. Ela se sentia uma mãe incrível por dialogar comigo e não precisar recorrer ao famoso método "Vá já para o seu quarto ficar de castigo!".

Foi então que chegou meu irmão, Stephen.

Ele não tinha a menor paciência para ficar sentado na escada refletindo sobre o próprio comportamento. Na verdade, ele se recusava terminantemente. Enquanto crescia a coisa só foi piorando, até chegar ao ponto em que minha mãe precisou mandá-lo para o quarto, o que ele também se recusou a fazer. Então ela o arrastou até o cômodo, fechou a porta e a manteve fechada enquanto Stephen berrava tentando sair.

Isso nos mostra, mais uma vez, que o método de criação tem muito mais a ver com a criança do que com os pais. (Observação: Stephen é um adulto maravilhoso e bem-sucedido que foi e continua sendo um ótimo irmão para mim.)

Quando meus filhos nasceram, repeti esse padrão. Penelope nunca tinha feito birra, então mal pude acreditar quando Finn começou com seus ataques de raiva. Era grito para cá, grito para lá! Perguntei a Jesse: "Acha que ele está doente? Será que devemos levá-lo ao médico?" Jesse me olhou como se eu fosse louca. "Ele não está doente. A questão é que só tem 2 anos."

As birras representam o extremo do mau comportamento infantil, e quase todo mundo tem uma história para contar, geralmente um daqueles ataques em público. Quando conversei com minha amiga Jenna sobre este capítulo, ela disse que a mãe até hoje se ressente de um ataque de birra que ela teve aos 4 anos no mercado. Meu sobrinho certa vez se jogou no chão de um shopping lotado; a mãe virou as costas (a reação correta) enquanto ele se debatia no piso e as pessoas paravam para tentar ajudar. É claro que, em situações assim, nada adianta.

As crianças também aprontam de outras maneiras. Às vezes parecem até cientistas fazendo experimentos. *Se eu jogar esse pedaço de couve-flor meio comido na mamãe e falar "Não quero!", o que vai acontecer? Se eu bater na cabeça da minha irmã com um livro, ela vai revidar? Um adulto vai me dar bronca?*

A experimentação constante pode ser cansativa e confusa, sobretudo se for difícil conter a criança. O que você faria se seu filho insistisse em tirar a camisa dentro do museu? Colocaria a camisa à força? Desistiria e o deixaria correr para cima e para baixo sem camisa? (Justo a camisa que ele mesmo insistiu em usar!)

Sinto dizer que não existe uma abordagem que resolva todos esses problemas, mas a internet oferece toda a sorte de conselhos: colocar de castigo, adotar a parentalidade positiva (ou robusta), dar umas palmadas... A quantidade de opções é impressionante e, para dificultar ainda mais, os defensores de certas abordagens sugerem que as outras são altamente problemáticas. O método de colocar de castigo, que começou como uma alternativa mais suave ao uso da força, hoje é considerado psicologicamente nocivo por alguns.

Neste capítulo vou analisar as evidências que existem sobre as várias opções. Alerta de spoiler: há diversas alternativas sensatas; cabe a você escolher o que funciona para sua família. E, como minha mãe poderia atestar, a solução às vezes varia de acordo com a criança. Seja qual for sua escolha, tenha em mente os três fatores a seguir, fundamentais para qualquer método de disciplina.

OS TRÊS PILARES DA DISCIPLINA INFANTIL

Pense a longo prazo

O primeiro objetivo de qualquer abordagem disciplinar na primeira infância é criar pessoas felizes e equilibradas no futuro. Nenhum dos métodos discutidos aqui vai funcionar bem para um adolescente de 14 anos; são abordagens temporárias. O objetivo é ajudar a criança a ser uma pessoa responsável e respeitosa à medida que for crescendo. Ou seja: quando faço meu filho de 3 anos guardar as peças de Lego que ele espalhou pelo chão, meu foco não é a bagunça em si, já que seria muito mais rápido e prático eu mesma guardá-las. Meu objetivo, isso sim, é ensiná-lo a ser uma pessoa responsável pela própria bagunça no futuro, começando com as peças de Lego agora.

Seja coerente

As crianças reagem à coerência, o componente mais importante de qualquer sistema disciplinar que você escolha. Se disser que vai fazer uma coisa, faça. Se disser que vai deixar a criança de castigo, deixe. Isso se aplica a todos os momentos. Se seu filho pede sobremesa e você nega, não mude de ideia se ele começar a choramingar. Que lição ele aprenderia? Que o chororô funciona!

Em suma: se fizer uma ameaça, cumpra. Digamos que você esteja num avião e sua filha fique chutando a poltrona da frente. Dizer "Se fizer isso mais uma vez, vou embora do avião e deixá-la sozinha" não é uma boa ameaça. Por quê? Porque você não vai abandonar o avião num paraquedas. Quando ela der mais um chute para testar você e descobrir que a ameaça não será cumprida, vai repetir essa tática mais tarde. A mesma lógica vale para viagens de carro. Tudo bem dizer: "Se vocês não pararem de brigar vou dar meia-volta agora mesmo!" Mas aí é melhor estar preparado para dar meia-volta de verdade.

Não grite

Por fim, toda abordagem disciplinar enfatiza a importância de se manter a calma. Mesmo os defensores das palmadas afirmam que elas nunca devem ser dadas em momentos de raiva. Não grite e não eleve o tom de voz. O controle da raiva dos pais é fundamental para o sucesso da intervenção. Sei que tudo isso é muito mais fácil na teoria do que na prática, mas é preciso tentar. Ninguém quer ficar com raiva dos filhos, mas quem já não teve seus momentos de fúria? Disciplinar a criança envolve, na verdade, disciplinar os pais. Pare. Respire fundo. Certa vez falei aos meus filhos: "Estou muito zangada agora. Vou ficar no banheiro até me acalmar." (O banheiro é o único cômodo da casa que tem tranca.) E foi o que fiz; só saí de lá quando senti que poderia não apenas controlá-los, mas controlar a mim mesma.

Nesses momentos, convém lembrar que seu filho não é um adulto. Se seu filho de 4 anos tirar a camisa no museu, você não deve reagir como se quem estivesse se despindo em público fosse o seu marido. É muito pouco provável que seu filho e seu marido compartilhem as mesmas noções de civilidade, então sua reação também precisa ser dosada em cada caso.

Só que nem sempre é fácil manter a calma, e isso é especialmente difícil para adultos cujos pais gritaram com eles na infância. Técnicas como "reparentalização" ou "reprogramação" podem nos ajudar a trabalhar reações motivadas por experiências passadas e, em última análise, reagir de maneira diferente. Como eu disse, trata-se de disciplinar os pais ou, nesse caso, de curá-los. Se você alcançar essas três metas, vai conseguir disciplinar seu filho. No entanto, elas são muito difíceis e quase ninguém as segue à risca o tempo todo. Que pai ou mãe nunca gritou com o filho por pura frustração? O que podemos fazer é seguir um método que funcione da melhor maneira possível para nossa família, pedindo desculpas à criança sempre que erramos.

Com esses objetivos em mente, vejamos agora as evidências por trás de três métodos disciplinares.

ABORDAGENS COM CONSEQUÊNCIAS

O primeiro conjunto de dados vem de métodos como "Mágica do 1-2-3", "Anos Incríveis" e "Triplo P – Programa de Parentalidade Positiva". São programas muito usados em escolas e que foram adaptados para uso doméstico. Eles aderem aos princípios fundamentais que analisamos antes e compartilham duas outras características importantes: todos impõem consequências para o mau comportamento (por exemplo, ficar de castigo, perder privilégios) e todos afirmam que não adianta muito argumentar com crianças pequenas. Ou seja: esses métodos sugerem que as crianças aprendem mais com o comportamento e as atitudes dos pais do que com sermões.

Estudos randomizados oferecem boas evidências sobre a eficácia desses programas.

Para dar um exemplo, um artigo publicado em 2003 no *Journal of Child and Adolescent Psychiatry* reportou uma avaliação da "Mágica do 1-2-3" realizada com 222 famílias.[1] Todos os pais envolvidos estavam em busca de ajuda para controlar o comportamento das crianças, embora nenhuma delas apresentasse problemas clínicos de comportamento – eram apenas crianças difíceis.

A intervenção foi bem leve: os pais participaram de três reuniões de duas horas nas quais discutiram a abordagem "Mágica do 1-2-3", assistiram a vídeos e receberam apostilas sobre problemas específicos. Um mês depois, realizou-se uma quarta reunião de reforço, com duração de duas horas.

O grupo experimental – aquele que recebeu a intervenção – apresentou melhora em todas as variáveis medidas. Os pais pontuaram melhor no quesito conduta (ou seja, "Você é hostil e irritado com seu filho?") e as crianças pontuaram melhor em vários quesitos de comportamento. Além disso, os pais relataram que se sentiam menos estressados e que os filhos estavam se comportando melhor. Os autores observaram que os efeitos não foram enormes – afinal, tratava-se de uma intervenção limitada –, mas foram grandes o suficiente para os pais perceberem a melhora e modificarem sua relação com os filhos.

Ensaios menores sobre a "Mágica do 1-2-3" com acompanhamento mais longo revelaram impactos semelhantes. Segundo os autores, os efeitos do método ainda persistiam dois anos depois.[2]

Mas as evidências não se limitam à "Mágica do 1-2-3". Vários estudos – em especial no Reino Unido e na Irlanda – observaram impactos semelhantes com a abordagem "Anos Incríveis". Os resultados revelaram melhorias nas práticas parentais, redução dos problemas de comportamento infantil e menor estresse entre os pais.[3] Revisões que reúnem evidências sobre todos os programas do tipo mostram achados igualmente consistentes em todos os estudos. A conclusão é que eles parecem funcionar.[4]

Esses são apenas alguns exemplos de uma vasta literatura sobre o assunto. Essas abordagens não são a cura nem funcionam da mesma forma para todas as crianças (como acontece com o treinamento do sono), mas as evidências indicam que, em média, são úteis.[5]

Embora haja evidências que sustentem esses métodos, cada vez mais pessoas se mostram preocupadas com a possibilidade de os castigos afetarem negativamente o vínculo entre a criança e os pais. A preocupação se baseia em grande parte na teoria do apego – a noção de que colocar uma criança de castigo ou eliminar um privilégio faz com que ela se sinta uma criança "ruim". Essas preocupações são teóricas e não existe consenso entre os pesquisadores a respeito do assunto.[6]

Mas será que você deve adotar uma abordagem disciplinar só porque ela funciona? Claro que não. Use-a como mais uma ferramenta à disposição. Já que há evidências sobre sua eficácia e nenhuma evidência sobre efeitos adversos, acho que esses métodos devem, sim, ser considerados, mas não necessariamente usados por todas as famílias.

ABORDAGENS SEM CONSEQUÊNCIAS

A segunda categoria de abordagens disciplinares abrange o que muitas pessoas chamariam de "parentalidade positiva". Nem todo mundo que defende esse método gosta da expressão – a Dra. Becky Kennedy, autora de *Eduque sem medo*, refere-se a ela como "parentalidade robusta". Qualquer que seja o nome, a abordagem tem duas características principais. Primeiro, a ausência de consequências, como colocar de castigo ou tirar privilégios. Segundo, um foco maior em "conversar sobre o assunto", mesmo com crianças pequenas. Programas como "Mágica do 1-2-3" tendem a se concentrar em atos em vez de palavras, ao passo que as abordagens sem consequências seguem roteiros e buscam oferecer à criança uma linguagem por meio da qual possa expressar seus sentimentos.

Como não existe uma única versão de parentalidade positiva, não há dados sistemáticos sobre ela. Grande parte dos estudos que defendem essa abordagem não a compara com os programas que impõem consequências. A ideia é que a parentalidade positiva preserva o apego entre a criança e os pais, mas estamos falando de teoria, não de dados.

Segundo pesquisas, pais adeptos da parentalidade positiva relatam alto nível de satisfação, embora uma minoria considerável sinta que está fracassando.[7] Há também um grupo que relata um esgotamento significativo. A parentalidade positiva costuma demorar mais para gerar mudanças visíveis no comportamento da criança, o que pode ser exaustivo para os adultos.

Minha expectativa é que, à medida que essas abordagens sejam mais usadas, tenhamos evidências melhores sobre sua eficácia. No mundo ideal, haveria também o acompanhamento de longo prazo para avaliarmos, por exemplo, se a criança desenvolveu estratégias resilientes de enfrentamento a longo prazo.

Enquanto isso, com certeza vale a pena considerar essa abordagem como mais uma ferramenta. No entanto, como o método não oferece um modelo fixo a ser seguido, elabore você mesmo um plano antes de começar.

CASTIGO FÍSICO

Por fim, quero falar sobre palmadas e outras formas de castigo físico. Todo mundo sabe – inclusive os defensores das palmadas – que é errado abusar fisicamente de crianças. Entretanto, muitos pais (e algumas escolas) ainda usam a palmada como método disciplinar. Essa abordagem enfatiza alguns dos mesmos princípios descritos anteriormente – ser coerente, não castigar no auge da raiva, não gritar – e se assemelha, em muitos aspectos, às abordagens com consequências, só que, nesse caso, a consequência é uma palmada. Embora o castigo físico tenha se tornado menos comum ao longo do tempo, uma grande parcela das famílias americanas (pelo menos metade, segundo estimativas)[8] usa a palmada ou outras formas de punição corporal para lidar com o mau comportamento.

Vou ser muito sincera a esse respeito: sou contra palmadas. Não bateria nos meus filhos mesmo que os dados sugerissem que essa é a melhor forma de disciplina. Não tenho grandes preconceitos em relação a quase nenhum método discutido aqui, mas o castigo físico é uma exceção. Os dados não parecem corroborar sua eficácia, mas, de todo modo, está registrada minha opinião.

Dito isso, vamos aos dados.

A maioria dos estudos sobre palmadas se concentra nos impactos no comportamento e no desempenho escolar: surras, palmadas e castigos físicos provocam outros problemas de comportamento mais tarde? Afetam negativamente o desempenho acadêmico?

É difícil responder a essas perguntas com dados por dois motivos. Primeiro, os pais que batem nos filhos são diferentes daqueles que não batem. Como muitos dos fatores associados a castigos físicos também se associam a desfechos piores, se examinarmos apenas a correlação bruta, vamos exagerar o lado negativo.

Em segundo lugar, mesmo dentro do grupo de pais que batem nos filhos, é lógico que as crianças que são mais difíceis podem apanhar mais. Digamos que avaliemos os desfechos numa criança de 5 anos que apanhava dos pais quando tinha 3. Os dados podem muito bem mostrar (e na verdade mostram) que bater na criança aos 3 anos implica mais problemas de comportamento aos 5. Mas essa criança talvez apresentasse problemas de comportamento levando palmadas ou não aos 3. Embora não seja impossível, é difícil abordar esse tema.

Os estudos mais cuidadosos sobre o assunto tentam acompanhar as crianças por toda a primeira infância e examinar os efeitos em todos os cenários possíveis. Um exemplo é um artigo publicado em *Child Development* que usou uma amostra de quase 4 mil crianças, observadas desde que tinham pelo menos 1 ano de idade até os 5.[9] Os autores analisaram dados sobre palmadas e sobre o comportamento das crianças nas idades de 1, 3 e 5 anos. Tentaram ajustar o estudo para todos os possíveis cenários. Por exemplo, correlacionaram as palmadas no primeiro ano de vida a problemas de comportamento aos 5 e, em seguida, questionaram se essa correlação se mantinha com ou sem palmadas aos 3.

Os autores argumentaram que a palmada tem impactos negativos a longo prazo, sobretudo no que diz respeito a problemas de comportamento. Crianças que apanharam no primeiro ano de vida se comportavam pior aos 3, e as que apanharam aos 3 se comportavam pior aos 5. Esses resultados se mantiveram independentemente do tipo de comportamento prévio da criança.

Outros estudos chegaram à mesma conclusão ao comparar pais que batiam nos filhos com aqueles que não batiam, mas que eram semelhantes em outros aspectos, como nível de renda e grau de instrução.[10] Artigos de revisão sobre o tema também revelaram impactos negativos leves, mas persistentes, sobre o comportamento das crianças.[11] Alguns estudos argumentam que as palmadas estão associadas a problemas de longuíssimo prazo – alcoolismo, tentativas de suicídio –, embora seja muito difícil apresentar argumentos convincentes a respeito, dadas as outras diferenças no histórico familiar entre crianças que apanham e crianças que não apanham.[12]

Também *não há evidências* de que as palmadas melhorem o comportamento da criança. O mesmo vale para outras formas de punição física: os dados indicam impactos negativos e nenhum positivo.

Para as pessoas que defendem as palmadas, esses dados parecem tendenciosos – correlação em vez de causalidade. Elas argumentam que muitas das supostas "palmadas" nesses estudos foram longe demais, e que uma abordagem mais bem estruturada não teria os mesmos impactos. É difícil testar isso diretamente com os dados de que dispomos. O fato é que não há evidências de que bater na criança seja mais eficaz do que deixar de castigo; e para este segundo método, aliás, não há evidências de efeitos adversos.

Antes de terminar este capítulo, quero fazer duas observações.

Primeira: quando se trata de método disciplinar, cada pessoa cria seu próprio estilo. Descubra o que funciona para sua família e para cada um dos seus filhos. Se resolver seguir os três pilares e fundamentar sua abordagem em dados, estará no caminho certo.

Segunda: não deixe essa questão exaurir você. Depois de anos e anos conversando com pais, cheguei à conclusão de que disciplinar crianças é uma tarefa que pode nos consumir. Talvez isso seja ainda mais evidente no caso da parentalidade positiva, pois seus efeitos demoram muito mais a aparecer e às vezes se tem a sensação de perda de tempo. O objetivo da disciplina deve ser criar uma família harmoniosa e feliz, na qual seja possível priorizar a diversão e a conexão quando estiverem todos reunidos.

Resumindo

- Aqui estão os três elementos mais importantes da disciplina infantil:

    - Não perca de vista que o objetivo é criar filhos com autodisciplina.

    - Mantenha a coerência sempre.

    - Não grite.

- As evidências mais favoráveis dizem respeito às abordagens com consequências, como "Mágica do 1-2-3" e "Anos Incríveis".

- Ainda não há evidências sólidas sobre as abordagens sem consequências.

- Palmadas e castigos físicos estão associados a desfechos piores a longo prazo, e há poucas evidências sobre sua eficácia.

CAPÍTULO 18

Educação

Aos 2 anos, Finn começou a frequentar a pré-escola perto da nossa casa em Providence. A escolinha era ótima, com professores amorosos e muita diversão, incluindo brincadeiras em espanhol com fantoches e uma área de recreação ao ar livre. Tinha um currículo maravilhoso, focado em ensinar a criança a viver em comunidade e desenvolver o amor pelos livros. Só não havia aulas de estudos sociais.

Pouco antes de ele completar 3 anos, tiramos um breve período sabático na Califórnia, onde o matriculamos em outra pré-escola. Também foi muito bom e funcionou para ele, pois Finn fica feliz em qualquer lugar onde haja uma cozinha de mentirinha. Mas, ao contrário da escolinha de Providence, essa se esforçava para pelo menos fingir que era uma instituição avançada de ensino. Por exemplo, um de seus temas era o espaço sideral.

Tentar ensinar a um bebê de 6 meses fatos sobre o mundo – ou letras ou números, por exemplo – será obviamente infrutífero. Mas com certeza será útil a uma criança de 5 anos. No início da idade escolar, a maioria das crianças é capaz de fazer leituras simples e aprender um pouco de matemática. Há controvérsias sobre o que seria excesso de aprendizagem no jardim de infância e se deveríamos ser mais parecidos com a Finlândia, onde a criança só aprende a ler aos 7 anos. De todo modo, aos 5 ela já é capaz de aprender muita coisa.

Mas e quanto a uma criança de 2 ou 3 anos? É possível prepará-la para o sucesso acadêmico nessa idade? Seria o momento ideal para meu filho aprender para onde vão os foguetes? Do contrário, ele ficaria para trás?

Cabe aos psicólogos do desenvolvimento responder a essas perguntas, e existem excelentes livros sobre o desenvolvimento do cérebro infantil que farão um trabalho muito melhor do que eu poderia fazer aqui. Vou me concentrar, em vez disso, num conjunto limitado de perguntas.

Primeiro, você deve ter notado que há uma grande ênfase nos benefícios da leitura para o seu filho. O estado americano de Rhode Island, por exemplo, oferece às crianças um novo livro a cada consulta médica de acompanhamento, a fim de estimular a leitura. O Tennessee envia às crianças um livro por mês, graças a um esforço liderado pela cantora de música country Dolly Parton. Por que fazem isso? Existe alguma evidência de que essas medidas funcionem?

Em segundo lugar, além de simplesmente ler para seu filho, será que você deve tentar ensinar letras ou números para ele? Uma criança de 2 ou 3 anos pode realmente aprender a ler *por conta própria*?

Por fim, se seu filho frequenta a pré-escola nessa faixa etária, o tipo de pré-escola importa? Além de ter professores amorosos e um ambiente seguro, você deve se preocupar com a filosofia do programa educacional, ou mesmo se há um programa?

LENDO PARA SEU FILHO

Comecemos com um fato bem estabelecido: diversos estudos mostram que crianças cujos pais leem para elas durante a primeira infância têm melhor desempenho em testes de leitura mais tarde.[1] No entanto, é preciso avaliar se estamos diante apenas de uma correlação, sem nexo causal. Como sabemos, são vários os fatores que influenciam a prontidão para a leitura. Um desses fatores é ter mais recursos. Se você dá duro para sobreviver e trabalha alucinadamente, talvez não tenha tempo de ler para seus filhos. Crianças nessa situação também podem ser prejudicadas de outras maneiras.

Uma fonte de dados mais convincente seria um ensaio randomizado. Por exemplo, poderíamos reunir um conjunto de pessoas que não estão inclinadas a ler para o filho e incentivar metade delas a ler para a criança. Existem poucas intervenções desse tipo, e a maioria não acompanhou as crianças por tempo suficiente para avaliar o impacto que a leitura teve nos resultados posteriores.[2]

Um exemplo recente é um estudo que usou um vídeo informativo para incentivar pais e mães a adotarem a "parentalidade positiva" (especificamente, ler em voz alta e brincar com os filhos).[3] Acompanhando os bebês até os 3 anos de idade, os autores viram melhoras no comportamento das crianças cujos pais assistiram ao vídeo. Mas os dados (ainda) não se estendem à idade escolar, então não sabemos os efeitos a longo prazo.

Na ausência de evidências randomizadas, os pesquisadores tentaram investigar isso com outros tipos de dados. Um artigo publicado em 2018 na revista *Child Development* tentou usar a variação intrafamiliar para estudar essa questão.[4] A visão básica do artigo era que quem tem apenas um filho lê mais para ele (já que tem mais tempo). Quanto mais tempo você leva para ter o segundo filho, mais tempo o primeiro fica exposto à leitura. A ideia era comparar o desempenho dos primogênitos de acordo com a diferença de idade entre eles e o irmão mais novo.

É claro que muitas vezes o momento da segunda gravidez não é aleatório – o que poderia influenciar os resultados da pesquisa –, mas os autores adotaram estratégias para tentar contornar esse problema, principalmente comparando mulheres que pretendiam ter filhos no mesmo momento, mas não tiveram.

Os resultados mostram grandes impactos positivos da leitura no progresso das crianças. Aquelas para as quais os pais liam com mais frequência desde pequenas tiveram melhor desempenho no quesito leitura na escola. Talvez isso se devesse ao fato de essas crianças geralmente receberem mais atenção, mas os efeitos não se estendiam à matemática, por isso os autores argumentaram que parecia ser algo relacionado especificamente à leitura.

Existem também novas evidências sobre isso advindas de exames de neuroimagem. Num exemplo, os pesquisadores realizaram ressonâncias magnéticas funcionais (RMf) em 19 crianças de 3 a 5 anos.[5] Em geral, o objetivo de estudos com RMf é usar a tecnologia para observar quais partes do cérebro se iluminam (ou seja, são ativadas) quando se apresenta algum estímulo à pessoa. Nesse estudo em particular, os pesquisadores colocaram as crianças no aparelho de ressonância e, em seguida, leram histórias para elas. O que eles descobriram foi que as áreas cerebrais responsáveis pelo processamento narrativo e de imagem eram mais ativadas em crianças que haviam sido mais expostas à leitura em casa. Basicamente, parecia que essas crianças estavam processando melhor a história. Não está clara a correlação entre esse fato e o desempenho posterior relacionado à leitura, e o estudo foi de pequeno porte (a RMf é um exame caro). No entanto, fornece algumas evidências adicionais sobre os mecanismos que podem gerar esses efeitos.

Tudo isso sugere que ler para seu filho talvez seja uma boa ideia. A literatura científica vai além e fornece algumas orientações práticas sobre como ler para as crianças. Em particular, os pesquisadores descobriram que os benefícios são maiores quando a leitura é mais interativa.[6] Em vez de apenas ler um livro, as crianças se beneficiam de perguntas abertas, como: "Onde você acha que está a Mamãe Pássaro agora?" e "O que você acha que o Gatola da Cartola está sentindo agora?".

APRENDENDO A LER

Ler histórias e fazer perguntas sobre elas para seu filho definitivamente é algo simples. Mas será que você deve ir além? Deve tentar ensinar uma criança pequena a ler? É mesmo possível?

Há quem afirme que sim.

Existe, por exemplo, um método chamado "Teach Your Baby to Read",[7] que afirma ser possível ensinar o bebê a ler a partir dos 3 meses. Para atingir esse objetivo, basta usar um caro sistema de flashcards e DVDs. O site até sugere que pesquisemos "bebê lendo" no YouTube para ver que funciona!

Já vimos no Capítulo 14 que um bebê não aprende com DVDs. Talvez não seja surpreendente descobrir, portanto, que esse sistema – que é muito dependente do vídeo – também não pode ensinar seu bebê a ler. Avaliações randomizadas com crianças de 9 a 18 meses não mostraram impacto desse tipo de mídia na habilidade de leitura.[8] Os pesquisadores observaram que não houve impacto mesmo quando os pais afirmavam o contrário – ou seja, parece ser fácil se enganar, pensando que seu filho já lê com 1 ano.

Em suma, bebês não conseguem ler.

Por outro lado, sabemos que algumas crianças de 4 a 5 anos *conseguem*, e estudos mostram, por exemplo, que é possível ensinar letras e sílabas a crianças de 4 anos.[9] Se você deseja isso ou não, é outra história.

Quanto às crianças de 2 ou 3 anos, elas não são bebês, mas tampouco têm 5 anos. São capazes de falar e, às vezes, até entendem o que você está pedindo. Então parece plausível, embora não certo, que possam aprender a ler. Mas a verdade é que não há muitos estudos sobre leitura extremamente precoce. Há alguns exemplos – relatos de casos – de crianças que aprenderam a ler fluentemente com 2 anos e meio ou 3.[10] Eram prodígios, com um nível de leitura equivalente ao de uma criança de 8 anos. E, na maioria desses casos, a criança aprendeu a ler sozinha. Os pais não ficaram ao lado dela, ensinando a soletrar *G-A-T-O*.

Crianças que aprendem a ler assim – e também aquelas que aprendem a ler cedo dentro da faixa de normalidade – são mais propensas a aprender com linguagem visual do que com a fonética em si. Para elas, uma parcela maior da leitura envolve reconhecimento em vez de sonoridade. Curiosamente, leitores precoces não são necessariamente bons em ortografia.

É importante observar que alguns casos dessa prodigiosa leitura precoce estão associados ao autismo. A hiperlexia (como é chamada) é um traço de algumas crianças autistas de alto funcionamento; elas até sabem ler, mas não entendem o que leem.[11]

Agora, uma pergunta sobre a qual simplesmente não existem evidências é se é possível ensinar a uma criança de 2 ou 3 anos o som das letras e alguns fonemas iniciais. Se tentar usar a mesma abordagem que usaria com uma criança de 4 anos, vai funcionar? Os dados não têm resposta. Já vi relatos informais sobre crianças dessa idade que conheciam o som das letras, mas pouquíssimas liam livros inteiros por conta própria. Talvez você consiga ensinar seu filho que *S* tem som de "*Sss*", mas é muito pouco provável que ele saia lendo *Harry Potter*.

TIPOS DE PRÉ-ESCOLA

Nos Estados Unidos, começamos a pensar em "escola" quando nosso filho ainda tem 2 ou 3 anos. Se ele costuma ficar em casa com a gente ou com a babá, é nessa idade que exploramos opções de escolinha em meio período, cujo objetivo (em geral) é aumentar a socialização e, possivelmente, ensinar as primeiras habilidades escolares.

Vamos à primeira pergunta: é uma boa ideia colocar seu filho na pré-escola?

Podemos buscar alguma evidência sobre o assunto pensando no capítulo sobre creche. As evidências que discuti lá atrás mostraram que o tempo de creche a partir dos 18 meses está associado a um melhor desenvolvimento da linguagem e da alfabetização em idades um pouco mais avançadas. Trata-se da melhor evidência que temos de que a pré-escola pode ser uma boa ideia.

Também existem evidências de pequenos ensaios randomizados e muito mais antigos sugerindo que programas governamentais como o Head Start, dos Estados Unidos, melhoram a prontidão escolar. Entretanto, eles tendem a se concentrar em crianças maiores – digamos, de 4 anos – e em populações especialmente desfavorecidas.

Sua decisão vai depender das outras opções disponíveis para seu filho, mas as evidências indicam que a exposição ao ambiente pré-escolar por volta dos 2 ou 3 anos, em média, facilita a transição para a escola.

Caso você decida experimentar a escolinha, a pergunta será: qual? Nessa idade, a creche e a pré-escola se diferenciam principalmente pela duração do turno: em geral, meio período na pré-escola e período integral na creche. Mas muitas creches oferecem atividades matinais similares às da pré-escola e reservam a tarde para sonecas e brincadeiras.

Isso significa que muitas das medidas de "qualidade" que discutimos sobre as creches também se aplicam aqui: se o ambiente é seguro, se os profissionais são atenciosos, etc.

Na pré-escola, será que importa que os professores sejam capacitados no desenvolvimento da primeira infância? Importa *onde* eles foram treinados? Não temos respostas categóricas. A qualidade dos professores infantis varia – é possível ver isso em toda pré-escola –, mas os dados não são suficientes para avaliar o impacto dessa qualidade no desempenho da criança.

Outra questão é se devemos favorecer uma "filosofia" de ensino infantil em detrimento de outras. As três linhas pedagógicas encontradas com mais frequência são Montessori, Reggio Emilia e Waldorf.

A educação montessoriana se concentra numa estrutura específica de sala de aula e num conjunto de materiais que enfatizam o desenvolvimento da motricidade fina mesmo em crianças pequenas. Escolas montessorianas geralmente se referem às brincadeiras infantis como "obras". As crianças são expostas desde pequenas a letras e números e estimuladas a escrevê-los na areia, contar blocos e assim por diante.

As escolas inspiradas na abordagem de Reggio Emilia dão mais ênfase a brincadeiras, com pouca exposição formal a letras ou números em idades pré-escolares. (Uma escolinha que visitei me disse que não gastavam tempo ensinando letras a crianças de 3 e 4 anos, e nem mesmo exibiam letras nas paredes das salas. Me pareceu um pouco extremo.)

As escolas Waldorf dão muito valor às atividades ao ar livre e, como no método Reggio Emilia, costumam priorizar tarefas lúdicas. Os princípios de Waldorf se concentram no aprendizado por meio de brincadeiras e da arte e tendem a ter também algum componente de trabalho doméstico (como culinária e jardinagem).

Todos os três métodos seguem uma programação para que as crianças saibam o que esperar de cada dia. E todos reconhecem que crianças pequenas precisam explorar um ambiente seguro e seguir o próprio ritmo, até certo ponto.

Aqui eu não conseguiria descrever cada uma dessas filosofias. Existem diversos livros sobre o assunto, além de muitas diferenças entre escolas que seguem a mesma proposta pedagógica. O método Montessori é mais consistente – se você visitar várias escolas montessorianas, como fiz quando Penelope tinha 3 anos, vai encontrar fortes semelhanças nos materiais utilizados e na programação diária. No entanto, continua havendo grandes diferenças, provavelmente associadas às inclinações e habilidades de cada equipe. Muitas escolas se dizem "inspiradas na abordagem de Reggio Emilia", por exemplo, o que é uma descrição vaga.

E, claro, nem todas as pré-escolas seguirão uma dessas filosofias específicas. Muitas bebem de várias fontes, podendo inclusive ter uma ligação ou afiliação religiosa, o que afetará o currículo.

Será que existe uma que seja melhor que as outras? Há claras diferenças de qualidade entre as pré-escolas, mas isso não quer dizer que haja uma filosofia dominante.

Infelizmente não há muitas evidências sobre o assunto, e as poucas que existem se referem ao método montessoriano, uma abordagem popular e consolidada.

Alguns estudos mostram que as crianças em pré-escolas montessorianas têm melhor desempenho em testes de leitura e matemática.[12] Mas muitos dos trabalhos sobre o tema são bem antigos, e não está claro se a aprendizagem precoce de leitura e matemática é o principal objetivo da educação pré-escolar.

De fato, as abordagens não montessorianas muitas vezes enfatizam a importância da brincadeira e sustentam que a alfabetização precoce não é um desfecho crucial. Os defensores desse argumento costumam citar a Finlândia, onde a maioria das crianças frequenta o jardim de infância público, que não pretende ensinar fluência de leitura. Elas aprendem a ler a partir do primeiro ano escolar (embora algumas já leiam antes disso). Esses defensores também costumam notar que a Finlândia tem um desempenho muito bom em provas internacionais – muito melhor que os Estados Unidos – e argumentam que talvez estejamos supervalorizando a alfabetização precoce.

O fato de a Finlândia ter um desempenho melhor que o dos Estados Unidos não é, a meu ver, relevante nesse caso, uma vez que muitos países superam os Estados Unidos nesses testes, entre eles vários países asiáticos que têm um sistema educacional infantil muito mais rigoroso.

Além disso, as evidências sobre o valor relativo das abordagens não montessorianas são escassas. Existem alguns estudos não randomizados realizados fora dos Estados Unidos mostrando que as crianças que aprendem a ler mais tarde alcançam as mais adiantadas em leitura dentro de alguns anos e que o ensino precoce do alfabeto não afeta necessariamente a leitura.[13] Mas, por outro lado, sabemos que programas que se concentram na alfabetização precoce, como o Head Start, melhoram o desempenho escolar desde cedo.

Tudo isso para dizer que, mais uma vez, não temos muitos dados concretos para nos guiar. Complicando ainda mais o processo decisório, é possível – e até provável – que o melhor tipo de pré-escola dependa da criança. Se seu filho não para quieto, um ambiente focado em habilidades motoras finas pode ser desafiador; por outro lado, pode fazer bem para ele. Então talvez seja inútil tentar descobrir o que é melhor para seu filho a partir de um estudo – ainda que seja um bom estudo – que avalie o que funciona para a maioria.

Resumindo

- Está comprovado que ler para a criança desde cedo é importante.
- Um bebê não consegue ler. Talvez uma criança de 2 ou 3 anos consiga, mas a leitura dificilmente será fluente nessa idade.
- Há poucas evidências sobre a eficácia das diferentes abordagens pedagógicas no ensino pré-escolar.

PARTE IV

O ambiente doméstico

ESTE É UM LIVRO SOBRE BEBÊS E CRIANÇAS pequenas. Mas é importante lembrar que, junto com o bebê, nasce também uma mãe ou um pai de uma hora para a outra. Isso nem sempre é fácil. Há muitos livros escritos sobre o assunto e nem todos exibem as fotos adoráveis que costumamos ver nos stories do Instagram.

Tornar-se pai ou mãe é um desafio. Acho que, de certa forma, é mais desafiador para a geração atual do que era antes. Se por um lado agora temos muitas facilidades (como fraldas descartáveis e compras pela internet), por outro estamos tendo filhos mais tarde, quando nossa carreira e nosso estilo de vida já estão mais estabelecidos, o que torna mais complexo o desafio da adaptação.

Toda a família precisa se adaptar à nova realidade. *Como esse bebê se encaixa nos planos que tenho para mim, para minha carreira, para meu tempo de lazer? E como se encaixa no meu casamento?*

Na maioria das vezes, dados e evidências provavelmente não vão ajudar nessa transição, que é diferente para cada pessoa. O objetivo desta parte do livro não é dar conselhos, mas fazer você refletir sobre o que funciona para a sua família, não apenas para o seu bebê.

A conclusão mais importante deste livro talvez seja que pais e mães também são gente. Ter um filho não anula seus desejos, necessidades e ambições. É muito provável que seus planos mudem, mas eles não vão sumir de uma hora para a outra. Para criar bem seus filhos, você não precisa subordinar completamente sua personalidade a eles. Na verdade, se deixar seus filhos governarem, o resultado pode ser catastrófico.

Falamos um pouco sobre essas questões quando abordamos a escolha de trabalhar fora, no Capítulo 9. Voltarei ao assunto aqui e falarei sobre alguns desafios enfrentados por pais de primeira viagem e por aqueles que desejam aumentar a família.

CAPÍTULO 19
Política interna

Qualquer grande mudança num relacionamento amoroso causa conflito. Por exemplo, quase todo casal passa por momentos tensos assim que decide dividir um teto.

Quando fui morar com Jesse, lembro que tivemos um desentendimento profundo e duradouro sobre a esponja da cozinha. Para ele, a esponja deveria ser espremida e colocada ao lado da torneira quando terminássemos de usá-la. Eu tinha uma abordagem mais descontraída, preferindo deixá-la jogada dentro da cuba. Certo dia ele ficou enlouquecido quando encontrou a esponja encharcada e fedendo no fundo da pia, horas depois de eu ter lavado a louça.

Resolvemos o conflito chegando a um meio-termo: eu tentaria melhorar meus hábitos de limpeza (embora agora mesmo haja uma esponja molhada na pia desde a noite anterior, o que prova que, mesmo após 15 anos, ainda cometo deslizes) e ele tentaria não se importar tanto (apesar de estar objetivamente com a razão nesse caso). A estratégia mais importante foi, provavelmente, decidir que ele ficaria responsável por lavar a louça na maior parte do tempo. Tenho orgulho de dizer que já se passaram anos desde que tivemos nossa última discussão envolvendo esponjas.

Para a maioria das pessoas, a chegada de um bebê também gera tensão. Há até quem diga que pode "arruinar um casamento". É compreensível. Você e seu par querem dar a melhor vida possível para a criança – na verdade, esse passa a ser o objetivo maior do casal. No entanto, na maioria das vezes, vocês não têm ideia do que seria essa "melhor vida possível". E às vezes acabam discordando.

Obviamente vocês já discordaram antes (no quesito esponjas, por exemplo), mas em geral essas divergências não eram tão relevantes nem tão numerosas. Se você deixar uma esponja molhada na pia, o pior que pode acontecer é precisar trocá-la; falhar com seu filho pode prejudicá-lo para sempre! Há muito em jogo.

Como se não bastasse, agora que são pais, vocês estão exaustos, com menos dinheiro e menos tempo. No nosso caso, entre namoro e casamento, ficamos juntos por quase dez anos antes de Penelope chegar. Estávamos acostumados a ter controle sobre nossa rotina, a passar os fins de semana trabalhando, escrevendo, costurando, jantando com amigos. Aí, de uma hora para a outra, o fim de semana passou a ser amamentar, trocar fralda, tentar tomar banho, segurar um bebê berrando no jantar com os amigos, não dormir, esperar ansiosamente o retorno da babá na segunda de manhã. Foi ótimo, e eu não trocaria por nada nesse mundo, mas não há dúvida de que os nervos ficam à flor da pele e, nessa situação, os conflitos podem piorar rapidamente.

Então, com base na lógica, parece mesmo que os filhos estressam um casamento. E, se você procurar na internet, com certeza vai encontrar quem endosse essa conclusão. Há até quem escreva artigos com títulos como "Você vai odiar seu marido depois que seu filho nascer (por mais que te digam o contrário)".[1] Mas são apenas exemplos, relatos pessoais. Algumas pessoas realmente passam a odiar o cônjuge depois que os filhos chegam. Algumas até já odiavam *antes* disso. Mas será que tudo fica pior depois do primeiro filho? E há algo que possamos fazer para evitar?[2]

A resposta para a primeira pergunta é sim, o casamento fica, em média, sistematicamente pior com a chegada das crianças. Provavelmente é um exagero dizer que você vai "odiar" seu cônjuge, mas as pessoas (mulheres em particular) parecem ficar menos felizes depois que têm filhos.

Podemos constatar isso em diversos estudos que analisam a relação entre parentalidade e satisfação conjugal. Esses estudos remontam a 1970, com um artigo mostrando que, entre o período pré-filhos e a época em que as crianças chegam à idade escolar, a parcela de mães que relatam baixa satisfação conjugal aumenta gradualmente de 12% para 30%, com um salto abrupto no primeiro ano de vida da criança. O casamento só se recupera depois que os pais se tornam avós.[3]

Metanálises de dados mais recentes tiram conclusões semelhantes – quem tem filhos é menos feliz no casamento do que quem não tem. As mudanças parecem mais intensas no primeiro ano e depois há alguma recuperação, embora não total.[4] Como observa um estudo, "em suma, o nascimento dos filhos acelera o declínio conjugal".[5]

Vale notar que esses estudos tendem a descobrir que as pessoas que são mais felizes antes de ter filhos se recuperam melhor, e que as gestações planejadas são menos impactantes que as não planejadas. E os efeitos não são enormes. Muitas pessoas continuam felizes com os respectivos cônjuges. Só que, você sabe, um pouco menos.

Mas por que isso acontece? É difícil saber, e depende do casal. Uma questão pode ser a falta de tempo para se concentrar no relacionamento. Antes de ter filhos, a relação envolve apenas vocês dois – que têm o luxo de dormir juntos até tarde, sair, ficar horas conversando sobre acontecimentos importantes ou triviais. Depois dos filhos, é quase impossível reproduzir isso e, se você não tomar cuidado, vai acabar falando só sobre crianças. A relação cai no esquecimento. É como se vocês perdessem a conexão direta um com o outro e só se conectassem através dos filhos.

Ter isso em mente pode ser útil, e neste capítulo vou expor algumas soluções propostas para os problemas conjugais. Antes disso, porém, vale examinar duas coisas específicas que, segundo os pesquisadores, talvez exerçam um papel importante no declínio da felicidade conjugal. A primeira é a desigualdade na distribuição de tarefas: as mulheres tendem a fazer a maior parte do trabalho doméstico, mesmo que também trabalhem fora de casa. O segundo é a insatisfação sexual: quem tem filhos faz menos sexo, e sexo faz as pessoas felizes.

Há evidências para qualquer um desses fatores? Em linhas gerais, sim.

Vamos começar pelo básico: se examinarmos os dados sobre uso do tempo – ou seja, os registros de quanto tempo as pessoas dedicam a várias atividades –, veremos que, em média, as mulheres gastam mais tempo que os homens em tarefas domésticas e atividades relacionadas à criação dos filhos. Mesmo se compararmos as mulheres que trabalham em tempo integral com os homens que trabalham em tempo integral, constataremos que elas dedicam cerca de uma hora e meia a mais durante o dia ao cuidado com os filhos, em tarefas domésticas e fazendo compras.[6]

A quantidade de tempo que as mulheres gastam nessas atividades diminuiu muito ao longo dos anos (obrigada, máquina de lavar e micro-ondas!), mas a desigualdade persiste.[7] E é notável que as mulheres realizem mais tarefas domésticas mesmo quando têm a renda mais alta. Elas podem ser responsáveis por mais de 90% da renda familiar e, ainda assim, fazer quase a mesma quantidade de trabalho doméstico que os homens. Por outro lado, quando são os responsáveis por mais de 90% da renda familiar, eles fazem muito menos tarefas domésticas.[8]

Uma questão interessante (pelo menos para uma economista como eu) é se essa desigualdade é inevitável. Diz uma teoria que certas tarefas domésticas não podem ser divididas, por isso uma pessoa tem que fazer mais e, devido a pequenas diferenças de habilidade, essa pessoa acaba sendo a mulher. Por exemplo, talvez as mulheres sejam inerentemente melhores na cozinha quando adultas porque aprenderam a cozinhar desde cedo.

Essa seria uma versão da teoria econômica da vantagem comparativa. A explicação dependeria, entre outras coisas, do pressuposto de que não é possível ou vantajoso dividir as tarefas igualmente.

Não parece ser o caso, e as evidências vêm de comparações entre países e gerações. Na Suécia, por exemplo, o trabalho doméstico é dividido de forma mais justa.[9] E a divisão ficou mais igualitária ao longo do tempo, mesmo nos Estados Unidos, à medida que nos afastamos (até certo ponto) dos papéis tradicionais de gênero.

Também nos Estados Unidos, temos algumas evidências (limitadas) de que casais homoafetivos compartilham o trabalho doméstico de forma mais igual.[10] Essas amostras tendem a ser pequenas, portanto seus resultados devem ser interpretados com cautela, mas são sugestivos.

É claro que essa desigualdade não se traduz automaticamente em insatisfação, mas existem ainda mais dados – de novo, de pesquisas – sugerindo que a desigualdade é, sim, uma fonte de infelicidade e tensão para as mulheres.[11] Você com certeza já ouviu alguma mulher se ressentindo do fato de estar sobrecarregada em casa enquanto o parceiro desfruta de tempo de lazer. Há, inclusive, livros sobre essa dinâmica e os problemas gerados por ela.[12]

Portanto, as tarefas domésticas são um problema. E a falta de sexo?

Mais uma vez, está bem documentado que quem tem filho transa menos.[13] Isso se aplica especialmente ao primeiro ano após o parto, mas, em geral, os dados mostram que, depois que os filhos chegam, os casais fazem menos sexo que antes. É fácil entender os motivos – menos tempo, exaustão, crianças dormindo na cama dos pais.

Só que isso também não é necessariamente um problema. Talvez o casal queira transar com menos frequência, então a mudança seria boa. Mas não parece ser o caso da maioria, embora não tenhamos muitos dados sistemáticos além dos relatos pessoais. E esses relatos sugerem que ambas as partes (em especial, os homens) gostariam de transar mais e que a redução na frequência sexual prejudica o relacionamento.

Por incrível que pareça, há especulações (pelo menos na internet) de que essas fontes de infelicidade estão interligadas. Se os homens assumissem mais tarefas domésticas, vocês fariam mais sexo?

Acredite: existe uma literatura acadêmica robusta, boa até, sobre essa relação. Alguns estudos sugerem que, quando os homens assumem mais tarefas domésticas, o casal faz menos sexo. Outros sugerem o contrário: que a frequência de sexo aumenta.[14] Geralmente, esses achados provêm de pesquisas que perguntam às pessoas sobre sua frequência sexual e a parcela de tarefas domésticas sob sua responsabilidade.

Há muitas teorias sobre os motivos dessas associações. Do lado "mais tarefas, menos sexo", argumenta-se que, para a mulher, ver um homem lavando louça é desestimulante e pouco sexy. Do lado "mais tarefas, mais sexo", argumenta-se que a mulher se excita ao ver um homem lavando louça – além disso, nesse caso, elas teriam mais tempo livre, o que significaria mais tempo para o sexo!

Pessoalmente, acho que não existe relação causal em nenhuma direção e que essas pesquisas desconsideram a existência de outras variáveis. Pessoas em casamentos mais felizes provavelmente transam mais, e pode ser que façam uma divisão mais igualitária das tarefas domésticas. Isso levaria a mais sexo, mas graças apenas à felicidade conjugal como um todo. Por outro lado, um casal que trabalha fora pode transar menos porque tem menos tempo, mas também pode dividir as tarefas de forma mais igualitária. Isso levaria a menos sexo, mas a culpa seria do trabalho.

Como há influências em ambas as direções, é quase impossível depreender qualquer coisa daí.

Talvez seja bom pedir que seu cônjuge cumpra a parte dele e lave a louça, mas isso vai favorecer o trabalho em equipe, não o sexo selvagem na bancada da cozinha.

SOLUÇÕES

Beleza, os dados sugerem que os filhos destroem o casamento. Mas será que há outras soluções além de esperar a chegada dos netos para voltar a ser feliz?

Embora não seja uma solução, vale ressaltar que casais que eram felizes antes dos filhos e que planejaram cada gravidez tendem a ter quedas menores no quesito felicidade conjugal e se recuperam mais rápido.

Além disso, é importante insistir na seguinte tecla: sono é fundamental.[15] A insatisfação conjugal aumenta entre pais que dormem menos. A privação de sono contribui para a depressão e, portanto, para casamentos menos felizes. Precisamos dormir para funcionar bem, e a privação de sono afeta o humor de qualquer um. Uma esposa mal-humorada vai ser mal-humorada com o marido. Se ele estiver cansado, vai ficar mal-humorado também. É uma bola de neve de irritação e tristeza.

É possível resolver isso? No começo é difícil, mas o treinamento do sono, que discutimos no Capítulo 11, pode ajudar. Mesmo que essa abordagem específica não funcione para você, vale refletir sobre outras maneiras de melhorar o sono dos adultos da casa.

Além do papel do sono, não temos muitas evidências sobre o que funciona para melhorar um casamento enquanto os filhos são pequenos. Na verdade, se eu tivesse melhores evidências sobre o assunto, poderia até escrever outro livro.

De todo modo, algumas intervenções randomizadas em pequena escala parecem funcionar. Uma delas é o "checkup do casamento".[16] A ideia é fazer uma reunião anual – de preferência mediada por um profissional – para discutir o matrimônio. O que você acha que está funcionando? O que não está? Existem áreas específicas de preocupação ou infelicidade? Essa dinâmica parece melhorar a intimidade (ou seja, o sexo) e a satisfação conjugal. Na teoria, faz sentido: é útil recorrer metodicamente a uma pessoa neutra para avaliar a situação de fora.

Além dessa intervenção, há outras evidências a favor de modalidades mais gerais de terapia – como terapia em grupo para casais e programas de aconselhamento pré e pós-parto –, que se concentram na comunicação e em soluções positivas para conflitos.[17]

Talvez essas terapias funcionem porque, entre outras coisas, forçam o casal a refletir sobre o que a outra pessoa está fazendo pela família. Você pode saber muito bem o que tem feito, mas nem sempre enxergar com clareza o esforço do seu par.

Uma das obrigações de Jesse em casa é retirar o lixo – recolher, colocar na lixeira e, principalmente, levar para fora toda segunda-feira. Sempre pensei que fosse uma tarefa relativamente simples, que não merecia muito crédito. Então, certo dia ele não estava em casa no dia da coleta e me enviou o seguinte e-mail.

De: Jesse
Para: Emily
Assunto: Instruções sobre o lixo

Levando as lixeiras para fora
- Amarre o saco de lixo orgânico
- Leve a lixeira de material orgânico para fora, deixando um espaço para a segunda lixeira
- Leve também para fora a lixeira de material reciclável
- Veja se há espaço entre as duas lixeiras para que possam ser levantadas separadamente pelo pessoal da coleta

Trazendo as lixeiras para dentro
- Coloque as lixeiras de volta no lugar
- A de material reciclável entra primeiro, para ficar mais perto da garagem
- Depois entre com a lixeira de material orgânico
- Coloque um pouco de terra de diatomáceas nas duas lixeiras
- Coloque um pouco de bicarbonato de sódio, se estiverem com cheiro ruim
- Pegue no armário de material de limpeza um saco de lixo novo e coloque na lixeira de material orgânico

Pronto, acabou! Parabéns!

Aparentemente, devido a alguns problemas de larvas e moscas (costumo fazer coisas que as atraem, como não fechar totalmente os sacos de lixo), ele adotou um sistema de muitas etapas envolvendo uma coisa chamada "terra de diatomáceas" para manter o lixo seco e livre de insetos.

Não gostei de cuidar do lixo naquele dia, mas com certeza passei a dar muito mais valor a esse trabalho que ele faz em 99% das vezes.

Resumindo

- Em geral, a satisfação conjugal diminui quando os filhos chegam.

- A queda é menor e mais breve quando o casal era feliz antes das crianças e quando as gestações foram planejadas.

- A divisão desigual do trabalho doméstico e a queda de frequência nas relações sexuais provavelmente têm seu impacto, embora seja difícil calculá-lo.

- Existem algumas evidências em pequena escala sugerindo que terapia para casal e programas de "checkup do casamento" podem melhorar a felicidade.

CAPÍTULO 20

Aumentando a família

Já ouvi mulheres dizerem, assim que saem da sala de parto, que estão prontas para ter outro filho. Outras relutam em ter mais um e levam anos para tomar a decisão. Algumas estão decididas a ter filho único. Outras ficam tão determinadas a ter o segundo que até planejam o ano e o mês. E há quem deixe acontecer naturalmente.

Este capítulo é sobre a escolha de ter ou não mais de um filho, e quando. Existe um número "ideal" de filhos? Ou um intervalo ideal entre os nascimentos?

Alerta de spoiler: não há respostas baseadas na ciência para essas perguntas. No fim das contas, o que mais importa é o que funciona para sua família.

Por exemplo, se você tem o primeiro filho aos 38 anos e quer três filhos, é melhor já ir encomendando o próximo. Se você estuda medicina e planeja ter filhos quando estiver fazendo residência, suas decisões vão girar em torno disso. E, claro, as coisas mudam. Nem sempre você engravida quando quer. Por não ter licença-maternidade, minha mãe tentou programar a chegada do meu irmão na época do Natal, mas ele só nasceu no dia 11 de janeiro.

Às vezes a vida intervém. Pensei que meus filhos nasceriam mais próximos um do outro – talvez com três anos de diferença, em vez de quatro. Mas sofri um revés profissional inesperado justo quando chegou a época de tentar o segundo. Emocionalmente, eu mal conseguia dar conta da primeira, que dirá do segundo. Tivemos que esperar.

A escolha de quantos filhos você vai ter é ainda mais pessoal. Um está bom para sua família? Querem mais um? Às vezes é difícil ter um segundo filho; às vezes é um acidente.

Tudo isso para dizer que os dados têm muito pouco a acrescentar às suas preferências familiares. Mas podemos examinar as evidências que existem, primeiro sobre a questão da quantidade de filhos e, depois, sobre o intervalo entre os nascimentos.

QUANTIDADE DE FILHOS

Os economistas estão muito interessados no número de filhos e na relação "quantidade-qualidade", a começar pelo influente trabalho de Gary Becker. A ideia é que quem tem mais filhos talvez não possa investir muito em cada um deles, o que afetaria a "qualidade" das crianças.

Entenda-se por "qualidade" coisas como desempenho acadêmico: escolaridade, QI, etc. (Foi aqui que pediram objetividade?)

Grande parte dos artigos econômicos sobre isso concentra-se em entender o que se conhece como "transição demográfica" – o movimento dos países à medida que deixam de ter taxas de fertilidade muito altas (digamos, seis a oito filhos) e passam a ter taxas mais baixas (dois ou três). A ideia é que, à medida que o país fica mais rico, as pessoas conseguem se concentrar na qualidade das crianças, e não na quantidade, o que contribuiria para o declínio de fertilidade.

A teoria básica da relação "quantidade-qualidade" diz o seguinte: quanto mais filhos você tem, pior eles se saem em termos de capital humano (menor nível educacional e, talvez, QI mais baixo). Mas estamos falando apenas de uma teoria. O que dizem os dados?

Como muitos outros que discutimos até aqui, esse é um tema difícil de analisar, já que pais com muitos filhos diferem daqueles que têm poucos. Mas alguns pesquisadores tentaram, geralmente aproveitando nascimentos "inesperados", como a chegada de gêmeos (ou seja, famílias que desejavam ter um filho e se viam com dois, por exemplo).[1]

Os melhores trabalhos desse tipo geralmente mostram que o número de crianças desempenha um papel relativamente pequeno na determinação do grau de escolaridade ou QI.[2] Eles revelam que a ordem de nascimento importa. Os filhos mais novos tendem a se sair (ligeiramente) pior em testes de QI e ter menos escolaridade do que seus irmãos mais velhos. Isso pode ocorrer pelo fato de os pais terem menos tempo e recursos para se dedicar a eles. Mas não é o número de filhos que está por trás da associação. Um primogênito com dois irmãos parece ter o mesmo desempenho que um primogênito com um só.[3]

Uma segunda pergunta que as pessoas (normalmente não economistas) costumam fazer é se existe alguma desvantagem em ter filho único. Será que ele teria dificuldade de socialização?

Novamente, dadas as diferenças entre as famílias, é difícil estudar isso. Pelo que dizem as evidências existentes, a preocupação parece ser infundada. Um artigo de revisão que reúne 140 estudos sobre o tema encontrou algumas evidências de maior "motivação acadêmica" entre filhos únicos, mas nenhuma diferença em traços de personalidade como a extroversão.[4] Mesmo esse fato sobre motivação acadêmica pode estar mais relacionado à ordem de nascimento – primogênitos pontuam melhor nesse aspecto, independentemente de terem irmãos – do que ao fato de ser filho único.

Com base em dados tão irrisórios, é difícil afirmar com confiança que o número de filhos não importa. E as relações de seus filhos com os irmãos (se você optar por tê-los) definirão muitas coisas sobre eles – para o bem e para o mal. Mas não há nada nos dados que diga que uma escolha é necessariamente melhor que a outra.

INTERVALO ENTRE OS NASCIMENTOS

Então digamos que você decida ter outro filho. Há dados que indiquem o momento mais adequado?

Mais uma vez, não. As pesquisas sobre o "intervalo ideal entre nascimentos" tendem a se concentrar em duas coisas: como esse intervalo está relacionado à saúde infantil e a resultados de longo prazo, como desempenho escolar e QI.

A maior parte da discussão compara intervalos mais típicos (digamos, filhos com dois a quatro anos de diferença) com aqueles muito curtos (menos de dezoito meses) ou muito longos (mais de cinco anos). No entanto, independentemente do aspecto que esteja sendo estudado, esse tipo de comparação é um grande desafio, uma vez que intervalos muito curtos ou muito longos são incomuns.

Há quem planeje ter dois filhos com idades muito próximas, mas, quando a diferença é de um ano, geralmente é porque a segunda gravidez não foi planejada. E gestações não planejadas podem ter desfechos diferentes, independentemente do intervalo. Por outro lado, também é um pouco incomum ter filhos com uma diferença de idade muito grande; nesses casos, é possível que tenha havido algum problema de fertilidade. Isso também pode ser importante, sobretudo quando analisamos a saúde infantil.

Por essas razões, é bom analisar as evidências com muita cautela.

Saúde infantil

Os estudos sobre saúde infantil e diferença de idade entre irmãos tendem a se concentrar em desfechos que podem ser medidos ao nascer: por exemplo, se a criança é prematura, tem baixo peso ao nascer ou é pequena para a idade gestacional. Estudos correlacionais têm associado intervalos curtos e longos a todos esses desfechos. Por exemplo, num estudo de 2017 que analisou quase 200 mil nascimentos no Canadá, os pesquisadores apontaram um aumento de 83% no risco de parto prematuro entre as mulheres que engravidaram de novo até 6 meses após o parto anterior.[5]

Esses efeitos também foram notados em outros estudos – um na Califórnia e outro na Holanda –, que se concentraram na recorrência do parto prematuro (ou seja, as análises foram limitadas a mulheres que já haviam tido um parto prematuro antes).[6]

Só que esse efeito não se repete em todos os lugares, e questiona-se se pode ser determinado por diferenças entre as mães. Isso foi validado, pelo menos em parte, por um estudo sueco que conseguiu comparar mulheres da mesma família (irmãs ou primas), sugerindo que algumas características inerentes à família estejam por trás dos resultados.

Os pesquisadores se perguntaram se duas crianças nascidas da mesma mãe teriam desfechos diferentes dependendo do intervalo entre os nascimentos. Ao comparar irmãs, eles contornaram o problema de algumas mães serem diferentes das outras.[7]

Os pesquisadores suecos também notaram que intervalos de nascimento muito curtos, *em geral*, aumentam o risco de prematuridade, mas esse risco foi muito menor (cerca de 20%, e não mais 80%) quando fizeram a comparação entre irmãs. Quando compararam primas, o risco aumentou um pouco, mas ainda ficou abaixo da média. Além disso, ao comparar irmãs, eles não encontraram associação entre intervalos curtos e outros desfechos, como baixo peso ao nascer.

Embora o debate nesse campo seja acirrado, considero mais convincente a comparação entre irmãs, o que sugere que, embora uma gestação muito próxima da anterior represente um risco maior de prematuridade, esse risco não é muito grande.

O estudo sueco descobriu que intervalos muito longos – aqui definidos como mais de cinco anos entre um parto e a gravidez seguinte – estão associados a desfechos piores. E vemos algumas evidências semelhantes no trabalho canadense. No entanto, intervalos muito longos são incomuns e costumam estar associados a mães mais velhas ou a problemas de fertilidade, então não são muito esclarecedores para quem *escolhe* esperar mais tempo entre uma gestação e outra.

Desfechos a longo prazo

Além da saúde a curto prazo, haveria alguma consequência duradoura relacionada à diferença de idade entre irmãos? Crianças que nascem logo após um irmão costumam ter notas piores de desempenho?

Analisar isso é complicado, uma vez que, até certo grau, essa diferença de idade é uma escolha dos pais. Todavia, pelo menos um estudo comparou mulheres que pretendiam engravidar ao mesmo tempo, mas acabaram engravidando em momentos distintos (por exemplo, devido a um aborto espontâneo).[8]

Esses pesquisadores submeteram as crianças a alguns testes de desempenho e descobriram que elas se saíam melhor quando o irmão mais novo tinha mais diferença de idade. Talvez isso se deva ao fato de as crianças terem tido mais tempo de leitura com os pais e desenvolvido outras habilidades desde cedo. De todo modo, as diferenças foram bem pequenas.

No caso dos filhos mais novos, buscou-se alguma associação entre pouca diferença de idade e autismo.[9] Embora vários estudos sobre o tema apontem algumas associações, eles não são capazes de se ajustar tão bem para as diferenças entre as famílias, de modo que as evidências continuam sendo apenas sugestivas.

Em geral, o que concluímos de tudo isso? Eu diria que quaisquer associações que possam existir não são convincentes ou significativas o bastante para superar suas preferências pessoais.

Se você não tiver nenhuma preferência sobre o assunto, acredito que deva considerar o que a maior parte das evidências sugere: que existem pequenos riscos – a curto e, talvez, a longo prazo – associados a gestações muito próximas. Por isso, pode ser uma boa ideia esperar que seu filho complete pelo menos 1 ano para você engravidar de novo. Isso também pode facilitar a vida dos pais, já que cuidar de dois bebês é uma tarefa hercúlea.

Resumindo

- Os dados não fornecem muitas orientações sobre a quantidade ideal de filhos ou sobre o intervalo entre gestações.

- Pode haver alguns riscos associados a gestações muito próximas, inclusive prematuridade e, talvez, maior incidência de autismo.

CAPÍTULO 21

Enquanto os filhos crescem

Quando Penelope tinha quase 3 anos e estávamos pensando em ter um segundo filho, Jesse e eu fomos a trabalho a Michigan e conversamos com um casal de economistas um pouco mais velhos, que tinham filhos de 15 e 18 anos. Quando o papo sobre economia se esgotou, começamos a falar sobre filhos.

Um deles nos disse: "A questão é que, quando nossos filhos tinham 4 anos e 1, costumávamos olhar um para o outro e dizer: 'Mal posso esperar até entrarem no ensino médio; vai ficar tudo tão mais fácil.' Aí, ano passado, ambos estavam no ensino médio, e nossa vida passou a ser conversar com eles toda noite durante quatro horas seguidas sobre os mínimos detalhes do que acontecia na vida social de cada um."

Em meio à exaustão e à incerteza que inundam a vida de pais de crianças pequenas, vem a promessa de que chegará o momento em que seu filho vai usar o banheiro por conta própria, se vestir sozinho e usar talheres. E é verdade que, quando meu filho saiu do banheiro e disse que tinha feito xixi sozinho pela primeira vez, quase soltei fogos. Mas há o outro lado da moeda. Crianças pequenas geralmente significam problemas pequenos. À medida que seu filho cresce, as preocupações diminuem em número, mas ganham vulto. *Será que minha filha está conseguindo se sair bem na escola? Está se encaixando socialmente? E, o mais importante, está feliz?*

Como se não bastasse, os problemas ficam mais variados à medida que a criança cresce e já não podemos usar tanto os dados para analisá-los (algo especialmente negativo para uma pessoa como eu). Claro, poderíamos usar os dados para avaliar se a "nova matemática" é melhor que a "velha matemática", mas como fazer uma criança se entrosar socialmente? Esse entrosamento realmente importa? Essas são questões que extrapolam o âmbito da análise empírica. Só nos resta seguir em frente, de preferência ouvindo nossos filhos para ver o que funciona para eles. Se for uma conversa diária de quatro horas, que seja.

Seguimos em frente em parte porque as recompensas são muito maiores. Ver seu filho se sair bem em algo que ama, ver em seus olhos o prazer de aprender algo novo, de vencer um desafio – não há nada melhor que isso. E você não precisa de dados para ter essas experiências. Portanto, lembre-se: embora os desafios parentais sejam constantes, existem também muitas alegrias no caminho.

Por mais difícil que seja acreditar nisso enquanto seu filho ainda está na pré-escola, sua aventura como mãe ou pai está apenas começando. E agora você certamente sabe mais do que sabia na sala de parto. Olha que avanço!

E você também sabe que cuidar de filhos pequenos envolve receber conselhos de toda parte. Este livro mesmo está cheio deles (ou pelo menos de conselhos sobre processos decisórios). Ao terminar de escrevê-lo, me peguei pensando: *Qual foi o melhor conselho que já recebi sobre criação de filhos?*

Vou dizer qual foi.

Quando Penelope tinha 2 anos, planejamos tirar férias na França com alguns amigos. Já tínhamos visitado o país antes e eu sabia que lá haveria muitas abelhas.

Então é claro que, antes da viagem, marquei uma consulta pediátrica e cheguei com uma série de perguntas para fazer à Dra. Li.

"Uma coisa está me preocupando. Vamos viajar nas férias e sei que lá tem muita abelha. Vamos ficar numa região meio isolada. E se Penelope for picada? Ela nunca foi picada antes. E se ela for alérgica? Como vou levá-la ao médico a tempo? Devo levar alguma coisa caso isso aconteça? Devemos testá-la com antecedência? Preciso levar injeções de adrenalina?"

A Dra. Li ficou olhando para mim por alguns instantes antes de responder, com toda a calma do mundo: "Hum. Melhor não esquentar a cabeça com isso."

Aí está: "Melhor não esquentar a cabeça com isso." Ela estava certa, é claro. Eu tinha criado uma realidade complexa e altamente improvável na minha cabeça. Sim, tudo isso pode acontecer, e outros milhões de coisas também. Mas ser mãe ou pai não envolve pensar em todas as eventualidades possíveis, em todos os possíveis erros. Às vezes é preciso deixar as coisas acontecerem.

É evidente que queremos ser responsáveis e fazer as melhores escolhas para nós e nossos filhos. Mas haverá muitos momentos em que bastará saber que você está dando o seu melhor e que isso é suficiente. Estar presente e feliz com seus filhos é mais importante do que, digamos, se preocupar com possíveis picadas de abelhas.

Então façamos um brinde ao que de fato importa: usar dados onde eles forem úteis; tomar as decisões certas para nossa família; dar o nosso melhor; e, às vezes, simplesmente não esquentar a cabeça.

Agradecimentos

Agradeço, em primeiro lugar, à minha maravilhosa agente, Suzanne Gluck, e à minha incrível editora, Ginny Smith. Sem vocês duas, este livro definitivamente não teria saído do papel nem teria sido concluído. Sou grata a Ann Godoff e toda a equipe da Penguin pela disposição de embarcar comigo em mais uma jornada e por apoiarem tão maravilhosamente meu primeiro livro.

Adam Davis foi um editor médico fantástico e paciente. O livro não tomaria forma sem seus conselhos e orientações.

Charles Wood, Dawn Li, Lauren Ward e Ashley Larkin também teceram comentários médicos inestimáveis.

Emilia Ruzicka e Sven Ostertag contribuíram com o excelente design gráfico. Xana Zhang, Ruby Steele, Lauren To e Geoffrey Kocks forneceram inestimável assistência à minha pesquisa, revisando a literatura, checando fatos, relendo o texto e organizando a papelada.

Ao ser concebido, este livro se beneficiou enormemente das ideias de muitas pessoas, como o grupo focal do Brooklyn: Meghan Weidl, Meriwether Schas, Emily Byne, Rhiannon Gulick, Hannah Gladstein, Marisa Robertson-Textor, Jax Zummo, Salma Abdelnour, Melissa Wells, Laura Ball, Lena Berger, Emily Hoch, Brooke Lewis, Alexandra Sowa, Barin Porzar, Rachel Friedman, Rebecca Youngerman e, especialmente, Lesley Duval. Também preciso mencionar as contribuições que recebi pelo Twitter e pelo grupo das "Academic Moms" no Facebook.

Agradeço a todos que leram e teceram seus comentários sobre a versão inicial: Emma Berndt, Eric Budish, Heidi Williams, Michelle McClosky,

Kelly Joseph, Josh Gottleib, Carolin Pfluger, Dan Benjamin, Samantha Cherney, Emily Shapiro e Laura Wheery.

Obrigada às meninas que leram grande parte da obra, compartilharam suas experiências e me deixaram usá-las como exemplo: Jane Risen, Jenna Robins, Tricia Patrick, Divya Mathur, Elena Zinchenko, Hilary Friedman, Heather Caruso, Katie Kinzler e Alix Morse. O mais importante de tudo é que vocês estiveram presentes para celebrar bons momentos e me falar sobre situações não tão boas assim. Amo vocês.

Muitos colegas e amigos apoiaram este projeto em várias fases, entre eles: Judy Chevalier, Anna Aizer, David Weil, Matt Notowidigdo, Dave Nussbaum, Nancy Rose, Amy Finkelstein, Andrei Shleifer, Nancy Zimmerman e os "More Dudes".

Um agradecimento muito especial a Matt Gentzkow, que levou a sério meu desejo de escrever outro livro, me falou se era uma boa ideia e proporcionou uma edição inestimável. Não surpreende que a frase favorita de Jesse no livro tenha sido escrita por Matt.

Tive a sorte de ter pediatras maravilhosas em Chicago e Rhode Island – Dawn Li e Lauren Ward –, sem as quais a maternidade teria sido muito mais difícil. Também foi um privilégio contar com cuidadoras excelentes – em especial Mardele Castel, Rebecca Shirley e Sarah Hudson – e com os professores da Moses Brown e da Little School em Lincoln.

Minha família foi incrivelmente solidária. Obrigada aos Shapiro: Joyce, Arvin e Emily. Aos Fair e aos Oster: Steve, Rebecca, John e Andrea. E aos meus pais, Ray e Sharon. Mãe, eu sei que você fica nervosa com essas coisas, mas obrigada de qualquer maneira.

Nem preciso dizer que sem Penelope e Finn não haveria livro. Agradeço a Penelope por lê-lo, e aos dois por me ensinarem a ser mãe.

Jesse, criar filhos é difícil, mas fico feliz de poder fazer isso ao seu lado. Obrigada por apoiar minhas ideias malucas. Você é um excelente marido e um ótimo pai. Além disso, é muito bom em gerenciar o lixo. Eu te amo.

Apêndice: leituras adicionais

Estes livros, que abordam vários dos tópicos aqui discutidos, podem ser úteis.

REFERÊNCIA GERAL

AMERICAN ACADEMY OF PEDIATRICS. *Caring for Your Baby and Young Child: Birth to Age Five*. Nova York: Bantam, 2004.

DRUCKERMAN, P. *Crianças francesas não fazem manha: os segredos parisienses para educar os filhos*. Rio de Janeiro: Objetiva, 2013.

ELIOT, L. *What's Going On in There?: How the Brain and Mind Develop in the First Five Years of Life*. Nova York: Bantam, 2000.

NATHANSON, L. *The Portable Pediatrician for Parents: A Month-by-Month Guide to Your Child's Physical and Behavioral Development from Birth to Age Five*. Nova York: HarperCollins, 1994.

DISCIPLINA

PHELAN, T. W. *A mágica do 1-2-3: um programa simples e eficaz para educar seus filhos e assumir o controle da sua casa*. Rio de Janeiro: Sextante, 2009.

WEBSTER-STRATTON, C. *The Incredible Years: A Trouble-Shooting Guide for Parents of Children Aged 2-8*. Toronto: Umbrella Press, 1992.

SONO

FERBER, R. *Bom sono: guia completo para pais, com orientações para os problemas do sono de seus filhos.* São Paulo: Rideel, 2008.

KARP, H. *O bebê mais feliz do pedaço: um novo método para acalmar o choro e prolongar o sono do recém-nascido.* São Paulo: Planeta, 2004.

WEISSBLUTH, M. *Healthy Sleep Habits, Happy Child: A Step-by-Step Program for a Good Night's Sleep.* 4. ed. Nova York: Ballantine Books, 2015.

DESFRALDE

GLOWACKI, J. *Oh Crap! Potty Training: Everything Modern Parents Need to Know to Do It Once and Do It Right.* Nova York: Touchstone, 2015.

Notas

Capítulo 1 – Os três primeiros dias

1. PREER, G.; PISEGNA, J. M.; COOK, J. T.; HENRI, A. M.; PHILIPP, B. L. Delaying the bath and in-hospital breastfeeding rates. *Breastfeeding Medicine*, v. 8, n. 6, p. 485-490, 2013.
2. NAKO, Y.; HARIGAYA, A.; TOMOMASA, T. *et al*. Effects of bathing immediately after birth on early neonatal adaptation and morbidity: A prospective randomized comparative study. *Pediatrics International*, v. 42, n. 5, p. 517-522, 2000.
3. LORING, C.; GREGORY, K.; GARGAN, B. *et al*. Tub bathing improves thermoregulation of the late preterm infant. *Journal of Obstetric, Gynecologic & Neonatal Nursing*, v. 41, n. 2, p. 171-179, 2012.
4. WEISS, H. A.; LARKE, N.; HALPERIN, D.; SCHENKER, I. Complications of circumcision in male neonates, infants and children: A systematic review. *BMC Urology*, v. 10, p. 2, 2010.
5. *Ibid*.
6. VAN HOWE, R. S. Incidence of meatal stenosis following neonatal circumcision in a primary care setting. *Clinical Pediatrics*, v. 45, n. 1, p. 49-54, 2006.
7. BAZMAMOUN, H.; GHORBANPOUR, M.; MOUSAVI-BAHAR, S. H. Lubrication of circumcision site for prevention of neatal stenosis in children younger than 2 years old. *Urology Journal*, v. 5, n. 4, p. 233-236, 2008.
8. BOSSIO, J. A.; PUKALL, C. F.; STEELE, S. A review of the current state of the male circumcision literature. *Journal of Sexual Medicine*, v. 11, n. 12, p. 2.847-2.864, 2014.
9. SINGH-GREWAL, D.; MACDESSI, J.; CRAIG, J. Circumcision for the prevention of urinary tract infection in boys: A systematic review of randomised trials and observational studies. *Archives of Disease in Childhood*, v. 90, n. 8, p. 853-858, 2005.
10. SOROKAN, S. T.; FINLAY, J. C.; JEFFERIES, A. L. Newborn male circumcision. *Paediatrics & Child Health*, v. 20, n. 6, p. 311-320, 2015.
11. BOSSIO *et al*., 2014.
12. DALING, J. R.; MADELEINE, M. M.; JOHNSON, L. G. *et al*. Penile cancer: Importance of circumcision, human papillomavirus and smoking in in situ and invasive disease. *International Journal of Cancer*, v. 116, n. 4, p. 606-616, 2005.

13   TADDIO, A.; KATZ, J.; ILERSICH, A. L.; KOREN, G. Effect of neonatal circumcision on pain response during subsequent routine vaccination. *Lancet*, v. 349, n. 9052, p. 599-603, 1997.

14   BRADY-FRYER, B.; WIEBE, N.; LANDER, J. A. Pain relief for neonatal circumcision. *Cochrane Database of Systematic Reviews*, n. 4, CD004217, 2004.

15   WROBLEWSKA-SENIUK, K. E.; DABROWSKI, P.; SZYFTER, W.; MAZELA, J. Universal newborn hearing screening: Methods and results, obstacles, and benefits. *Pediatric Research*, v. 81, n. 3, p. 415-422, 2017.

16   MERTEN, S.; DRATVA, J.; ACKERMANN-LIEBRICH, U. Do baby-friendly hospitals influence breastfeeding duration on a national level? *Pediatrics*, v. 116, n. 5, e702-8, 2005.

17   JAAFAR, S. H.; HO, J. J.; LEE, K. S. Rooming-in for new mother and infant versus separate care for increasing the duration of breastfeeding. *Cochrane Database of Systematic Reviews*, n. 8, CD006641, 2016.

18   LIPKE, B.; GILBERT, G.; SHIMER, H. *et al.* Newborn safety bundle to prevent falls and promote safe sleep. *MCN: The American Journal of Maternal/Child Nursing*, v. 43, n. 1, p. 32-37, 2018.

19   THACH, B. T. Deaths and near deaths of healthy newborn infants while bed sharing on maternity wards. *Journal of Perinatology*, v. 34, n. 4, p. 275-279, 2014.

20   LIPKE *et al.*, 2018.

21   FLAHERMAN, V. J.; SCHAEFER, E. W.; KUZNIEWICZ, M. W.; LI, S. X.; WALSH, E. M.; PAUL, I. M. Early weight loss nomograms for exclusively breastfed newborns. *Pediatrics*, v. 135, n. 1, e16-e23, 2015.

22   SMITH, H. A.; BECKER, G. E. Early additional food and fluids for healthy breastfed fullterm infants. *Cochrane Database of Systematic Reviews*, n. 8, CD006462, 2016.

23   COMMITTEE ON HYPERBILIRUBINEMIA. Management of hyperbilirubinemia in the newborn infant 35 or more weeks of gestation. *Pediatrics*, v. 114, n. 1, p. 297-316, 2004.

24   CHAPMAN, J.; MARFURT, S.; REID, J. Effectiveness of delayed cord clamping in reducing postdelivery complications in preterm infants: A systematic review. *Journal of Perinatal and Neonatal Nursing*, v. 30, n. 4, p. 372-378, 2016.

25   McDONALD, S. J.; MIDDLETON, P.; DOWSWELL, T.; MORRIS, P. S. Effect of timing of umbilical cord clamping of term infants on maternal and neonatal outcomes. *Cochrane Database of Systematic Reviews*, n. 7, CD004074, 2013.

26   AMERICAN ACADEMY OF PEDIATRICS COMMITTEE ON FETUS AND NEWBORN. Controversies concerning vitamin K and the newborn. *Pediatrics*, v. 112, n. 1, p. 191-192, 2003.

27   *Ibid.*

Capítulo 2 – Espera aí, vou ter que levar o bebê para casa?

1   SUN, K. K.; CHOI, K. Y.; CHOW, Y. Y. Injury by mittens in neonates: A report of an unusual presentation of this easily overlooked problem and literature review. *Pediatric Emergency Care*, v. 23, n. 10, p. 731-734, 2007.

2   GERARD, C. M.; HARRIS, K. A.; THACH, B. T. Spontaneous arousals in supine infants while swaddled and unswaddled during rapid eye movement and quiet sleep. *Pediatrics*, v. 110, n. 6, e70, 2002.

3   VAN SLEUWEN, B. E.; ENGELBERTS, A. C.; BOERE-BOONEKAMP, M. M.; KUIS, W.; SCHULPEN, T. W.; L'HOIR, M. P. Swaddling: A systematic review. *Pediatrics*, v. 120, n. 4, e1097-e1106, 2007.

4   OHGI, S.; AKIYAMA, T.; ARISAWA, K.; SHIGEMORI, K. Randomised controlled trial of swaddling versus massage in the management of excessive crying in infants with cerebral injuries. *Archives of Disease in Childhood*, v. 89, n. 3, p. 212-226, 2004.

5   SHORT, M. A.; BROOKS-BRUNN, J. A.; REEVES, D. S.; YEAGER, J.; THORPE, J. A. The effects of swaddling versus standard positioning on neuromuscular development in very low birth weight infants. *Neonatal Network*, v. 15, n. 4, p. 25-31, 1996.

6   *Ibid.*

7   REIJNEVELD, S. A.; BRUGMAN, E.; HIRASING, R. A. Excessive infant crying: The impact of varying definitions. *Pediatrics*, v. 108, n. 4, p. 893-897, 2001.

8   BIAGIOLI, E.; TARASCO, V.; LINGUA, C.; MOJA, L.; SAVINO, F. Pain-relieving agents for infantile colic. *Cochrane Database of Systematic Reviews*, n. 9, CD009999, 2016.

9   SUNG, V.; COLLETT, S.; DE GOOYER, T.; HISCOCK, H.; TANG, M.; WAKE, M. Probiotics to prevent or treat excessive infant crying: Systematic review and meta-analysis. *JAMA Pediatrics*, v. 167, n. 12, p. 1.150-1.157, 2013.

10 IACOVOU, M.; RALSTON, R. A.; MUIR, J.; WALKER, K. Z.; TRUBY, H. Dietary management of infantile colic: A systematic review. *Maternal and Child Health Journal*, v. 16, n. 6, p. 1.319-1.331, 2012.

11 HILL, D. J.; HUDSON, I. L.; SHEFFIELD, L. J.; SHELTON, M. J.; MENAHEM, S.; HOSKING, O. S. A low allergen diet is a significant intervention in infantile colic: Results of a community-based study. *Journal of Allergy and Clinical Immunology*, v. 96, n. 6, p. 886-892, 1995. IACOVOU *et al.*, 2012.

12 HILL *et al.*, 1995.

13 Disponível em: https://en.wikipedia.org/wiki/Hygiene_hypothesis.

14 HUI, C.; NETO, G.; TSERTSVADZE, A. *et al.* Diagnosis and management of febrile infants (0-3 months). *Evidence Report/Technology Assessment*, n. 205, p. 1-297, 2012. MANIACI, V.; DAUBER, A.; WEISS, S.; NYLEN, E.; BECKER, K. L.; BACHUR, R. Procalcitonin in young febrile infants for the detection of serious bacterial infections. *Pediatrics*, v. 122, n. 4, p. 701-710, 2008. KADISH, H. A.; LOVERIDGE, B.; TOBEY, J.; BOLTE, R. G.; CORNELL, H. M. Applying outpatient protocols in febrile infants 1-28 days of age: Can the threshold be lowered? *Clinical Pediatrics*, v. 39, n. 2, p. 81-88, 2000. BAKER, M. D.; BELL, L. M. Unpredictability of serious bacterial illness in febrile infants from birth to 1 month of age. *Archives of Pediatrics & Adolescent Medicine*, v. 153, n. 5, p. 508-511, 1999. BACHUR, R. G.; HARPER, M. B. Predictive model for serious bacterial infections among infants younger than 3 months of age. *Pediatrics*, v. 108, n. 2, p. 311-316, 2001.

15 CHUA, K. P.; NEUMAN, M. I.; McWILLIAMS, J. M.; ARONSON, P. L. Association between clinical outcomes and hospital guidelines for cerebrospinal fluid testing in febrile infants aged 29-56 days. *Journal of Pediatrics*, v. 167, n. 6, p. 1340-46.e9, 2015.

Capítulo 3 – Seu corpo depois que o bebê nasce
1   FRIGERIO, M.; MANODORO, S.; BERNASCONI, D. P.; VERRI, D.; MILANI, R.; VERGANI, P. Incidence and risk factors of third- and fourth-degree perineal tears in a single

Italian scenario. *European Journal of Obstetrics & Gynecology and Reproductive Biology*, v. 221, p. 139-143, 2017. BODNER-ADLER, B.; BODNER, K.; RAIDER, A. *et al*. Risk factors for third-degree perineal tears in vaginal delivery, with an analysis of episiotomy types. *Journal of Reproductive Medicine*, v. 46, n. 8, p. 752-756, 2001. RAMM, O.; WOO, V. G.; HUNG, Y. Y.; CHEN, H. C.; RITTERMAN WEINTRAUH, M. L. Risk factors for the development of obstetric anal sphincter injuries in modern obstetric practice. *Obstetrics & Gynecology*, v. 131, n. 2, p. 290-296, 2018.

2   BERENS, P. Overview of the postpartum period: Physiology, complications, and maternal care. *UpToDate*. Disponível em: www.uptodate.com/contents/overview-of-the-postpartum-period-physiology-complications-and-maternal-care. Acesso em: 2017.

3   RAUL, A. Exercise during pregnancy and the postpartum period. *UpToDate*. Disponível em: www.uptodate.com/contents/exercise-during-pregnancy-and-the-postpartum-period. Acesso em: 2017.

4   JAWED-WESSEL, S.; SEVICK, E. The impact of pregnancy and childbirth on sexual behaviors: A systematic review. *Journal of Sex Research*, v. 54, n. 4-5, p. 411-423, 2017. LURIE, S.; AIZENBERG, M.; SULEMA, V. *et al*. Sexual function after childbirth by the mode of delivery: A prospective study. *Archives of Gynecology and Obstetrics*, v. 288, n. 4, p. 785-792, 2013.

5   VIGUERA, A. Postpartum unipolar major depression: Epidemiology, clinical features, assessment, and diagnosis. *UpToDate*. Disponível em: www.uptodate.com/contents/postpartum-unipolar-major-depression-epidemiology-clinical-features-assessment-and-diagnosis. Acesso em: 2017.

6   O'CONNOR, E.; ROSSOM, R. C.; HENNINGER, M.; GROOM, H. C.; BURDA, B. U. Primary care screening for and treatment of depression in pregnant and postpartum women: Evidence report and systematic review for the US Preventive Services Task Force. *JAMA*, v. 315, n. 4, p. 388-406, 2016.

7   PAYNE, J. Postpartum psychosis: Epidemiology, pathogenesis, clinical manifestations, course, assessment, and diagnosis. *UpToDate*. Disponível em: www.uptodate.com/contents/postpartum-psychosis-epidemiology-pathogenesis-clinical-manifestations-course-assessment-and-diagnosis. Acesso em: 2017.

Capítulo 4 - Amamentar é a melhor opção ou tanto faz?

1   LA LECHE LEAGUE INTERNATIONAL. Disponível em: www.llli.org/resources. FIT PREGNANCY AND BABY. *Fit Pregnancy and Baby - Prenatal & Postnatal Guidance on Health, Exercise, Baby Care, Sex & More*. Disponível em: www.fitpregnancy.com/baby/breastfeeding/20-breastfeeding-benefits-mom-baby.

2   FOMON, S. Infant feeding in the 20th century: Formula and beikost. *Journal of Nutrition*, v. 131, n. 2, p. 409S-420S, 2001.

3   ANGELSEN, N.; VIK, T.; JACOBSEN, G.; BAKKETEIG, L. Breast feeding and cognitive development at age 1 and 5 years. *Archives of Disease in Childhood*, v. 85, p. 3, p. 183-188, 2001.

4   DER, G.; BATTY, G. D.; DEARY, I. J. Effect of breast feeding on intelligence in children: Prospective study, sibling pairs analysis, and meta-analysis. *BMJ*, v. 333, n. 7575, p. 945, 2006.

5   *Ibid*.

6   KRAMER, M. S.; CHALMERS, B.; HODNETT, E. D. *et al.*, for the PROBIT Study Group.

Promotion of Breastfeeding Intervention Trial (PROBIT): A randomized trial in the Republic of Belarus. *JAMA*, v. 285, n. 4, p. 413-420, 2001.

7 *Ibid.*

8 Em estatística, tornar o efeito maior por meio da multiplicação não é tão simples assim; requer outros pressupostos sobre a natureza do tratamento. Por isso é comum reportar esses efeitos como o que chamamos de "intenção de tratar" ou simplesmente relatar a diferença entre os grupos de tratamento e controle.

9 QUIGLEY, M.; McGUIRE, W. Formula versus donor breast milk for feeding preterm or low birth weight infants. *Cochrane Database of Systematic Reviews*, n. 4, CD00297L, 2014.

10 BOWATTE, G.; THAM, R.; ALLEN, K. *et al.* Breastfeeding and childhood acute otitis media: A systematic review and meta-analysis. *Acta Paediatrica*, v. 104, n. 467, p. 85-95, 2015.

11 KØRVEL-HANQUIST, A.; KOCH, A.; NICLASEN, J. *et al.* Risk factors of early otitis media in the Danish National Birth Cohort. *PLoS ONE*, v. 11, n. 11, e0166465, 2016.

12 QUIGLEY, M. A.; CARSON, C.; SACKER, A.; KELLY, Y. Exclusive breastfeeding duration and infant infection. *European Journal of Clinical Nutrition*, v. 70, n. 12, p. 1.420-1.427, 2016.

13 CARPENTER, R.; McGARVEY, C.; MITCHELL, E. A. *et al.* Bed sharing when parents do not smoke: Is there a risk of SIDS? An individual level analysis of five major case-control studies. *BMJ Open*, v. 3, e002299, 2013.

14 HAUCK, E. R.; THOMPSON, J. M. D.; TANABE, K. O.; MOON, R. Y.; MECHTILD, M. V. Breastfeeding and reduced risk of sudden infant death syndrome: A meta-analysis. *Pediatrics*, v. 128, n. 1, p. 103-110, 2011.

15 THOMPSON, J. M. D.; TANABE, K.; MOON, R. Y.; *et al.* Duration of breastfeeding and risk of SIDS: An individual participant data meta-analysis. *Pediatrics*, v. 140, n. 5, 2017.

16 VENNEMANN, M. M.; BAJANOWSKI, T.; BRINKMANN, B. *et al.* Does breastfeeding reduce the risk of sudden infant death syndrome? *Pediatrics*, v. 123, n. 3, e406-e410, 2009.

17 FLEMING, P. J.; BLAIR, P. S.; BACON, C *et al.* Environment of infants during sleep and risk of the sudden infant death syndrome: Results of 1993-5 case-control study for confidential inquiry into stillbirths and deaths in infancy. Confidential enquiry into stillbirths and deaths regional coordinators and researchers. *BMJ*, v. 313, n. 7051, p. 191-195, 1996.

18 KRAMER *et al.*, 2001.

19 MARTIN, R. M.; PATEL, R.; KRAMER, M. S. *et al.* Effects of promoting longer-term and exclusive breastfeeding on cardiometabolic risk factors at age 11.5 years: A cluster-randomized, controlled trial. *Circulation*, v. 129, n. 3, p. 321-329, 2014.

20 COLEN, C. G.; RAMEY, D. M. Is breast truly best? Estimating the effects of breastfeeding on long-term child health and wellbeing in the United States using sibling comparisons. *Social Science & Medicine*, v. 109, p. 55-65, 2014. NELSON, M. C.; GORDON-LARSEN, P.; ADAIR, L. S. Are adolescents who were breast-fed less likely to be overweight? Analyses of sibling pairs to reduce confounding. *Epidemiology*, v. 16, n. 2, p. 247-253, 2005.

21 OWEN, C. G.; MARTIN, R. M.; WHINCUP, P. H.; DAVEY-SMITH, G.; GILLMAN, M. W.; COOK, D. G. The effect of breastfeeding on mean body mass index throughout life: A quantitative review of published and unpublished observational evidence. *American Journal of Clinical Nutrition*, v. 82, n. 6, p. 1.298-1.307, 2005.

22 KINDGREN, E.; FREDRIKSON, M.; LUDVIGSSON, J. Early feeding and risk of juvenile idio-

pathic arthritis: A case control study in a prospective birth cohort. *Pediatric Rheumatology Online Journal*, v. 15, p. 46, 2017. ROSENBERG, A. M. Evaluation of associations between breastfeeding and subsequent development of juvenile rheumatoid arthritis. *Journal of Rheumatology*, v. 23, n. 6, p. 1.080-1.082, 1996. SILFVERDAL, S. A.; BODIN, L.; OLCÉN, P. Protective effect of breastfeeding: An ecologic study of Haemophilus influenzae meningitis and breastfeeding in a Swedish population. *International Journal of Epidemiology*, v. 28, n. 1, p. 152-156, 1999. LAMBERTI, L. M.; ZAKARIJA-GRKOVI, I.; FISCHER WALKER, C. L. *et al.* Breastfeeding for reducing the risk of pneumonia morbidity and mortality in children under two: A systematic literature review and meta-analysis. *BMC Public Health*, v. 13, s. 3, S18, 2013. LI, R.; DEE, D.; LI, C. M.; HOFFMAN, H. J.; GRUMMER-STRAWN, L. M. Breastfeeding and risk of infections at 6 years. *Pediatrics*, v. 134, s. 1, S13-S20, 2014. NIEWIADOMSKI, O.; STUDD, C.; WILSON, J. *et al.* Influence of food and lifestyle on the risk of developing inflammatory bowel disease. *Internal Medicine Journal*, v. 46, n. 6, p. 669-676, 2016. HANSEN, T. S.; JESS, T.; VIND, I. *et al.* Environmental factors in inflammatory bowel disease: A case-control study based on a Danish inception cohort. *Journal of Crohn's and Colitis*, v. 5, n. 6, p. 577-584, 2011.

23 O diabetes tipo 1, conhecido também como diabetes juvenil, se desenvolve na infância e requer injeções de insulina. Em 2017, pesquisadores do norte da Europa, usando dados riquíssimos de dois países, publicaram um artigo alegando que os bebês que não mamam no peito têm mais probabilidade de desenvolver a doença (LUND-BLIX, N. A.; DYDENSBORG SANDER, S.; STORDAL, K. *et al.* Infant feeding and risk of type 1 diabetes in two large Scandinavian birth cohorts. *Diabetes Care*, v. 40, n. 7, p. 920-927, 2017). A motivação do artigo foi um conjunto reduzido de estudos de caso-controle que apresentavam efeitos semelhantes. Mais especificamente, os autores mostraram que os bebês de mães que *nunca haviam tentado amamentar* eram mais propensos a desenvolver diabetes tipo 1 do que os bebês que mamaram no peito pelo menos durante um breve período.

Apesar da qualidade dos dados e do tamanho da amostra, sou cética quanto a essas conclusões. A maior questão é que, nessa população, é muito incomum não amamentar – apenas 1% a 2% das mulheres fazem essa escolha. Essas mulheres diferem, em muitos aspectos, das que amamentam (inclusive por serem, elas próprias, mais propensa a ser diabéticas), e mesmo dispondo de bons dados não temos como levar todas as variáveis em consideração. Sendo essa uma escolha tão incomum, valeria refletirmos sobre a motivação dessas mulheres. As conclusões dos pesquisadores podem estar corretas, mas precisamos de mais dados convincentes (de preferência, de um contexto no qual não amamentar seja mais comum).

Leucemia é o tipo mais comum de câncer infantil, supostamente associado a não amamentar. Assim como a SMSL, a ocorrência de leucemia em crianças é rara, e os pesquisadores que a estudam normalmente utilizam a metodologia de caso-controle: recrutam famílias que têm filhos com leucemia e um grupo de comparação composto de crianças sem essa doença. Em 2015, um estudo de revisão de grande porte reuniu vários pequenos estudos sobre o assunto e argumentou que, juntos, eles apontam uma redução significativa no risco de câncer entre crianças que mamaram no peito (AMITAY, E. L.; KEINAN-BOKER, L. Breastfeeding and childhood leukemia incidence: A meta-analysis and systematic review. *JAMA Pediatrics*, v. 169, n. 6, e151025, 2015).

No entanto, como observam outros autores, a conclusão é frágil (OJHA, R. P.; ASDAHL, P. H. Breastfeeding and childhood leukemia incidence duplicate data inadvertently included in the meta-analysis and consideration of possible confounders. *JAMA Pediatrics*, v. 169, n. 11, p. 1.070, 2015). Na análise principal – na qual as conclusões iniciais se baseiam –, os pesquisadores não consideram nenhuma outra diferença entre as crianças além do diagnóstico de leucemia. Entretanto, existem várias outras diferenças entre os dois grupos. Considerar apenas as diferenças na idade das mães diminui muito o efeito e faz com que deixe de ser estatisticamente significativo. Se ajustarmos para outras diferenças, o efeito pode ser ainda menor.

24 HER, G.; BATTY, G. D.; DEARY, I. J. Effect of breastfeeding on intelligence in children: Prospective study, sibling pairs analysis, and meta-analysis. *BMJ*, v. 333, n. 7575, p. 945, 2006.

25 Nesse caso, avaliadores independentes não detectaram diferenças no QI verbal. As diferenças só apareceram nas avaliações realizadas pelo pessoal do estudo, o que sugere que as avaliações foram enviesadas.

26 DER, G.; BATTY, G. D.; DEARY, I. J. Results from the PROBIT breastfeeding trial may have been overinterpreted. *Archives of General Psychiatry*, v. 65, n. 12, p. 1.456-1.457, 2008.

27 KRAUSE, K. M.; LOVELADY, C. A.; PETERSON, B. L.; CHOWDHURY, N.; ØSTBYE, T. Effect of breastfeeding on weight retention at 3 and 6 months postpartum: Data from the North Carolina WIC Programme. *Public Health Nutrition*, v. 13, n. 12, p. 2.019-2.026, 2010.

28 WOOLHOUSE, H.; JAMES, J.; GARTLAND, D.; McDONALD, E.; BROWN, S. J. Maternal depressive symptoms at three months postpartum and breastfeeding rates at six months postpartum: Implications for primary care in a prospective cohort study of primiparous women in Australia. *Women Birth*, v. 29, n. 4, p. 381-387, 2016.

29 CRANDALL, C. J.; LIU, J.; CAULEY, J. *et al.* Associations of parity, breastfeeding, and fractures in the Women's Health Observational Study. *Obstetrics & Gynecology*, v. 130, n. 1, p. 171-180, 2017.

Capítulo 5 – Amamentação: um guia prático

1 SHARMA, A. Efficacy of early skin-to-skin contact on the rate of exclusive breastfeeding in term neonates: A randomized controlled trial. *African Health Sciences*, v. 16, n. 3, p. 790-797, 2016.

2 MOORE, E. R.; BERGMAN, N.; ANDERSON, G. O.; MEDLEY, N. Early skin-to-skin contact for mothers and their healthy newborn infants. *Cochrane Database of Systematic Reviews*, n. 11, CD003519, 2016.

3 BALOGUN, O. O.; O'SULLIVAN, E. J.; McFADDEN, A. *et al.* Interventions for promoting the initiation of breastfeeding. *Cochrane Database of Systematic Reviews*, n. 11, CD001688, 2016.

4 McKEEVER, P.; STEVENS, B.; MILLER, K. L. *et al.* Home versus hospital breastfeeding support for newborns: A randomized controlled trial. *Birth*, v. 29, n. 4, p. 258-265, 2002.

5 JAAFAR, S. H.; HO, J. J.; LEE, K. S. Rooming-in for new mother and infant versus separate care for increasing the duration of breastfeeding. *Cochrane Database of Systematic Reviews*, n. 8, CD006641, 2016.

6 CHOW, S.; CHOW, R.; POPOVIC, M. *et al.* The use of nipple shields: A review. *Front Public Health*, n. 3, p. 236, 2015.

7 MEIER, P. P.; BROWN, L. P.; HURST, N. M. *et al.* Nipple shields for preterm infants: Effect on milk transfer and duration of breastfeeding. *Journal of Human Lactation*, v. 16, n. 2, p. 106-114, 2000.

8 *Ibid.*

9 WALSH, J.; TUNKEL, D. Diagnosis and treatment of ankyloglossia in newborns and infants: A review. *JAMA Otolaryngology – Head & Neck Surgery*, v. 143, n. 10, p. 1.032-1.039, 2017.

10 O'SHEA, J. E.; FOSTER, J. P.; O'DONNELL, C. P. et al. Frenotomy for tongue-tie in newborn infants. *Cochrane Database of Systematic Reviews*, n. 3, CD011065, 2017.

11 DENNIS, C. L.; JACKSON, K.; WATSON, J. Interventions for treating painful nipples among breastfeeding women. *Cochrane Database of Systematic Reviews*, n. 12, CD007366, 2014.

12 MOHAMMADZADEH, A.; FARHAT, A.; ESMAEILY, H. The effect of breast milk and lanolin on sore nipples. *Saudi Medical Journal*, v. 26, n. 8, p. 1.231-1.234, 2005.

13 DENNIS et al., 2014.

14 JAAFAR, S. H.; HO, J. J.; JAHANFAR, S.; ANGOLKAR, M. Effect of restricted pacifier use in breastfeeding term infants for increasing duration of breastfeeding. *Cochrane Database of Systematic Reviews*, n. 8, CD007202, 2016.

15 KRAMER, M. S.; BARR, R. G.; DAGENAIS, S. et al. Pacifier use, early weaning, and cry/fuss behavior: A randomized controlled trial. *JAMA*, v. 286, n. 3, p. 322-326, 2001.

16 HOWARD, C. R.; HOWARD, F. R.; LANPHEAR, B. et al. Randomized clinical trial of pacifier use and bottle-feeding or cupfeeding and their effect on breastfeeding. *Pediatrics*, v. 111, n. 3, p. 511-518, 2003.

17 Esse estudo também avaliou o efeito da chupeta sobre o aleitamento materno. Para a maior parte dos desfechos e especificações, o estudo não detectou impacto algum sobre o sucesso da amamentação. No caso de uma especificação, os pesquisadores encontraram alguns efeitos, mas foram pequenos e não sobreviveriam a um ajuste para o teste de múltiplas hipóteses.

18 BROWNELL, E.; HOWARD, C. R.; LAWRENCE, R. A.; DOZIER, A. M. Delayed onset lactogenesis II predicts the cessation of any or exclusive breastfeeding. *Journal of Pediatrics*, v. 161, n. 4, p. 608-614, 2012.

19 *Ibid*.

20 *Ibid*. GARCIA, A. H.; VOORTMAN, T.; BAENA, C. P. et al. Maternal weight status, diet, and supplement use as determinants of breastfeeding and complementary feeding: A systematic review and meta-analysis. *Nutrition Reviews*, v. 74, n. 8, p. 490-516, 2016. ZHU, P.; HAO, J.; JIANG, X.; HUANG, K.; TAO, F. New insight into onset of lactation: Mediating the negative effect of multiple perinatal biopsychosocial stress on breastfeeding duration. *Breastfeeding Medicine*, v. 8, p. 151-158, 2013.

21 NDIKOM, C. M.; FAWOLE, B.; ILESANMI, R. E. Extra fluids for breastfeeding mothers for increasing milk production. *Cochrane Database of Systematic Reviews*, n. 6, CD008758, 2014.

22 BAZZANO, A. N.; HOFER, R.; THIBEAU, S.; GILLISPIE, V.; JACOBS, M.; THEALL, K. P. A review of herbal and pharmaceutical galactagogues for breastfeeding. *Ochsner Journal*, v. 16, n. 4, p. 511-524, 2016.

23 *Ibid*. DONOVAN, T. J.; BUCHANAN, K. Medications for increasing milk supply in mothers expressing breastmilk for their preterm hospitalised infants. *Cochrane Database of Systematic Reviews*, n. 3, CD005544, 2012.

24 SPENCER, J. Common problems of breastfeeding and weaning. *UpToDate*. Disponível em: www.uptodate.com/contents/common-problems-of-breastfeeding-and-weaning. Acesso em: 2017.

25 MANGESI, L.; ZAKARIJA-GRKOVIC, I. Treatments for breast engorgement during lactation. *Cochrane Database of Systematic Reviews*, n. 6, CD006946, 2016.

26 BUTTE, N.; STUEBE, A. Maternal nutrition during lactation. *UpToDate*. Disponível em: www.uptodate.com/contents/maternal-nutrition-during-lactation. Acesso em: 2018.

27 LUST, K. D.; BROWN, J.; THOMAS, W. Maternal intake of cruciferous vegetables and other foods and colic symptoms in exclusively breastfed infants. *Journal of the Academy of Nutrition and Dietetics*, v. 96, n. 1, p. 46-48, 1996.

28 HAASTRUP, M. B.; POTTEGARD, A.; DAMKIER, P. Alcohol and breastfeeding. *Basic & Clinical Pharmacology & Toxicology*, v. 114, n. 2, p. 168-173, 2014.

29 Ibid.

30 www.beststart.org/resources/alc_reduction/pdf/brstfd_alc_deskref_eng.pdf.

31 HAASTRUP *et al.*, 2014.

32 Be Safe: Have an Alcohol Free Pregnancy. Revisado em 2012. Disponível em: www.toxnet. nlm.nih.gov/newtoxnet/lactmed.htm.

33 LAZARYAN, M.; SHASHA ZIGELMAN, C.; DAGAN, Z.; BERKOVITCH, M. Codeine should not be prescribed for breastfeeding mothers or children under the age of 12. *Acta Paediatrica*, v. 104, n. 6, p. 550-556, 2015.

34 LAM, J.; KELLY, L.; CISZKOWSKI, C. *et al.* Central nervous system depression of neonates breastfed by mothers receiving oxycodone for postpartum analgesia. *Journal of Pediatrics*, v. 160, n. 1, p. 33-37, 2012.

35 KIMMEL, M.; MELTZER-BRODY, S. Safety of infant exposure to antidepressants and benzodiazepines through breastfeeding. *UpToDate*. Disponível em: www.uptodate.com/contents/safety-of-infant-exposure-to-antidepressants-and-benzodiazepines-through-breastfeeding. Acesso em: 2018.

36 ACUÑA-MUGA, J.; GRETA-VELASCO, N.; DE LA CRUZ-BÉRTOLO, J. *et al.* Volume of milk obtained in relation to location and circumstances of expression in mothers of very low birth weight infants. *Journal of Human Lactation*, v. 30, n. 1, p. 41-46, 2014.

Capítulo 6 – Posição do bebê no berço

1 MOON RY, CARLIN RF, Hand I, The Task Force on Sudden Infant Death Syndrome and the Committee on Fetus and Newborn. Evidence base for 2022 updated recommendations for a safe infant sleeping environment to reduce the risk of sleep-related infant deaths. *Pediatrics* 2022; 150(1):e2022057991.

2 HORNE, R. S.; FERENS, D.; WATTS, A. M. *et al.* The prone sleeping position impairs arousability in term infants. *Journal of Pediatrics*, v. 138, n. 6, p. 811-816, 2001.

3 DWYER, T.; PONSONBY, A. L. Sudden infant death syndrome and prone sleeping position. *Annals of Epidemiology*, v. 19, n. 4, p. 245-249, 2009.

4 SPOCK, B.; ROTHENBERG, M. *Dr. Spock's Baby and Child Care*. Nova York: Simon and Schuster, 1977. (*Meu filho, meu tesouro*. 23. ed. Rio de Janeiro: Record, 2002.)

5 Um bom exemplo é um estudo da década de 1990 (DWYER, T.; PONSONBY, A. L.; NEWMAN, N. M.; GIBBONS, L. E. Prospective cohort study of prone sleeping position and sudden infant death syndrome. *Lancet*, v. 337, n. 8752, p. 1.244-1.247, 1991), em que os pesquisadores tentaram acompanhar uma coorte ao longo do tempo e estudar o que determinava as mortes por SMSL. Eles recrutaram 3.110 participantes e, naquela população, houve 23 mortes por SMSL. Os autores conseguiram obter informações sobre a posição em que o bebê era colocado para dormir para 15 desses casos de óbito, número insuficiente para gerar conclusões estatísticas.

6   FLEMING, P. J.; GILBERT, R.; AZAZ, Y. et al. Interaction between bedding and sleeping position in the sudden infant death syndrome: A population based case-control study. *BMJ*, v. 301, n. 6743, p. 85-89, 1990.

7   PONSONBY, A. L.; DWYER, T.; GIBBONS, L. E.; COCHRANE, J. A.; WANG, Y. G. Factors potentiating the risk of sudden infant death syndrome associated with the prone position. *New England Journal of Medicine*, v. 329, n. 6, p. 377-382, 1993. DWYER et al., 1991.

8   ENGELBERTS, A. C.; DE JONGE, G. A.; KOSTENSE, P. J. An analysis of trends in the incidence of sudden infant death in the Netherlands 1969-89. *Journal of Paediatrics and Child Health*, v. 27, n. 6, p. 329-333, 1991.

9   GUNTHEROTH, W. G.; SPIERS, P. S. Sleeping prone and the risk of sudden infant death syndrome. *JAMA*, v. 267, n. 17, p. 2.359-2.362, 1992.

10 ALTINDAG, O., GREVE, J., TEKIN E. Public health policy at scale: Impact of a government-sponsored information campaign on infant mortality in Denmark. *Review of Economics and Statistics* 2022:1-36.

11 BRANCH, L. G.; KESTY, K.; KREBS, E.; WRIGHT, L.; LEGER, S.; DAVID, L. R. Deformational plagiocephaly and craniosynostosis: Trends in diagnosis and treatment after the "Back to Sleep" campaign. *Journal of Craniofacial Surgery*, v. 26, p. 1, p. 147-150, 2015. PEITSCH, W. K.; KEEFER, C. H.; LABRIE, R. A.; MULLIKEN, J. B. Incidence of cranial asymmetry in healthy newborns. *Pediatrics*, v. 110, n. 6, e72, 2002.

12 PEITSCH et al., 2002. Incidence of cranial asymmetry in healthy newborns. Pediatrics, 2002;110(6):e72.

13 VAN WIJK, RM, VAN VLIMMEREN, LA, GROOTHUIS-OUDSHOOON, CGM, et al. Helmet therapy in infants with positional skull deformation: Randomised controlled trial. *BMJ* 2014;348:g2741.

14 Steinberg JP, Rawlani R, Humphries LS, Rawlani V, Vicari FA. Effectiveness of conservative therapy and helmet therapy for positional cranial deformation. *Plast Reconstr Surg* 2015;135(3):833-42.

15 CARPENTER, R., et al. Bed sharing when parents do not smoke.

16 VENNEMANN, M. M.; HENSE, H. W.; BAJANOWSKI, T. et al. Bed sharing and the risk of sudden infant death syndrome: Can we resolve the debate? *Journal of Pediatrics*, v. 160, n. 1, p. 44-48.e2, 2012.

17 CDC FACT SHEETS. Health effects of secondhand smoke. Atualizado em jan. 2017. Disponível em: www.cdc.gov/tobacco/data_statistics/fact_sheets/secondhand_smoke/health_effects/index.htm.

18 SCRAGG, R.; MITCHELL, E. A.; TAYLOR, B. J. et al. Bed sharing, smoking, and alcohol in the sudden infant death syndrome. New Zealand Cot Death Study Group. *BMJ*, v. 307, n. 6915, p. 1.312-1.318, 1993.

19 HORSLEY, T.; CLIFFORD, T.; BARROWMAN, N. et al. Benefits and harms associated with the practice of bed sharing: A systematic review. *Archives of Pediatrics & Adolescent Medicine*, v. 161, n. 3, p. 237-245, 2007.

20 BALL, H. L.; HOWEL, D.; BRYANT, A.; BEST, E.; RUSSELL, C.; WARD-PLATT, M. Bed-sharing by breastfeeding mothers: Who bed-shares and what is the relationship with breastfeeding duration?. *Acta Paediatrica*, v. 105, n. 6, p. 628-634, 2016.

21. BALL, H. L.; WARD-PLATT, M. P.; HOWEL, D.; RUSSELL, C. Randomised trial of sidecar crib use on breastfeeding duration (NECOT). *Archives of Disease in Childhood*, v. 96, n. 7, p. 630-634, 2011.

22. BLAIR, P. S.; FLEMING, P. J.; SMITH, I. J. *et al*. Babies sleeping with parents: Case-control study of factors influencing the risk of the sudden infant death syndrome. *BMJ*, v. 319, n. 7223, p. 1.457-1.462, 1999.

23. Moon RY, Carlin RF, Hand I, The Task Force on Sudden Infant Death Syndrome and the Committee on Fetus and Newborn. Sleep-related infant deaths: Updated 2022 recommendations for reducing infant deaths in the sleep environment. *Pediatrics* 2022;150(1):e2022057990.

24. TAPPIN, D.; ECOB, R.; BROOKE, H. Bedsharing, roomsharing, and sudden infant death syndrome in Scotland: A case-control study. *Journal of Pediatrics*, v. 147, n. 1, p. 32-37, 2005. SCRAGG, R. K.; MITCHELL, E. A.; STEWART, A. W. *et al*. Infant room-sharing and prone sleep position in sudden infant death syndrome. New Zealand Cot Death Study Group. *Lancet*, v. 347, n. 8993, p. 7-12, 1996.

25. TAPPIN, D. *et al*., 2005.

26. TAPPIN, D. *et al*., 2005. CARPENTER, RG, *et al*., Sudden unexplained infant death in 20 regions in Europe.

27. SCHEERS, N. J.; WOODARD, D. W.; THACH, B. T. Crib bumpers continue to cause infant deaths: A need for a new preventive approach. *Journal of Pediatrics*, v. 169, p. 93-97.e1, 2016.

Capítulo 7 – Horários do bebê

1. WEISSBLUTH, M. *Healthy Sleep Habits, Happy Child*. Nova York: Ballantine Books, 2015.

2. GALLAND, B. C.; TAYLOR, B. J.; ELDER, D. E.; HERBISON, P. Normal sleep patterns in infants and children: A systematic review of observational studies. *Sleep Medicine Reviews*, v. 16, n. 3, p. 213-222, 2012.

3. MINDELL, J. A.; LEICHMAN, E. S.; COMPOSTO, J.; LEE, C.; BHULLAR, B.; WALTERS, R. M. Development of infant and toddler sleep patterns: Real-world data from a mobile application. *Journal of Sleep Research*, v. 25, n. 5, p. 508-516, 2016.

Capítulo 8 – Vacinas? Sim, por favor

1. CDC. *Measles (Rubeola)*. Disponível em: www.cdc.gov/measles/about/history.html.

2. OSTER E. Does disease cause vaccination? Disease outbreaks and vaccination response. *Journal of Health Economics*, v. 57, p. 90-101, 2017.

3. A história de Wakefield e seu impacto sobre as taxas de vacinação é narrada detalhadamente no maravilhoso livro de Seth Mnookin, *The Panic Virus* (Nova York: Simon & Schuster, 2012). Brian Deer também publicou uma série de artigos resumindo as questões no *British Medical Journal* (DEER, B. Secrets of the MMR scare: How the vaccine crisis was meant to make money. *BMJ*, v. 342, c5258, 2011).

4. WAKEFIELD, A. J.; MURCH, S. H.; ANTHONY, A. *et al*. Retracted: Ileal-lymphoid-nodular hyperplasia, non-specific colitis, and pervasive developmental disorder in children. *Lancet*, v. 351, n. 9103, p. 637-641, 1998.

5. COMMITTEE TO REVIEW ADVERSE EFFECTS OF VACCINES. Adverse effects of vaccines: Evidence and causality. National Academies Press, 2012.

6   O relatório inclui a vacina da gripe, mas muitas dessas associações se concentram em vacinas para adultos, e me concentrei aqui nas infantis.

7   VERITY, C. M.; BUTLER, N. R.; GOLDING, J. Febrile convulsions in a national cohort followed up from birth. I – Prevalence and recurrence in the first five years of life. *British Medical Journal (Clinical Research Ed.)*, v. 290, n. 6478, p. 1.307-1.310, 1985.

8   CHEN, R. T.; GLASSER, J. W.; RHODES, P. H. *et al*. Vaccine Safety Datalink project: A new tool for improving vaccine safety monitoring in the United States. The Vaccine Safety Datalink Team. *Pediatrics*, v. 99, n. 6, p. 765-773, 1997.

9   MADSEN, K. M.; HVIID, A.; VESTERGAARD, M. *et al*. A population-based study of measles, mumps, and rubella vaccination and autism. *New England Journal of Medicine*, v. 347, n. 19, p. 1.477-1.482, 2002.

10   JAIN, A.; MARSHALL, J.; BUIKEMA, A.; BANCROFT, T.; KELLY, J. P.; NEWSCHAFFER, C. J. Autism occurrence by MMR vaccine status among US children with older siblings with and without autism. *JAMA*, v. 313, n. 15, p. 1.534-1.540, 2015.

11   GADAD, B. S.; LI, W.; YAZDANI, U *et al*. Administration of thimerosal-containing vaccines to infant rhesus macaques does not result in autism-like behavior or neuropathology. *Proceedings of the National Academy of Sciences*, v. 112, n. 40, p. 12.498-12.503, 2015.

12   De vez em quando, surge um artigo acadêmico que reafirma essa alegação. Um exemplo foi publicado no periódico *Translational Neurodegeneration* (HOOKER, B. S. Measles-mumps-rubella vaccination timing and autism among young African American boys: A reanalysis of CDC data. *Translational Neurodegeneration*, v. 3, p. 16, 2014). Seu autor usou uma amostra pequena de crianças e uma metodologia de caso-controle para comparar algumas crianças autistas com outras não autistas. Argumentou que, no caso de meninos afro-americanos, em especial, o risco de autismo era maior se eles tomassem a vacina tríplice viral antes dos 36 meses de vida.

    O artigo é um exemplo cômico de estatística malfeita. O autor não encontrou efeito geral, por isso passou a analisar os efeitos em pequenos grupos. Essa não é uma maneira aprovada de fazer pesquisa, mesmo quando não existe nenhuma associação real; sempre será possível encontrar um grupo pequeno no qual exista algum efeito, ainda que por acaso. A associação foi robusta somente para meninos afro-americanos que tinham apresentado baixo peso ao nascer, e somente quando o autor considerava vacinações antes dos 36 meses, não antes dos 18 ou 24 meses. O tamanho da amostra também não foi informado (o que já desacredita o artigo), mas aparentemente algumas dessas associações basearam-se em 5 a 10 crianças ao todo.

    E mais: o autor do artigo – Brian Hooker – é um conhecido defensor do movimento antivacina que, assim como Wakefield, se beneficiaria dessa defesa em litígio. Tal informação não foi claramente divulgada no artigo, como deveria ter sido, e, em função desse conflito de interesses e dos problemas estatísticos, o artigo foi retratado, exatamente como o de Wakefield, mas evidentemente não sem antes ser recebido pela mídia com grande estardalhaço e alarmismo. É uma pena não haver tanto interesse em cobrir os muitos estudos de grande porte (e bem conduzidos) que demonstram que essa correlação é totalmente descabida.

13   OMER, S. B.; PAN, W. K. Y.; HALSEY, N. A. *et al*. Nonmedical exemptions to school immunization requirements: Secular trends and association of state policies with pertussis incidence. *JAMA*, v. 296, n. 14, p. 1.757-1.763, 2006.

14   VERITY *et al.*, 1985.

15   PESCO, P.; BERGERO, P.; FABRICIUS, G.; HOZBOR, D. Mathematical modeling of delayed pertussis vaccination in infants. *Vaccine*, v. 33, n. 41, p. 5.475-5.480, 2015.

16 JENA, AB, WORSHAM, C. *Random Acts of Medicine: The Hidden Forces That Sway Doctors, Impact Patients, and Shape Our Health*. New York: Doubleday, 2023.

17 HAMMITT, LL, DAGAN, R, YUAN, Y, et al. Nirsevimab for prevention of RSV in healthy late-preterm and term infants. *N Engl J Med* 2022;386(9):837-46.

Capítulo 9 – Ficar em casa ou trabalhar fora?

1 Consulte http://web.stanford.edu/~mrossin/RossinSlater_maternity_family_leave.pdf.

2 GOLDBERG, W. A.; PRAUSE, J.; LUCAS-THOMPSON, R.; HIMSEL, A. Maternal employment and children's achievement in context: A meta-analysis of four decades of research. *Psychological Bulletin*, v. 134, n. 1, p. 77-108, 2008.

3 *Ibid*.

4 Esses estudos também mostram que a configuração do trabalho não tem qualquer efeito sobre as *mudanças* nos desempenhos entre os anos, sugerindo que talvez o que importe sejam as diferenças subjacentes.

5 RUHM, C. J. Maternal employment and adolescent development. *Labour Economics*, v. 15, n. 5, p. 958-983, 2008.

6 MARANTZ, S.; MANSFIELD, A. Maternal employment and the development of sex-role stereotyping in five-to eleven-year-old girls. *Child Development*, v. 48, n. 2, p. 668-673, 1997. McGINN, K. L.; CASTRO, M. R.; LINGO, E. L. Mums the word! Cross-national effects of maternal employment on gender inequalities at work and at home. *Harvard Business School*, v. 15, n. 194, 2015.

7 ROSSIN-SLATER, M. The effects of maternity leave on children's birth and infant health outcomes in the United States. *Journal of Health Economics*, v. 30, n. 2, p. 221-239, 2011.

8 ROSSIN-SLATER, M. Maternity and Family Leave Policy. *National Bureau of Economic Research*, 2017.

9 *Ibid*.

10 CARNEIRO, P.; LOKEN, K. V.; KJELL, G. S. A flying start? Maternity leave benefits and long-run outcomes of children. *Journal of Political Economy*, v. 123, n. 2, p. 365-412, 2015.

11 Trata-se de um cálculo aproximado, com base na tributação média nos Estados Unidos.

Capítulo 10 – Com quem o bebê vai ficar?

1 NICHD EARLY CHILDCARE RESEARCH NETWORK. Early childcare and children's development prior to school entry: Results from the NICHD Study of Early Childcare. *AERJ*, v. 39, n. 1, p. 133-164, 2002.

2 BELSKY, J.; VANDELL, D. L.; BURCHINAL, M. *et al*. Are there long-term effects of early childcare?. *Child Development*, v. 78, n. 2, p. 681-701, 2007.

3 NICHD. Type of childcare and children's development at 54 months. *Early Childhood Research Quarterly*, v. 19, n. 2, p. 203-230, 2004.

4 NICHD, 2002.

5 BELSKY *et al.*, 2007.

6 BROBERG, A. G.; WESSELS, H.; LAMB, M. E.; HWANG, C. P. Effects of day care on the development of cognitive abilities in 8-year-olds: A longitudinal study. *Developmental Psychology*, v. 33, n. 1, p. 62-69, 1997.

7   HUSTON, A. C.; BOBBITT, K. C.; BENTLEY, A. Time spent in childcare: How and why does it affect social development? *Developmental Psychology*, v. 51, n. 5, p. 621-634, 2015.

8   NICHD. The effects of infant childcare on infant-mother attachment security: Results of the NICHD Study of Early Childcare. *Child Development*, v. 68, n. 5, p. 860-879, 1997.

9   AUGUSTINE, J. M.; CROSNOE, R. L.; GORDON, R. Early childcare and illness among preschoolers. *Journal of Health and Social Behavior*, v. 54, n. 3, p. 315-334, 2013. ENSERINK, R.; LUGNÉR, A.; SUIJKERBUIJK, A.; BRUIJNING-VERHAGEN, P.; SMIT, H. A.; VAN PELT, W. Gastrointestinal and respiratory illness in children that do and do not attend child day care centers: A cost-of-illness study. *PLoS ONE*, v. 9, n. 8, e104940, 2014. MORRISSEY, T. W. Multiple childcare arrangements and common communicable illnesses in children aged 3 to 54 months. *Maternal and Child Health Journal*, v. 17, n. 7, p. 1.175-1.184, 2013. BRADLEY, R. H.; VANDELL, D. L. Childcare and the well-being of children. *Archives of Pediatrics & Adolescent Medicine*, v. 161, n. 7, p. 669-676, 2007.

10 BALL, T. M.; HOLBERG, C. J.; ALDOUS, M. B.; MARTINEZ, F. D.; WRIGHT, A. L. Influence of attendance at day care on the common cold from birth through 13 years of age. *Archives of Pediatrics & Adolescent Medicine*, v. 156, n. 2, p. 121-126, 2002.

Capítulo 11 – Treinamento do sono

1   RAMOS, K. D.; YOUNGCLARKE, D. M. Parenting advice books about child sleep: Cosleeping and crying it out. *Sleep*, v. 29, n. 12, p. 1.616-1.623, 2006.

2   NARVAEZ, D. Dangers of "Crying It Out". *Psychology Today*, 11 dez. 2011. Disponível em: www.psychologytoday.com/blog/moral-landscapes/201112/dangers-crying-it-out.

3   Esta revisão geral incluiu mais de 2.500 crianças de 52 estudos que tinham, todos eles, empregado variações de treinamento do sono. Alguns desses estudos são melhores que outros, mas há pelo menos 13 ensaios randomizados e controlados sobre a técnica de deixar a criança chorar até dormir. MINDELL, J. A.; KUHN, B.; LEWIN, D. S.; MELTZER, L. J.; SADEH, A. Behavioral treatment of bedtime problems and night wakings in infants and young children. *Sleep*, v. 29, n. 10, p. 1.263-1.276, 2006.

4   KERR, S. M.; JOWETT, S. A.; SMITH, L. N. Preventing sleep problems in infants: A randomized controlled trial. *Journal of Advanced Nursing*, v. 24, n. 5, p. 938-942, 1996.

5   HISCOCK, H.; BAYER, J.; GOLD, L.; HAMPTON, A.; UKOUMUNNE, O. C.; WAKE, M. Improving infant sleep and maternal mental health: A cluster randomised trial. *Archives of Disease in Childhood*, v. 92, n. 11, p. 952-958, 2007.

6   MINDELL *et al.*, 2006.

7   LEESON, R.; BARBOUR, J.; ROMANIUK, D.; WARR, R. Management of infant sleep problems in a residential unit. *Child: Care, Health and Development*, v. 20, n. 2, p. 89-100, 1994.

8   ECKERBERG, B. Treatment of sleep problems in families with young children: Effects of treatment on family well-being. *Acta Paediatrica*, v. 93, p. 126-134, 2004.

9   MINDELL *et al.*, 2006.

10 GRADISAR, M.; JACKSON, K.; SPURRIER, N. J. *et al.* Behavioral interventions for infant sleep problems: A randomized controlled trial. *Pediatrics*, v. 137, n. 6, 2016.

11 HISCOCK *et al.*, 2007.

12 PRICE, A. M.; WAKE, M.; UKOUMUNNE, O. C.; HISCOCK, H. Five-year follow-up of

harms and benefits of behavioral infant sleep intervention: Randomized trial. *Pediatrics*, v. 130, n. 4, p. 643-651, 2012.

13 BLUNDEN, S. L.; THOMPSON, K. R.; DAWSON, D. Behavioural sleep treatments and night time crying in infants: Challenging the status quo. *Sleep Medicine Reviews*, v. 15, n. 5, p. 327-334, 2011.

14 *Ibid.*

15 MIDDLEMISS, W.; GRANGER, D. A.; GOLDBERG, W. A.; NATHANS, L. Asynchrony of mother-infant hypothalamic-pituitary-adrenal axis activity following extinction of infant crying responses induced during the transition to sleep. *Early Human Development*, v. 88, n. 4, p. 227-232, 2012.

16 KUHN, B. R.; ELLIOTT, A. J. Treatment efficacy in behavioral pediatric sleep medicine. *Journal of Psychosomatic Research*, v. 54, n. 6, p. 587-597, 2003.

Capítulo 12 - Introdução alimentar

1 DU TOIT, G.; KATZ, Y.; SASIENI, P. *et al.* Early consumption of peanuts in infancy is associated with a low prevalence of peanut allergy. *Journal of Allergy and Clinical Immunology*, v. 122, n. 5, p. 984-991, 2008.

2 DU TOIT, G.; ROBERTS, G.; SAYRE, P. H. *et al.* Randomized trial of peanut consumption in infants at risk for peanut allergy. *New England Journal of Medicine*, v. 372, n. 9, n. 803-813, 2015.

3 Para uma discussão sobre diretrizes antigas e atualizadas, consulte TOGIAS, A.; COOPER, S. F.; ACEBAL, M. L. *et al.* Addendum guidelines for the prevention of peanut allergy in the United States: Report of the National Institute of Allergy and Infectious Diseases-sponsored expert panel. *Journal of Allergy and Clinical Immunology*, v. 139, n. 1, p. 29-44, 2017.

4 BROWN, A.; JONES, S. W.; ROWAN, H. Baby-led weaning: The evidence to date. *Current Nutrition Reports*, v. 6, n. 2, p. 148-156, 2017.

5 TAYLOR, R. W.; WILLIAMS, S. M.; FANGUPO, L. J. *et al.* Effect of a baby-led approach to complementary feeding on infant growth and overweight: A randomized clinical trial. *JAMA Pediatrics*, v. 171, n. 9, p. 838-846, 2017.

6 MOORCROFT, K. E.; MARSHALL, J. L.; McCORMICK, F. M. Association between timing of introducing solid foods and obesity in infancy and childhood: A systematic review. *Maternal & Child Nutrition*, v. 7, n. 1, p. 3-26, 2011.

7 ROSE, C. M.; BIRCH, L. L.; SAVAGE, J. S. Dietary patterns in infancy are associated with child diet and weight outcomes at 6 years. *International Journal of Obesity*, v. 41, n. 5, p. 783-788, 2017.

8 MENNELLA, J. A.; TRABULSI, J. C. Complementary foods and flavor experiences: Setting the foundation. *Annals of Nutrition and Metabolism*, v. 60, s. 2, p. 40-50, 2012.

9 MENNELLA, J. A.; NICKLAUS, S.; JAGOLINO, A. L.; YOURSHAW, L. M. Variety is the spice of life: Strategies for promoting fruit and vegetable acceptance during infancy. *Physiology & Behavior*, v. 94, n. 1, p. 29-38, 2008. MENNELLA e TRABULSI, 2012.

10 ATKIN, D. The caloric costs of culture: Evidence from Indian migrants. *American Economic Review*, v. 106, n. 4, p. 1.144-1.181, 2016.

11 LEUNG, A. K.; MARCHAND, V.; SAUVE, R. S. The "picky eater": The toddler or preschooler who does not eat. *Paediatrics & Child Health*, v. 17, n. 8, p. 455-460, 2012.

12 FRIES, L. R.; MARTIN, N.; VAN DER HORST, K. Parent-child mealtime interactions associated with toddlers' refusals of novel and familiar foods. *Physiology & Behavior*, v. 176, p. 93-100, 2017.

13 BIRCH, L. L.; FISHER, J. O. Development of eating behaviors among children and adolescents. *Pediatrics*, v. 101, n. 3, p. 539-549, 1998. LAFRAIRE, J.; RIOUX, C.; GIHOREAU, A.; PICARD, D. Food rejections in children: Cognitive and social/environmental factors involved in food neophohia and picky/fussy eating behavior. *Appetite*, v. 96, p. 347-357, 2016.

14 PERKIN, M. R.; LOGAN, K.; TSENG, A. *et al*. Randomized trial of introduction of allergenic foods in breast-fed infants. *New England Journal of Medicine*, v. 374, n. 18, p. 1.733-1.743, 2016. NATSUME, O.; KABASHIMA, S.; NAKAZATO, J. *et al*. Two-step egg introduction for prevention of egg allergy in high-risk infants with eczema (PETIT): A randomised, double-blind, placebo-controlled trial. *Lancet*, v. 389, n. 10066, p. 276-286, 2017. KATZ, Y.; RAJUAN, N.; GOLDBERG, M. R. *et al*. Early exposure to cow's milk protein is protective against IgE-mediated cow's milk protein allergy. *Journal of Allergy and Clinical Immunology*, v. 126, n. 1, p. 77-82, 2010.

15 HOPKINS, D.; EMMETT, P.; STEER, C.; ROGERS, I.; NOBLE, S.; EMOND, A. Infant feeding in the second 6 months of life related to iron status: An observational study. *Archives of Disease in Childhood*, v. 92, n. 10, p. 850-854, 2007.

16 PEGRAM, P. S.; STONE, S. M. Botulism. *UpToDate*. Disponível em: www.uptodate.com/contents/botulism. Acesso em: 2017.

17 EMMERSON, A. J. B.; DOCKERY, K. E.; MUGHAL, M. Z.; ROBERTS, S. A.; TOWER, C. L.; BERRY, J. L. Vitamin D status of white pregnant women and infants at birth and 4 months in North West England: A cohort study. *Maternal & Child Nutrition*, v. 14, n. 1, 2018.

18 GREER, F. R.; MARSHALL, S. Bone mineral content, serum vitamin D metabolite concentrations, and ultraviolet B light exposure in infants fed human milk with and without vitamin D2 supplements. *Journal of Pediatrics*, v. 114, n. 2, p. 204-212, 1989. NAIK, P.; FARIDI, M. M. A.; BATRA, P.; MADHU, S. V. Oral supplementation of parturient mothers with vitamin D and its effect on 25OHD status of exclusively breastfed infants at 6 months of age: A double-blind randomized placebo controlled trial. *Breastfeeding Medicine*, v. 12, n. 10, p. 621-628, 2017.

19 NAIK *et al*., 2017. THIELE, D. K.; RALPH, J.; EL-MASRI, M.; ANDERSON, C. M. Vitamin D3 supplementation during pregnancy and lactation improves vitamin D status of the mother-infant dyad. *Journal of Obstetric, Gynecologic & Neonatal Nursing*, v. 46, n. 1, p. 135-147, 2017.

Capítulo 13 – Hora de andar: os marcos físicos

1 SERDAREVIC, F.; VAN BATENBURG-EDDES, T.; MOUS, S. E. *et al*. Relation of infant motor development with nonverbal intelligence, language comprehension and neuropsychological functioning in childhood: A population-based study. *Developmental Science*, v. 19, n. 5, p. 790-802, 2016.

2 MURRAY, G. K.; JONES, P. B.; KUH, D.; RICHARDS, M. Infant developmental milestones and subsequent cognitive function. *Annals of Neurology*, v. 62, n. 2, p. 128-136, 2007.

3   Grande parte dessa discussão se baseia em VOIGT, R. G.; MACIAS, M. M.; MYERS, S. M. (ed.). *Developmental and behavioral pediatrics*. American Academy of Pediatrics, 2011.
4   BARKOUDAH, E.; GLADER, L. Epidemiology, etiology and prevention of cerebral palsy. *UpToDate*. Disponível em: www.uptodate.com.revproxy.brown.edu/contents/epidemiology-etiology-and-prevention-of-cerebral-palsy. Acesso em: 2018.
5   WHO MULTICENTRE GROWTH REFERENCE STUDY GROUP. WHO Motor Development Study: Windows of achievement for six gross motor development milestones. *Acta Paediatrica Supplement*, v. 450, p. 86-95, 2006.
6   *Ibid.*
7   PAPPAS, D. The common cold in children: Clinical features and diagnosis. *UpToDate*. Disponível em: www.uptodate.com/contents/the-common-cold-in-children-clinical-features-and-diagnosis. Acesso em: 2018.
8   *Ibid.*
9   KLEIN, J.; PELTON, S. Acute otitis media in children: Epidemiology, microbiology, clinical manifestations, and complications. *UpToDate*. Disponível em: www.uptodate.com/contents/acute-otitis-media-in-children-epidemiology-microbiology-clinical-manifestations-and-complications. Acesso em: 2018.

Capítulo 14 – Vídeos educativos e o tempo de tela
1   BARR, R.; HAYNE, H. Developmental changes in imitation from television during infancy. *Child Development*, v. 70, n. 5, p. 1.067-1.081, 1999.
2   KUHL, P. K.; TSAO, F. M.; LIU, H. M. Foreign-language experience in infancy: Effects of short-term exposure and social interaction on phonetic learning. *Proceedings of the National Academy of Sciences*, v. 100, n. 15, p. 9.096-9.101, 2003.
3   DeLOACHE, J. S.; CHIONG, C. Babies and baby media. *American Behavioral Scientist*, v. 52, n. 8, p. 1.115-1.135, 2009.
4   ROBB, M. B.; RICHERT, R. A.; WARTELLA, E. A. Just a talking book? Word learning from watching baby videos. *British Journal of Developmental Psychology*, v. 27, pt. 1, p. 27-45, 2009.
5   RICHERT, R. A.; ROBB, M. B.; FENDER, J. G.; WARTELLA, E. Word learning from baby videos. *Archives of Pediatrics & Adolescent Medicine*, v. 164, n. 5, p. 432-437, 2010.
6   RICE, M. L.; WOODSMALL, L. Lessons from television: Children's word learning when viewing. *Child Development*, v. 59, n. 2, p. 420-429, 1988.
7   BOGATZ, G. A.; BALL, S. *The Second Year of Sesame Street: A Continuing Evaluation*. v. 1. Princeton, NJ: Educational Testing Service, 1971.
8   KEARNEY, M. S.; LEVINE, P. B. Early childhood education by MOOC: Lessons from Sesame Street. *National Bureau of Economic Research*, n. 21229, jun. 2016.
9   NATHANSON, A. I.; ALADÉ, F.; SHARP, M. L.; RASMUSSEN, E. E.; CHRISTY, K. The relation between television exposure and executive function among preschoolers. *Dev Psychol*, v. 50, n. 5, p. 1.497-1.506, 2014.
10 CRESPO, C. J.; SMIT, E.; TROIANO, R. P.; BARTLETT, S. J.; MACERA, C. A.; ANDERSEN, R. E. Television watching, energy intake, and obesity in US children: Results from the third National Health and Nutrition Examination Survey, 1988-1994. *Archives of Pediatrics & Adolescent Medicine*, v. 155, n. 3, p. 360-365, 2001.

11 ZIMMERMAN, F. J.; CHRISTAKIS, D. A. Children's television viewing and cognitive outcomes: A longitudinal analysis of national data. *Archives of Pediatrics & Adolescent Medicine*, v. 159, n. 7, p. 619-625, 2005.

12 GENTZKOW, M.; SHAPIRO, J. M. Preschool television viewing and adolescent test scores: Historical evidence from the Coleman Study. *Quarterly Journal of Economics*, v. 123, n. 1, p. 279-323, 2008.

13 "Handheld screen time linked with speech delays in young children". Resumo apresentado na American Academy of Pediatrics, PAS Meeting, 2017.

Capítulo 15 – Hora de falar: o desenvolvimento da linguagem

1 NELSON, K. *Narratives from the Crib*. Cambridge, MA: Harvard University Press, 2006.

2 "The MacArthur-Bates Communicative Development Inventory: Words and sentences." Disponível em: www.region10.org/r10website/assets/File/Mac%20WS_English.pdf.

3 https://wordbank.stanford.edu/data/?name=vocab_norms.

4 RESCORLA, L.; BASCOME, A.; LAMPARD, J.; FEENY, N. Conversational patterns and later talkers at age three. *Applied Psycholinguistics*, v. 22, p. 235-251, 2001.

5 RESCORLA, L. Age 17 language and reading outcomes in late-talking toddlers: Support for a dimensional perspective on language delay. *Journal of Speech, Language, and Hearing Research*, v. 52, n. 1, p. 16-30, 2009. RESCORLA, L. Language and reading outcomes to age 9 in late-talking toddlers. *Journal of Speech, Language, and Hearing Research*, v. 45, n. 2, p. 360-371, 2002. RESCORLA, L.; ROBERTS, J.; DAHLSGAARD, K. Late talkers at 2: Outcome at age 3. *Journal of Speech, Language, and Hearing Research*, v. 40, n. 3, p. 556-566, 1997.

6 HAMMER, C. S.; MORGAN, P.; FARKAS, G.; HILLEMEIER, M.; BITETTI, D.; MACZUGA, S. Late talkers: A population-based study of risk factors and school readiness consequences. *Journal of Speech, Language, and Hearing Research*, v. 60, n. 3, p. 607-626, 2017.

7 LEE, J. Size matters: Early vocabulary as a predictor of language and literacy competence. *Applied Psycholinguistics*, v. 32, n. 1, p. 69-92, 2011.

8 O gráfico foi gerado a partir de dados com base na mediana e nos desvios padrão apresentados no artigo.

9 THAL, D. J.; BATES, E. Continuity of language abilities: An exploratory study of late and early talking toddlers. *Developmental Neuropsychology*, v. 13, n. 3, p. 239-273, 1997.

10 CRAIN-THORESON, C.; DALE, P. S. Do early talkers become early readers? Linguistic precocity, preschool language, and emergent literacy. *Developmental Psychology*, v. 28, n. 3, p. 421, 1992.

Capítulo 16 – Desfralde: induzir ou esperar?

1 Excluí crianças nascidas depois de 2013 porque nem todas tinham concluído o desfralde em 2017, época em que fiz a pesquisa.

2 BLUM, N. J.; TAUBMAN, B.; NEMETH, N. Why is toilet training occurring at older ages? A study of factors associated with later training. *Journal of Pediatrics*, v. 145, n. 1, p. 107-111, 2004.

3 *Ibid.*

4 GILSON, D.; BUTLER, K. A brief history of the disposable diaper. *Mother Jones*. Maio-jun. 2008. Disponível em: www.motherjones.com/environment/2008/04/brief-history-disposable-diaper.

5 BLUM, N. J.; TAUBMAN, B.; NEMETH, N. Relationship between age at initiation of toilet training and duration of training: A prospective study. *Pediatrics*, v. 111, n. 4, p. 810-814, 2003.

6 VERMANDEL, A.; VAN KAMPEN, M.; VAN GORP, C.; WYNDAELE, J. J. How to toilet train healthy children? A review of the literature. *Neurourology and Urodynamics*, v. 27, n. 3, p. 162-166, 2008.

7 *Ibid.*

8 GREER, B. D.; NEIDERT, P. L.; DOZIER, C. L. A component analysis of toilet-training procedures recommended for young children. *Journal of Applied Behavior Analysis*, v. 49, n. 1, p. 69-84, 2016.

9 RUSSELL, K. Among healthy children, what toilet-training strategy is most effective and prevents fewer adverse events (stool withholding and dysfunctional voiding)?: Part A: Evidence-based answer and summary. *Paediatrics & Child Health*, v. 13, n. 3, p. 201-202, 2008.

10 FLENSBORG-MADSEN, T.; MORTENSEN, E. L. Associations of early developmental milestones with adult intelligence. *Child Development*, v. 89, n. 2, p. 638-648, 2018.

11 TAUBMAN, B. Toilet training and toileting refusal for stool only: A prospective study. *Pediatrics*, v. 99, n. 1, p. 54-58, 1997.

12 BROOKS, R. C.; COPEN, R. M.; COX, D. J.; MORRIS, J.; BOROWITZ, S.; SUTPHEN, J. Review of the treatment literature for encopresis, functional constipation, and stool-toileting refusal. *Annals of Behavioral Medicine*, v. 22, n. 3, p. 260-267, 2000.

13 TAUBMAN, B.; BLUM, N. J.; NEMETH, N. Stool toileting refusal: A prospective intervention targeting parental behavior. *Archives of Pediatrics & Adolescent Medicine*, v. 157, n. 12, p. 1.193-1.196, 2003.

14 TAUBMAN, 1997.

15 KLIEGMAN, R.; NELSON, W. E. *Nelson Textbook of Pediatrics*. Philadelphia: W. B. Saunders Company, 2007. (*Nelson tratado de pediatria*. 21. ed. Rio de Janeiro: Guanabara Koogan, 2022.)

16 RUGOLOTTO, S.; SUN, M.; BOUCKE, L.; CALÒ, D. G.; TATÒ, L. Toilet training started during the first year of life: A report on elimination signals, stool toileting refusal and completion age. *Minerva Pediatrics*, v. 60, n. 1, p. 27-35, 2008.

Capítulo 17 - Disciplina infantil

1 BRADLEY, S. J.; JADAA, D. A.; BRODY, J. et al. Brief psychoeducational parenting program: An evaluation and 1-year follow-up. *Journal of the American Academy of Child and Adolescent Psychiatry*, v. 42, n. 10, p. 1.171-1.178, 2003.

2 PORZIG-DRUMMOND, R.; STEVENSON, R. J.; STEVENSON, C. The 1-2-3 Magic parenting program and its effect on child problem behaviors and dysfunctional parenting: A randomized controlled trial. *Behaviour Research and Therapy*, v. 58, p. 52-64, 2014.

3 McGILLOWAY, S.; BYWATER, T.; NI MHAILLE, G. et al. *Proving the power of positive*

parenting: A randomised controlled trial to investigate the effectiveness of the Incredible Years BASIC Parent Training Programme in an Irish context (short-term outcomes). Archways Department of Psychology, NUI Maynooth, 2009.

4   HAROON, M. Commentary on "Behavioural and cognitive-behavioural group-based parenting programmes for early-onset conduct problems in children aged 3 to 12 years". *Evidence-Based Child Health*, v. 8, n. 2, p. 693-694, 2013.

5   QUETSCH, L.B., WALLACE, N.M., HERSCHELL, A.D., McNEISL, C.B. Weighing in on the time-out controversy: An empirical perspective. *Clinical Psychologist* 2015;68(2):4-19.

6   QUETSCH, LB *et al*. Weighing in on the time-out controversy. DADDS, MR, Tully, LA. What is it to discipline a child: What should it be? A reanalysis of time-out from the perspective of child mental health, attachment, and trauma. *Am Psychol* 2019;74(7):794-808.

7   PEZALLA, A. E., DAVIDSON, A. "Trying to remain calm... but I do reach my limit sometimes": An exploration of the meaning of gentle parenting. Preprint, 2024.

8   MacKENZIE, M. J.; NICKLAS, E.; BROOKS-GUNN, J.; WALDFOGEL, J. Who spanks infants and toddlers? Evidence from the fragile families and child well-being study. *Children and Youth Services Review*, v. 33, n. 8, p. 1.364-1.373, 2011.

9   MAGUIRE-JACK, K.; GROMOSKE, A. N.; BERGER, L. M. Spanking and child development during the first 5 years of life. *Child Development*, v. 83, n. 6, p. 1.960-1.977, 2012.

10 GERSHOFF, E. T.; SATTLER, K. M. P.; ANSARI, A. Strengthening causal estimates for links between spanking and children's externalizing behavior problems. *Psychological Science*, v. 29, n. 1, p. 110-120, 2018.

11 FERGUSON, C. J. Spanking, corporal punishment and negative long-term outcomes: A meta-analytic review of longitudinal studies. *Clinical Psychology Review*, v. 33, n. 1, p. 196-208, 2013. GERSHOFF, E. T.; GROGAN-KAYLOR, A. Spanking and child outcomes: Old controversies and new meta-analyses. *Journal of Family Psychology*, v. 30, n. 4, p. 453-469, 2016.

12 AFIFI, T. O.; FORD, D.; GERSHOFF, E. T. *et al*. Spanking and adult mental health impairment: The case for the designation of spanking as an adverse childhood experience. *Child Abuse & Neglect*, v. 71, p. 24-31, 2017.

Capítulo 18 – Educação

1   Para uma revisão dessa literatura, consulte PRICE, J.; KALIL, A. The effect of parental time investments on children's cognitive achievement: Evidence from natural within-family variation. *Child Development*, v. 90, n. 6, e688-e702, 2019.

2   BUS, A. G.; VAN IJZENDOORN, M. H.; PELLIGRINI, A. D. Joint book reading makes for success in learning to read: A meta-analysis on intergenerational transmission of literacy. *Review of Educational Research*, v. 65, n. 1, p. 1-21, 1995. SLOAT, E. A.; LETOURNEAU, N. L.; JOSCHKO, J. R.; SCHRYER, E. A.; COLPITTS, J. E. Parent-mediated reading interventions with children up to four years old: A systematic review. *Issues in Comprehensive Pediatric Nursing*, v. 38, n. 1, p. 39-56, 2015.

3   MENDELSOHN, A. L.; CATES, C. B.; WEISLEDER, A. *et al*. Reading aloud, play, and social-emotional development. *Pediatrics*, e20173393, 2018.

4   PRICE e KALIL, 2019.

5   HUTTON, J. S.; HOROWITZ-KRAUS, T.; MENDELSOHN, A. L.; DEWITT, T.; HOLLAND,

S. K. Home reading environment and brain activation in preschool children listening to stories. *Pediatrics*, v. 136, n. 3, p. 466-478, 2015.

6   WHITEHURST, G. J.; FALCO, F. L.; LONIGAN, C. J. *et al.* Accelerating language development through picture book reading. *Developmental Psychology*, v. 24, n. 4, p. 552-559, 1988.

7   www.intellbaby.com/teach-your-baby-to-read.

8   NEUMAN, S. B.; KAEFER, T.; PINKHAM, A.; STROUSE, G. Can babies learn to read? A randomized trial of baby media. *Journal of Educational Psychology*, v. 106, n. 3, p. 815-830, 2014.

9   WOLF, G. M. Letter-sound reading: Teaching preschool children print-to-sound processing. *Early Childhood Education Journal*, v. 44, n. 1, p. 11-19, 2016.

10 PENNINGTON, B. F.; JOHNSON, C.; WELSH, M. C. Unexpected reading precocity in a normal preschooler: Implications for hyperlexia. *Brain and Language*, v. 30, n. 1, p. 165-180, 1987. FLETCHER-FLINN, C. M.; THOMPSON, G. B. Learning to read with underdeveloped phonemic awareness but lexicalized phonological recoding: A case study of a 3-year-old. *Cognition*, v. 74, n. 2, p. 177-208, 2000.

11 WELSH, M. C.; PENNINGTON, B. F.; ROGERS, S. Word recognition and comprehension skills in hyperlexic children. *Brain and Language*, v. 32, n. 1, p. 76-96, 1987.

12 LILLARD, A. S. Preschool children's development in classic Montessori, supplemented Montessori, and conventional programs. *Journal of School Psychology*, v. 50, n. 3, p. 379-401, 2012. MILLER, L. B.; BIZZELL, R. P. Long-term effects of four preschool programs: Sixth, seventh, and eighth grades. *Child Development*, v. 54, n. 3, p. 727-741, 1983.

13 SUGGATE, S. P.; SCHAUGHENCY, E. A.; REESE, E. Children learning to read later catch up to children reading earlier. *Early Childhood Research Quarterly*, v. 28, n. 1, p. 33-48, 2013. ELBEN, J.; NICHOLSON, T. Does learning the alphabet in kindergarten give children a head start in the first year of school? A comparison of children's reading progress in two first grade classes in state and Montessori schools in Switzerland. *Australian Journal of Learning Difficulties*, v. 22, n. 2, p. 95-108, 2017.

Capítulo 19 – Política interna

1   DUNN, J. *You will hate your husband after your kid is born*. Disponível em: www.slate.com/articles/life/family/2017/05/happy_mother_s_day_you_will_hate_your_husband_after_having_a_baby.html.

2   Esse capítulo nem chega perto de se aprofundar nas questões conjugais que surgem com o nascimento dos filhos. Para uma discussão mais completa e detalhada, consulte (entre outros) www.brigidschulte.com/books/overwhelmed.

3   ROLLINS, B.; FELDMAN, H. Marital satisfaction over the family life cycle. *Journal of Marriage and Family*, v. 32, n. 1, p. 23, 1970.

4   LAWRENCE, E.; ROTHMAN, A. D.; COBB, R. J.; ROTHMAN, M. T.; BRADBURY, T. N. Marital satisfaction across the transition to parenthood. *Journal of Family Psychology*, v. 22, n. 1, p. 41-50, 2008. TWENGE, J. M.; CAMPBELL, W. K.; FOSTER, C. A. Parenthood and marital satisfaction: A meta-analytic review. *Journal of Marriage and Family*, v. 65, p. 574-583, 2003.

5   LAWRENCE *et al.*, 2008.

6   www.bls.gov/news.release/atus2.t01.htm.

7   ARCHER, E.; SHOOK, R. P.; THOMAS, D. M. et al. 45-year trends in women's use of time and household management energy expenditure. *PLoS ONE*, v. 8, n. 2, e56620, 2013.
8   SCHNEIDER, D. Market earnings and household work: New tests of gender performance theory. *Journal of Marriage and Family*, v. 73, n. 4, p. 845-860, 2011.
9   DRIBE, M.; STANFORS, M. Does parenthood strengthen a traditional household division of labor? Evidence from Sweden. *Journal of Marriage and Family*, v. 71, p. 33-45, 2009.
10 CHAN, R. W.; BROOKS, R. C.; RABOY, B.; PATTERSON, C. J. Division of labor among lesbian and heterossexual parents: Associations with children's adjustment. *Journal of Family Psychology*, v. 12, n. 3, p. 402-419, 1998. GOLDBERG, A. E.; SMITH, J. Z.; PERRY-JENKINS, M. The division of labor in lesbian, gay, and heterosexual new adoptive parents. *Journal of Marriage and Family*, v. 74, p. 812-828, 2012.
11 WHEATLEY, D.; WU, Z. Dual careers, time-use and satisfaction levels: Evidence from the British Household Panel Survey. *Industrial Relations Journal*, v. 45, p. 443-464, 2014.
12 www.brigidschulte.com/books/overwhelmed.
13 SCHNEIDEWIND-SKIBBE, A.; HAYES, R. D.; KOOCHAKI, P. E.; MEYER, J.; DENNERSTEIN, L. The frequency of sexual intercourse reported by women: A review of community-based studies and factors limiting their conclusions. *Journal of Sexual Medicine*, v. 5, n. 2, p. 301-335, 2008. McDONALD, E.; WOOLHOUSE, H.; BROWN, S. J. Consultation about sexual health issues in the year after childbirth: A cohort study. *Birth*, v. 42, n. 4, p. 354-361, 2015.
14 JOHNSON, M. D.; GALAMBOS, N. L.; ANDERSON, J. R. Skip the dishes? Not so fast! Sex and housework revisited. *Journal of Family Psychology*, v. 30, n. 2, p. 203-213, 2016.
15 MEDINA, A. M.; LEDERHOS, C. L.; LILLIS, T. A. Sleep disruption and decline in marital satisfaction across the transition to parenthood. *Families, Systems, & Health*, v. 27, n. 2, p. 153-160, 2009.
16 CORDOVA, J. V.; FLEMING, C. J.; MORRILL, M. I. et al. The Marriage Checkup: A randomized controlled trial of annual relationship health checkups. *Journal of Consulting and Clinical Psychology*, v. 82, n. 4, p. 592-604, 2014.
17 *Ibid.* SCHULZ, M. S.; COWAN, C. P.; COWAN, P. A. Promoting healthy beginnings: A randomized controlled trial of a preventive intervention to preserve marital quality during the transition to parenthood. *Journal of Consulting and Clinical Psychology*, v. 74, n. 1, p. 20-31, 2006. COWAN, C. P.; COWAN, P. A.; BARRY, J. Couples' groups for parents of preschoolers: Ten-year outcomes of a randomized trial. *Journal of Family Psychology*, v. 25, n. 2, p. 240-250, 2011.

Capítulo 20 – Aumentando a família

1   Outra abordagem comum se baseia no gênero dos filhos. Uma família que tem dois meninos ou duas meninas tem mais probabilidade de tentar uma terceira gravidez. Seria possível, por exemplo, comparar uma família que teve um casal de filhos com outra que teve dois meninos; a segunda família seria mais propensa a querer uma terceira criança, o que conferiria certa aleatoriedade ao quesito tamanho da família.
2   BLACK, S. E.; DEVEREUX, P. J.; SALVANES, K. G. The more the merrier? The effect of family size and birth order on children's education. *Quarterly Journal of Economics*, v. 120, n. 2, p. 669-700, 2005. BLACK, S. E.; DEVEREUX, P. J.; SALVANES, K. G. Small family, smart

family? Family size and the IQ scores of young men. *Journal of Human Resources*, v. 45, n. 1, p. 33-58, 2010.

3 No segundo artigo, os autores relatam que, quando a família aumenta em decorrência da chegada de gêmeos, há queda na pontuação de QI. O mesmo não acontece quando o casal decide ter um terceiro filho porque os dois primeiros são do mesmo sexo. Isso sugere que, nesse caso, o que importa é o fator surpresa, não a quantidade de filhos.

4 POLIT, D. F.; FALBO, T. Only children and personality development: A quantitative review. *Journal of Marriage and Family*, v. 49, n. 2, p. 309-325, 1987.

5 COO, H.; BROWNELL, M. D.; RUTH, C.; FLAVIN, M.; AU, W.; DAY, A. G. Interpregnancy interval and adverse perinatal outcomes: A record-linkage study using the Manitoba Population Research Data Repository. *Journal of Obstetrics and Gynaecology Canada*, v. 39, n. 6, p. 420-433, 2017.

6 SHACHAR, B. Z.; MAYO, J. A.; LYELL, D. J. et al. Interpregnancy interval after live birth or pregnancy termination and estimated risk of preterm birth: A retrospective cohort study. *BJOG*, v. 123, n. 12, p. 2.009-2.017, 2016. KOULLALI, B.; KAMPHUIS, E. I.; HOF, M. H. et al. The effect of interpregnancy interval on the recurrence rate of spontaneous preterm birth: A retrospective cohort study. *American Journal of Perinatology*, v. 34, n. 2, p. 174-182, 2017.

7 CLASS, Q. A.; RICKERT, M. E.; OBERG, A. S. et al. Within-family analysis of interpregnancy interval and adverse birth outcomes. *Obstetrics & Gynecology*, v. 130, n. 6, p. 1.304-1.311, 2017.

8 BUCKLES, K. S.; MUNNICH, E. L. Birth spacing and sibling outcomes. *Journal of Human Resources*, v. 47, p. 613-642, 2012.

9 CONDE-AGUDELO, A.; ROSAS-BERMUDEZ, A.; NORTON, M. H. Birth spacing and risk of autism and other neurodevelopmental disabilities: A systematic review. *Pediatrics*, v. 137, n. 5, 2016.

CONHEÇA OS LIVROS DE EMILY OSTER

O guia da grávida bem informada

Criar filhos sem mitos

Para saber mais sobre os títulos e autores da Editora Sextante,
visite o nosso site e siga as nossas redes sociais.
Além de informações sobre os próximos lançamentos,
você terá acesso a conteúdos exclusivos
e poderá participar de promoções e sorteios.

sextante.com.br